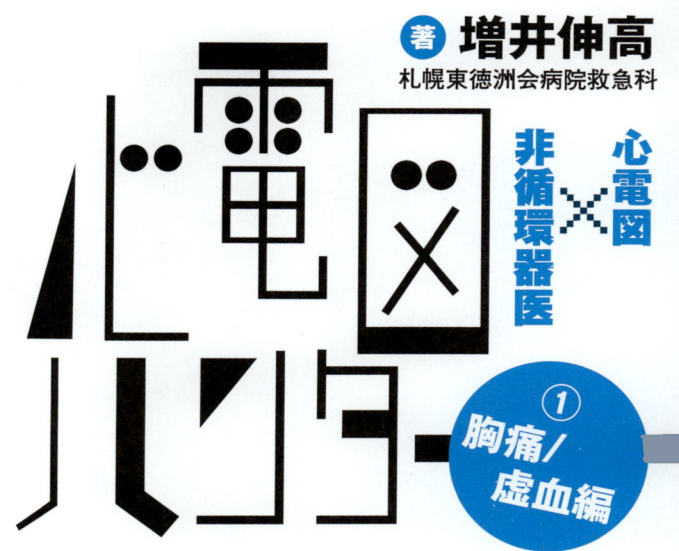

著 増井伸高
札幌東徳洲会病院救急科

心電図×非循環器医

心電図ハンター

① 胸痛/虚血編

中外医学社

まえがき

「どうしてもっと早く呼ばないのだ！」
「これは緊急ではない！」

　これは，私が研修医の時によく言われた言葉です．当時は理由がわからず，ただうな垂れるだけでした．…そして10年後，救急医として経験を積み，専門医が早く呼んでほしい症例と待ってほしい症例が次第にわかるようになりました．一方で，多くの専門医はいつ急ぐのか，急がないのかを"非"専門医へ伝えるのが苦手なことにも気がつきました．かつては研修医だった専門医も，特定領域にどっぷり浸かってしまうと，"非"専門医が何を知らないかを見失ってしまうのかも知れません．ホームランバッターが必ずしも名監督になれないように，自分ができることを相手にさせるのは難しいのです．

- 胸痛患者さんで典型的なST上昇があれば循環器コールしよう
- 若くてリスクもない胸痛患者さんで心電図が正常なら経過観察しよう
  →これは，"非"循環器医・循環器医で立場によらず共通認識でしょう．

- 胸痛で心電図をとったが，ST変化があるか迷って…
- STが一見上がって見えるが，リスクもない患者さんがいる…
  →多くの"非"循環器医が知りたいのは，そんな『ビミョー』な心電図の判断と対応です．

　型にハメた心電図の読み方だけでなく，どうしたらよいか迷う心電図の勘所やその後の対応が書いてある**指南書**が臨床現場には必要だと考えました．そのために"非"循環器医目線で『ビミョー』な心電図ばかりを集めました．これらは自分や後輩・同僚の失敗症例簿です．勇気をもって開示しますので，私たち"非"循環器医が悩んだ心電図症例を疑似体験し，自分ならどうするかをぜひ考えてみてください．本の中でなら間違ったり失敗したりしてもOKです．どこでミスをするのかを体感し，次へ活かしてください．

本書は心電図の読み方を step beyond するためのサバイバルガイド．心電図の ABC…といった読影手順は出てきませんし，神秘的な電気生理学の解説もありません．でも，読み終えた時には，似たような心電図を前にした時に，たとえ困ってもベストな対応が身につくことをお約束します．

> 私は 9000 回以上シュートを外し，300 試合に敗れた．
> 決勝シュートを任されて 26 回も外した．
> 人生で何度も何度も失敗してきた．だから私は成功したんだ．
> 　　　　　　　　　　　　　　　　　　　　マイケル・ジョーダン

2016 年 8 月

増井伸高

もくじ

Part I 胸痛が主訴で虚血かどうか迷う心電図（STEMIハンター編）

Chapter 1 白黒つかない心電図 ★
心電図のグレーゾーンはどこにあるか ……………………………… 2

コラム1 ● 非循環器医の心電図の診断率 …………………………… 8

Chapter 2 歴史から学ぶ心電図 ★★
心電図で医師が泥臭くしないといけないこと ……………………… 10

コラム2 ● 心電図の集め方 …………………………………………… 18

Chapter 3 ガツンとこない心電図 ★★
どこからST上昇なのか ……………………………………………… 20

コラム3 ● 1mmの勝負 ……………………………………………… 27

Chapter 4 感じる心電図 ★★
2次元の心電図を紙コップで3次元化する ………………………… 28

コラム4 ● 1000枚の心電図と1万時間の法則 ……………………… 36

Chapter 5 未来の心電図 ★★
タイムマシンに乗って未来の心電図を集める ……………………… 38

Chapter 6 フォースを使う心電図 ★
コップをのぞくと見えてくるもの …………………………………… 48

Chapter 7 ○○症候群の心電図 ★
心電図に流行やスタイルは役に立つのか ……………………………………… 56

　　　　コラム 5 ● ガイジン名禁止！ ………………………………………… 62

Chapter 8 やりがいのある心電図 ★
診断率 38％の異常を見つける方法，教えます …………………………… 64

Chapter 9 遅れてきた心電図 ★★
心筋梗塞を見てもトップスピードで走らない ……………………………… 72

Part II 胸痛が主訴で虚血かどうか迷う心電図（STEmimic ハンター編）

Chapter 10 思い出せない心電図 ★♪
エイプリル・フールに騙されない方法 ……………………………………… 80

Chapter 11 数多の心電図 ★★★
今まで異常なしと判断してきた心電図の枚数を覚えているか ………… 86

Chapter 12 はっきり言えない心電図 ★★★
ブロックの up & down，上がってんの？　下がってんの？ ………… 98

Chapter 13 練習する価値のある心電図
Sgarbossa と Smith を普段から使えるようにする …………………… 110

　　　　コラム 6 ● あたらしモノには御用心 ………………………………… 120

Chapter 14 判断できる心電図
知識とやる気だけでは不十分〜使って・実行してなんぼ …………… 123

　　　　コラム 7 ● ウサギがいない時 ………………………………………… 138

Chapter 15	**何もしない心電図** ★★★
	コンサルト〜ある時は御法度，ある時は必須 ………………… 140

Chapter 16	**とる前に読む心電図** ★
	効率よく読むためのスイッチの入れ方 …………………………… 152

Chapter 17	**決定権のない心電図** ★★
	心電図でコントロールできること，できないこと ……………… 164

Part III　STEmimic ではない胸痛心電図判断の話

Chapter 18	**売れてる心電図** ★
	診断学から心電図の使い方を考えてみる …………………………… 176

Chapter 19	**予想しない心電図** ★
	心電図異常になぜ気付けないか，どう対応すればよいのか ……… 186
	コラム 8 ● チーム医療 …………………………………………… 197

Chapter 20	**ブラックボックスの中の心電図** ★★★★
	最終判断できない心電図を前に，非循環器医ができること ……… 198

巻末チャート ……………………………………………………………… 212
診断名と格言の一覧 ……………………………………………………… 214
あとがき …………………………………………………………………… 218
さくいん …………………………………………………………………… 219

本書のトリセツ

注意！　本書のスタイルは他の心電図本とは大きく異なります．まずこのトリセツを読むことをお勧めします．

その1　心電図の判断はベッドサイドを意識してください

　心電図が冒頭と文中に出てきます．好きな読み方でよいので**10秒で虚血の有無を判断**してください．本書は心電図をどこから読むか，ABC…と学習するハウツー本ではありません．読み方はみなさんにお任せしますので，ご自由にいつものやり方でどうぞ．ただし，非現実的な方法は避けてください．実際のベッドサイドでできないような，何かを見ながら，あるいは長時間かかる判断法は本番では役立たないのでお勧めしません．

　そして解答・解説を読み進める前に，**次にどうするかも必ず考えてください**．すぐに循環器医を呼ぶのか，待つのか，待つなら何をして待つのか，ないしは何もせず帰宅なのか，自分なりの作戦を立ててください．

その2　心電図症例の遭遇率

　★（希少）〜★★★（頻出）で頻度を記します．

- ★　　　レアモノ心電図．見つければ命の恩人と呼ばれます．
- ★★　　年に何度か会う心電図．研修医がよく見落とすので注意が必要．
- ★★★　多いと月一で登場．知っていると困ることが極端に減ります．

　前から順に読み進めた方が理解しやすいよう構成してあります．時間がない時は★★★から読むと効率よく学習できますが，往々にして困るのは希少症例なので，★★や★もぜひ考えてみてください．

その3　解説は答え合わせでなく，プラクティス重視

　心電図に続いて，症例の経過と，考えうるベストプラクティスを記載します．続く心電図の解説は，みなさんの読影手順のABCを変える意図はなく，既存の知識に上乗せできるような心電図ポイントを紹介してあります．

最後に…

　冒頭の"格言"は著者の遊び心です．心電図が胃に重たく感じたときの箸休めとして，美味しそうなら召し上がってください．

Part I 胸痛が主訴で虚血かどうか迷う心電図

STEMIハンター編

Chapter 1
白黒つかない心電図
心電図のグレーゾーンはどこにあるか

> 白黒つけるぜ!!
>
> 哀川 翔（『ゼブラーマン』）

問題です．次の心電図の診断とアクションを10秒で考えてください．

症例 ★ **55歳 男性 胸痛出現時**

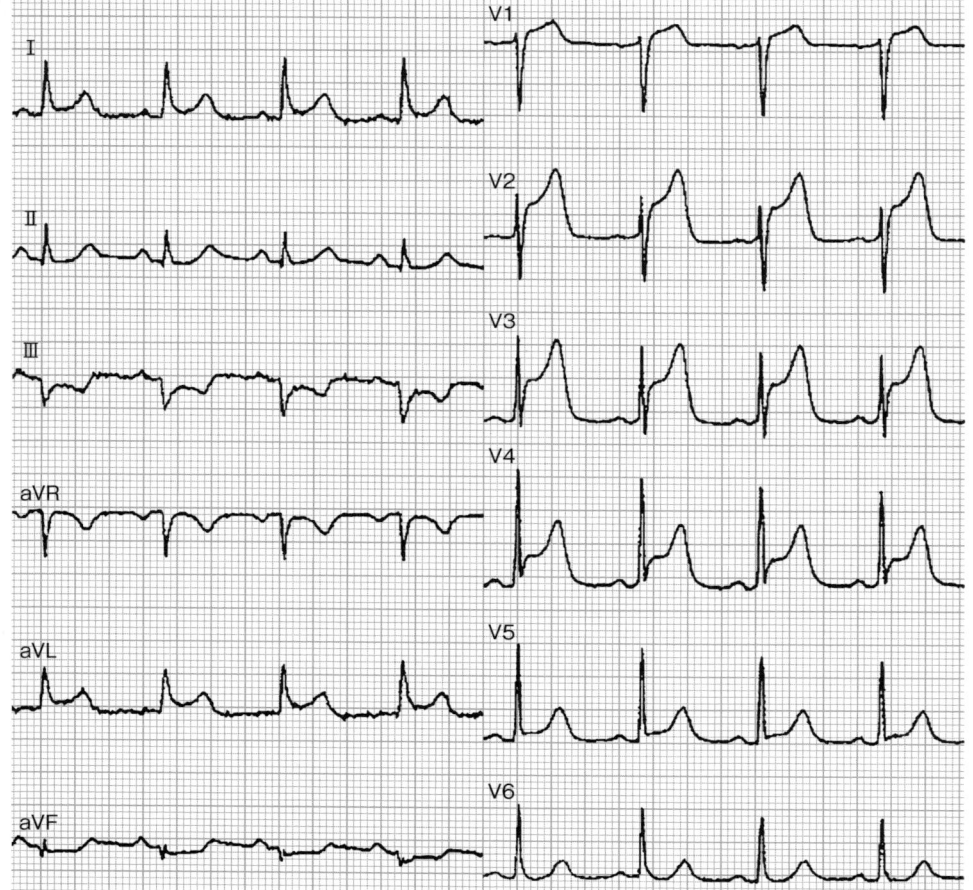

【解答】STEMI として循環器医をコール

　少し簡単すぎましたか？
　実は，これは第 107 回医師国家試験から抜粋したものです（I 問題 55）．**正答率も 96.5％と高く**，医師免許を持つものは診療科によらず，この心電図が STEMI（ST 上昇型心筋梗塞）で，循環器医をすぐに呼ぶ必要があると判断はできていたんですね．テストは何十問もあるので，実際は心電図を 10 秒ぐらいで判断していたはずです．ならば，研修医は瞬時にこの心電図から虚血があると判断し，循環器医へ連絡できるという理屈になります．実際に彼らと働いてみると，同じような心電図を前にするとピカピカの 1 年生でも判断はできており，国家試験も捨てたものではありません．

　つまり，私たち臨床医はベッドサイドでもこの難易度の心電図のアクションができるようになって医師免許を取得しています．次に必要な情報は循環器医の電話番号です．さらに細かい心電図判断より，緊急カテーテル検査をすることが患者さんのために必要です．

　では，次の心電図はどうでしょう？　緊急カテは必要でしょうか？

症例　**37 歳　男性　胸部不快感**

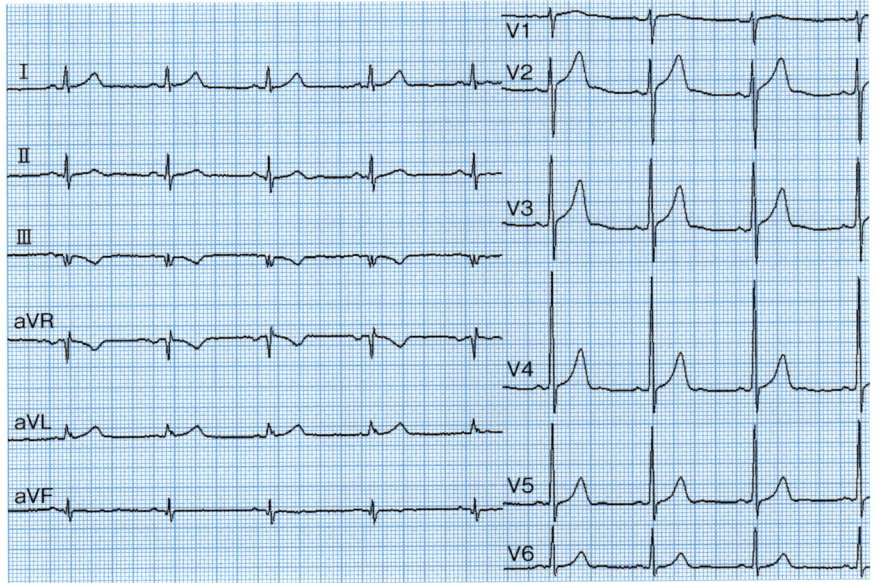

> 【解答】緊急カテーテル検査は必要ない
> 　　　　（ST 上昇でなく，おそらく正常心電図）

　ちなみにこれは，当院の研修医（20代後半の男性）の心電図です（笑）．循環器医にコンサルトが遅いと怒られ，胸部不快感が出現した後にとらせてもらいました．健康診断でも冠血管リスクはなかったので，健康体・正常心電図ということにしておいてください．

●心電図で困る時・困らない時

　みなさんが非循環器医としてベッドサイドで胸痛患者さんの心電図を手にしたとします．検査後は「次にどうするか？」という選択が要求されますが，上記の2枚の心電図の場合にはあまり困らないと思います．なぜか．

> ST 上昇ありか，ST 上昇なしか，白黒はっきり判断できるから．

　これが答え．ピカピカの医師1年生がわかる ST 上昇**あり**か，ST 上昇**なし**かの判断は，実は多くの臨床医がすでに身につけている能力です．みなさんは十分優秀ですから，この点は自信を持ってください．ところがいざ臨床に足を踏み入れると困ることばかりです．その理由は，典型例が少ないから．臨床現場は医学部で身につけた判断能力では対応できない心電図であふれています．つまり，リアルワールドは，

> ST 上昇ありか，ST 上昇なしか，判断できず困る心電図にあふれている．

●心電図で本当に判断できない虚血性心疾患はどれくらい存在するか？

　疫学的に見て，心電図で判断できない虚血性心疾患はどれくらいいるのでしょうか？ Doshi らは，虚血性心疾患のうち，ST 上昇型と心電図ではっきりわかるのは29〜38％と報告しています[1]．Slater らは，胸痛で CCU に入った心筋梗塞患者の10％は初回心電図正常で，後から ST-T 変化したものを入れても41％と報告しています[2]．

　Mehta らは，ST だけでなく T 波や異常 Q 波など全部をあわせても虚血性心疾患の心電図変化は43％と報告しており[3]，**新規の虚血性心疾患でもはっきりとした心電図変化がない患者さんが結構いるのです**．

●心電図のグレーゾーンはどこにあるか？

心電図は感度・特異度100％の検査ではありません．つまり"**ST上昇**"か，"**ST上昇ではない**"か，判断できない"**判断不能**"という答えも存在することを意識することから心電図の診断学を始めてみましょう．この心電図診断学による臨床判断の思考過程を図示してみます．面積は有病率と一致させています．黒い部分の面積が広いのは，判断できないことの方が多いからです．

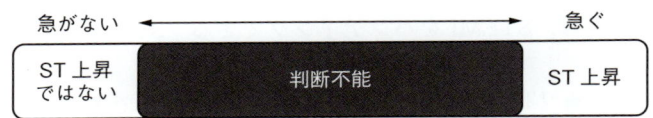

判断不能といっても，心電図検査はアナログな検査ゆえ，診る臨床医の能力により意見の分かれるグレーゾーンが存在します．そこで下記のように"ST上昇？"と迷う領域も作ってみました．

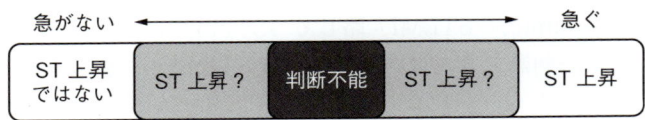

ポイントはこのグレーゾーンに循環器医と"非"循環器医の乖離があることです．経験豊富で臨床力も高い医師ほどグレーゾーンが少なくなります．これを比較・図示すると次のようになります．

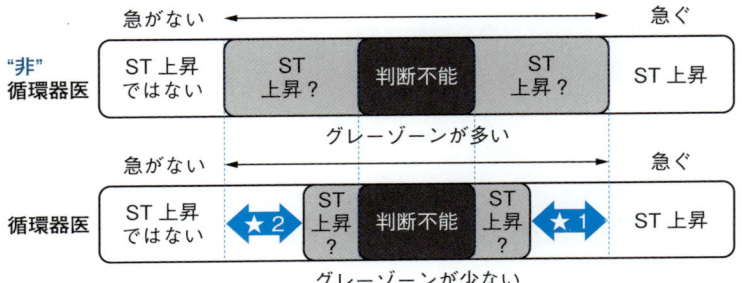

実は，このグレーゾーンの領域差（★1，★2）こそがお互いのストレスを生み出しています．

●グレーゾーンのオーバートリアージとアンダートリアージ

★1は循環器医が見ればST上昇**あり**，つまりSTEMIなのに，"非"循環器医が「ST上昇ではない」とアンダートリアージし，もたもたしていると，こう言われます．

「どうしてもっと早く呼ばないのだ！」

一見正常に見えて実はSTEMIの心電図．これを"非"循環器医が循環器医と同等に読めれば，STEMIをハンティングできる"STEMIハンター"になれるわけです．

また一方で，★2は循環器医にとってはST上昇**なし**ですが，"非"循環器医が「ST上昇か!?」とオーバートリアージして循環器医を夜間緊急コールすると，こう言われます．

「これは緊急ではない！」

一見ST上昇に見えて実はSTEMIではない"擬態"ST上昇心電図．私はこれを"擬態(mimic)" STEMI，略して『STEmimic(ステミミック)』と愛情をこめて呼んでいます．これを判断できれば，みなさんはSTEmimicをハンティングできる『STEmimicハンター』になり，オーバートリアージが減り，お互いハッピーになれます．

●白黒つけるまで

患者マネジメント向上のため，このグレーゾーンの領域差を埋めることが必要です．そこで本書では，研修医1年目が白黒判断できるような心電図は大胆に割愛します．グレーゾーンの心電図に特化してトレーニングし，領域差を埋めてもらいたいと思います．

STEMIハンティングは，微妙な心電図変化を見つけアンダートリアージを防ぐ能力です．
STEmimicハンティングは，偽物虚血に騙されずオーバートリアージを防ぐ能力です．

これら2つのハンティング能力を手に入れ，グレーゾーンを埋めましょう！

白黒つけたその先

白黒つけるぜ!!

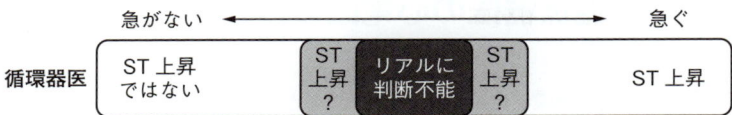

白黒つけようとしてもどうしてもグレーゾーンが残ります．そこで一部の章ではどうしても残るグレーゾーン心電図に登場してもらい，遭遇時にどのように乗り切るかを解説していきます．

最終章まで読みすすめれば，判断能力が上がり，白い部位が増えてきます．すると最終的に"リアル"に判断できないのはどのような心電図かがわかってきます．上図の『リアルに判断不能』領域です．判断できないブラックボックスです．**限界を正確に知ることがエキスパートの証**であり，心電図学習での1つのゴールとなります．本書を通読した方は心電図学習のエキスパートです．最終章ではこのブラックボックスをどう開けるかの対応を伝授します．

まとめ

- 研修医になった時点で，典型的なSTEMIの判断能力はついている．
- 実臨床では白黒つく症例は少ない．多くのグレーゾーン症例が研修医を困らせている．
- "非"循環器医は，グレーゾーンを減らし，白黒つける能力を高める必要があり，その能力が『STEMIハンティング』と『STEmimicハンティング』である．
- 本書はビミョーな症例に挑戦し2つの能力を手に入れるプログラムであり，目標は臨床で循環器医と近い判断能力が身につくことである．
- 最終的に残るグレーゾーンやブラックボックスの対応にも挑戦する．

文献

1) Doshi AA. Evaluation and management of non-ST-segment elevation acute coronary syndromes in the emergency department. Emerg Med Pract. 2010; 12(1).
2) Slater DK, et al. Outcome in suspected acute myocardial infarction with normal or minimally abnormal admission electrocardiographic findings. Am J Cardiol. 1987; 60: 766-70.
3) Mehta RH, et al. Missed diagnosis of acute coronary syndrome in the emergency room--continuing challenges. N Engl J Med. 2000; 342: 1207-10.

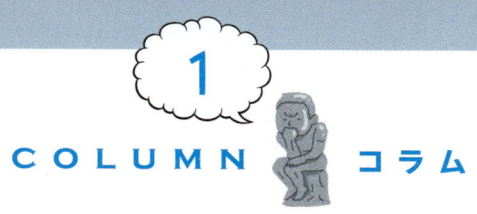

COLUMN コラム

非循環器医の心電図の診断率

　Chapter 1 を読まれて，循環器医のグレーゾーンがどれくらいあるのかを疑問に思われた読者もいると思います．それに応える面白い臨床研究があります．

　心カテ Dr 15 人に心電図 84 枚（STEMI 40 例）を見てもらいました[1]．大胆にも専門医へ心電図テストしたわけです．結果は感度 55〜83%，特異度 32〜86%，陽性的中率 52〜79%　陰性的中率 67〜79% とあまり高い数字ではありませんでした．これが 60 点で合格のテストなら，何人かは追試になってしまいます．

　そこで追試ならぬ別の類似研究です．循環器 Dr 15 人に STEMI の心電図 116 枚を読影してもらいました[2]．結果は感度 50〜100%，特異度 73〜97% と前回より高得点者もいましたが，やはりアナログな検査だけに解釈と数値のバラツキが目立ちます．

　これが循環器医のグレーゾーンです．そしてこのグレーゾーンは専門医でもかなり個人差があることも知っておくべきでしょう．循環器医 A と循環器医 B の心電図判断が違うことは結構あるのです．

　では"非"循環器医と循環器医のグレーゾーンはどれほど違うのでしょう．ER 医師の心電図判断後に循環器医がどれくらいダメ出しするかを調べた臨床研究があります[3]．

挑戦者	実直に STEMI も STEmimic もハンティングしつづけた ER 医師
チャンピオン	そのコンサルトを受け昼夜を問わず心筋梗塞と戦う循環器医

　心電図のガチンコ 18 番対決です．…結果は引き分け．ER 医師の心電図判断に循環器医が反対することはなかったのです．つまりは**非循環器医でも循環器医と心電図判断能力は同等になれる**わけです．

　同等になるために医局の机上で努力することも大切ですが，ベッドサイドの心電

図判断に夢中になることの方が身につきます．本書を読み進めれば，実臨床は夢中になるような心電図症例であふれていることに気がつきます．患者さんの運命はみなさんにかかっています．いますぐ医局を飛び出してベッドサイドに行きましょう！そしてドキドキしながら夢中になって心電図を睨みつけてください．感情移入も時には OK です．パッションが記憶の血肉となり記憶力を高めます．『努力は夢中には勝てない』[4]．夢中に心電図を読んだ数だけ未来の判断能力が高くなることを保証します．

文献
1) Jayroe JB, et al. Differentiating ST elevation myocardial infarction and nonischemic causes of ST elevation by analyzing the presenting electrocardiogram. Am J Cardiol. 2009; 103: 301-6.
2) Tran V, et al. Differentiating ST-elevation myocardial infarction from nonischemic ST-elevation in patients with chest pain. Am J Cardiol. 2011; 108: 1096-101.
3) Proano L, et al. Cardiology electrocardiogram overreads rarely influence patient care outcome. Am J Emerg Med. 2014; 32: 1311-4.
4) 設楽　洋. In: BEAMS AT HOME～日本を代表するおしゃれクリエイター集団ビームススタッフの「暮らし」と「服」. 東京: 宝島社; 2014. p.445.

Chapter 2
歴史から学ぶ心電図
心電図で医師が泥臭くしないといけないこと

> 歴史は…人の財産．あなた達がこれから生きる未来をきっと照らしてくれる．
> だけど過去から受け取った歴史は次の時代へ引き渡さなくちゃ消えていくの．
>
> ニコ・オルビア（『ONE PIECE』）

症例 ★★ 40歳代 男性 心窩部不快感 既往：特記事項なし

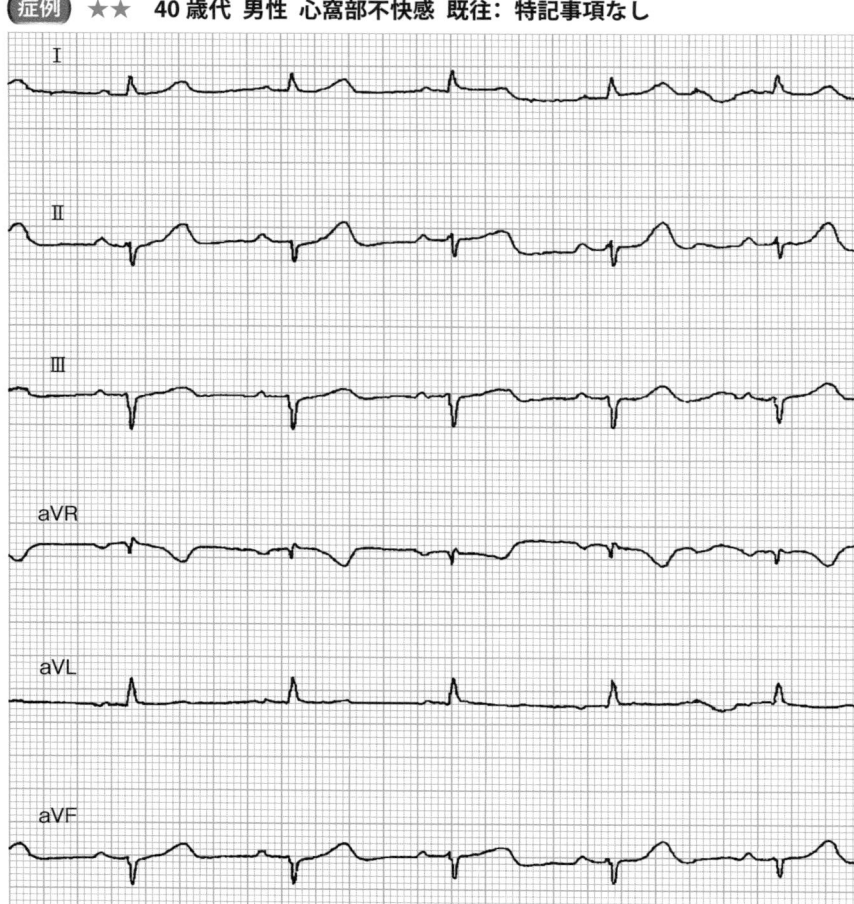

Chapter 2 歴史から学ぶ心電図

土曜の午前に胸痛の患者さんが来院してとられた心電図です．
この心電図の判断と次のアクションはどうしますか？（制限時間 10 秒）

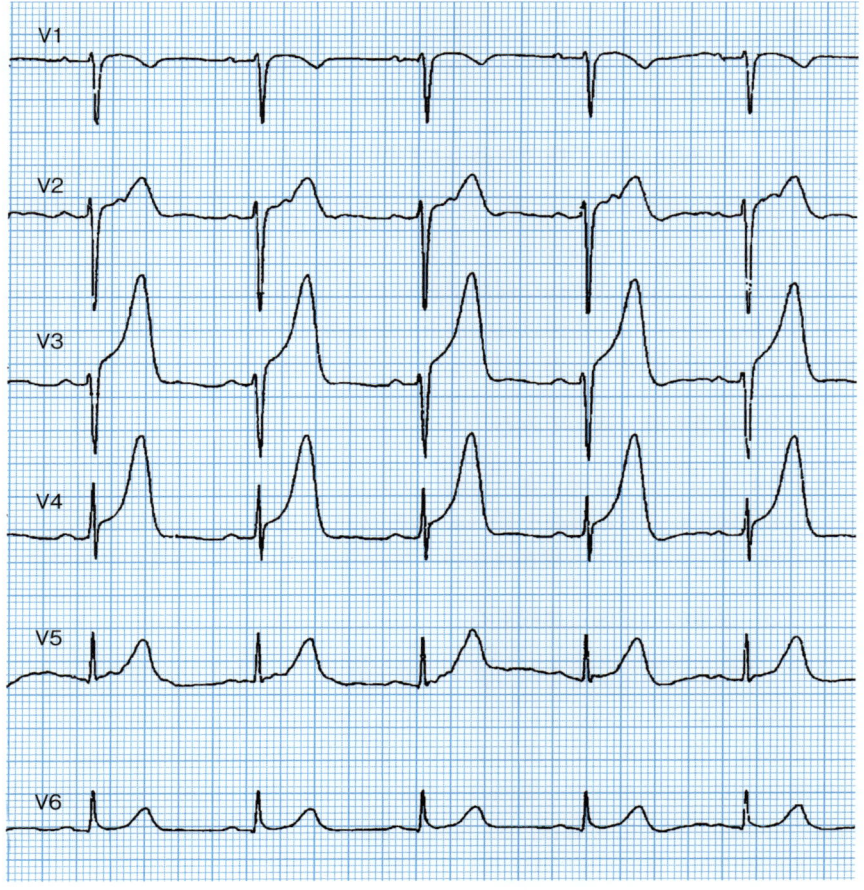

当初この心電図を手にした当院の研修医は採血（CK，トロポニン含む），レントゲンを実施しましたが，検査結果はすべて正常でした．症状も狭心症を疑うものとは違うと判断し，1時間ほどで消失したため帰宅としました．フォローアップは翌週の循環器外来を受診するよう指示しました．

しかし翌日に胸痛が再燃し当院を受診．**その時の心電図では完全に ST 上昇した STEMI でした**．「狭心症疑い」が完全な心筋梗塞となって戻ってきたわけです．

● 失敗から学ぶ心電図

本症例の初期対応はベストとは言えません．しかし，この失敗という"歴史"は財産です．過去から受け取った失敗という財産を，次へ引き渡し，消えないようにしないといけません．では，次に同じような症例に当たった時にはどうすればよいのでしょうか？

その1　初回の心電図で虚血があると判断できるようになる

これは本書の目的の1つです．しかし正直に言えば，私は今回の心電図1枚だけで自信をもって循環器医にコンサルトできるかというと，毎回そうではありません．もう少し決定的な何かが必要です．胸痛が狭心症らしいか，リスクがあるか，さらには心電図以外の検査で虚血所見があるかなどです．しかし本症例ではすべて陰性でした．

その2　検査を繰り返してみる

後から心電図変化が確認できる可能性があるので，大切なアクションです．もし心電図変化があれば虚血を疑いますが，いつも起こるとは限りません．また2回目が同じ心電図でも虚血はないと言い切れないことに留意が必要です．

その3　過去の心電図と比較する

まずは自院の心電図記録を探します．電子カルテなら難しい作業ではありません．仮にみなさんの病院が初診であれば，かかりつけ医に問い合わせましょう．心電図1枚のFAXなら夜間休日でも受信可能です．本症例も来院が土曜の午前なので，他院からの心電図の入手は十分可能です．他院の前回心電図と自院の心電図が同じであれば，ST変化を深読みしたことになりますし，明らかなST変化があれば，STEMIとして行動すべきです．

● 前医の心電図と比較する

本症例では再診時には，前医の心電図を取り寄せていました（下図）．

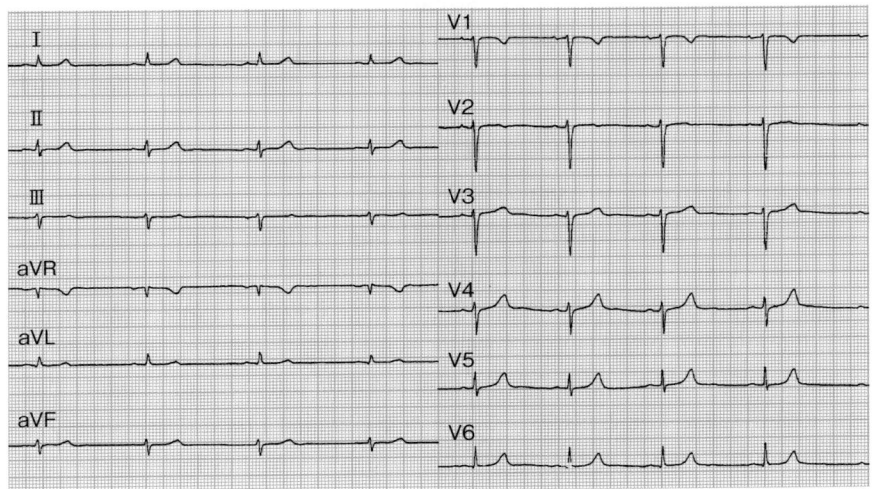

これと，当院での初回の心電図とを比較してみましょう．

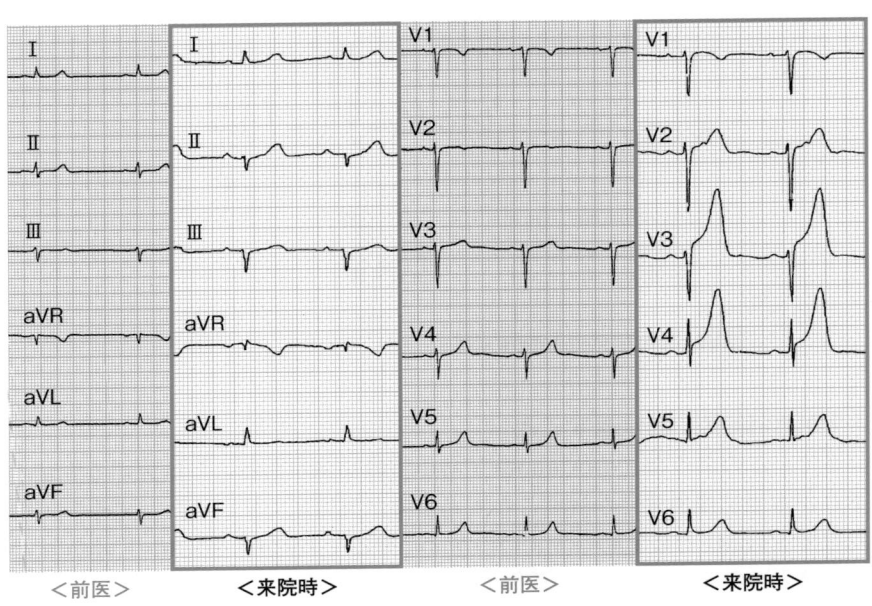

＜前医＞　　＜来院時＞　　＜前医＞　　＜来院時＞

もし，初回受診時にこの心電図が入手でき，比較できていれば，診断は難しくなかったと思います．そう，これは hyper acute T wave，虚血の超早期で認める心電図変化です．ただ，Sovari らは最初の段階で hyper acute T wave から心筋梗塞と診断がつくのは 50％しかないとしており[1]，心電図 1 枚での一発診断は難しいかもしれません．だからこそ疑ったら前後の心電図を集める必要があるのです．

● Hyper acute T wave の判断に迫る

　Hyper acute T wave が心筋梗塞初期に認める心電図変化であると知っている人は多いと思います．心筋梗塞発症 30 分ほどでは，しっかりした ST 上昇はなく，T 波の増高だけが所見となります[1]．このタイミングでは心筋酵素の漏出がわずかであり，採血を実施しても正常となりえます[2]．他の検査もすべて正常なので，初回心電図のみで心筋梗塞を判断しないといけないわけです．今回の症例もまさにそこがピットフォールでした（図 1）．ここで大切なのは，hyper acute T wave と判断したら，その時点で即座に循環器医をコールして，STEMI として対応することです．陰性かもしれない採血を待ち，時間を浪費することは許されません．

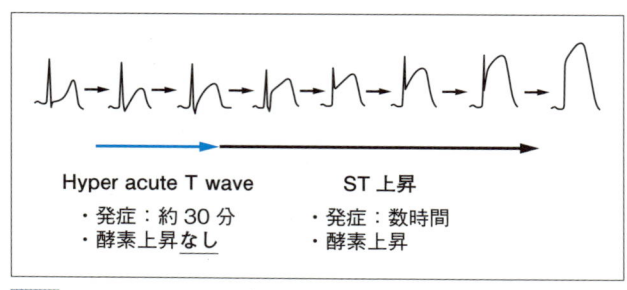

図1 Hyper acute T wave とは？

● 100％確実に繰り返すこと

　さて，このような hyper acute T wave の知識があることは大切ですが，それが本当に虚血変化か迷うこともあるのが実臨床です．はたしてその 1 枚だけで STEMI として動いてよいのか？　そこで **hyper acute T wave を見た時の次のアクションが，前後で心電図を比較することです．**

「そんなの，当たり前でしょ」と突っ込みの声が聞こえますが，毎日の診療でこの作業が **100％確実**にできていますか？　**100％**です．自問自答してみてください．99％実施していても，手を緩めた1％がトラブルケースかもしれません．当たり前の作業を100％確実に繰り返すことで，今回のような症例を拾い上げることができるのです．

● **国家試験勉強で教えてくれないコト** ···

ちなみにChapter 1で提示した国家試験問題には続きがありました．

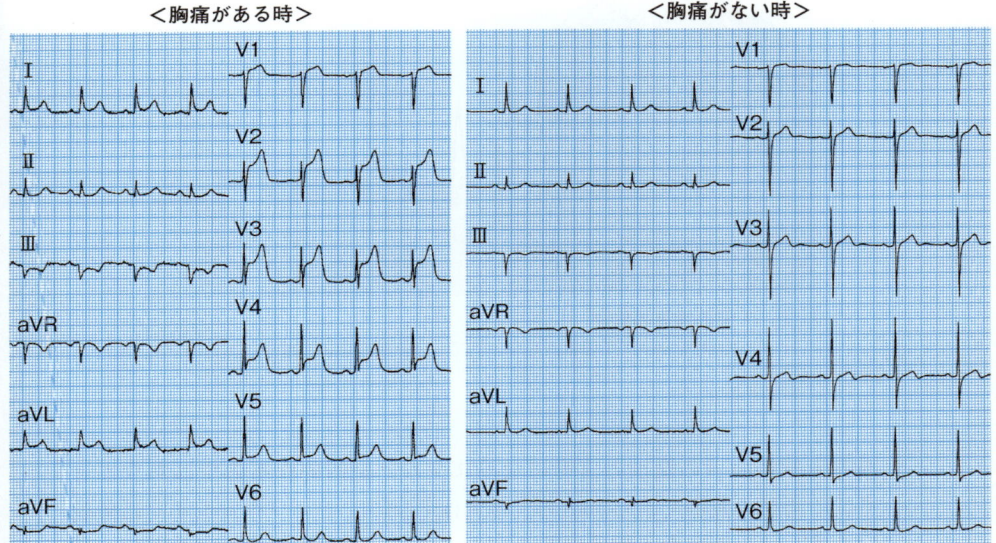

これならますますST上昇とわかりますよね．

　授業では前後の心電図を比較することで判断の精度が上がることは教えてくれます．しかし臨床現場では，試験で自動的に出てきた前回心電図を，どんな時も，たとえ他の病院からでも**医師が自らの努力で**取り寄せることが求められます．これは学校ではあまり教えてくれませんが，臨床現場の大切な約束事です．

● Hyper acute T wave の鑑別は必要か？

　教科書的には T 波が増高するものとして hyper acute T wave 以外に高カリウム血症があり，二者の鑑別が必要とあります．2 つは似ていますが，その形状から鑑別できる[3]という記述を見たことがある人も多いでしょう（図 2）．

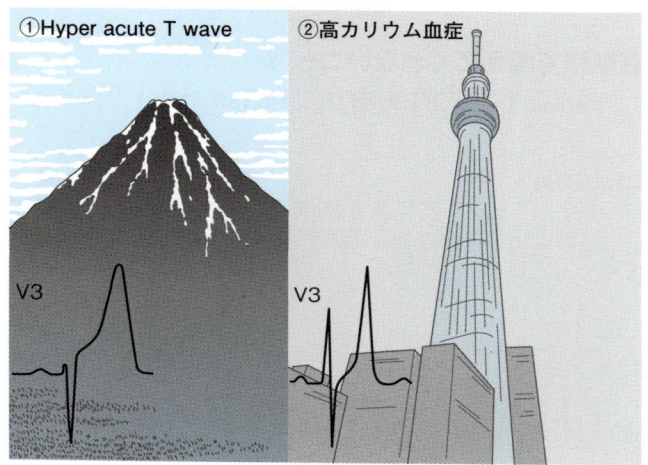

図2 T 波の増高の鑑別
①Hyper acute T wave：T 波は左右非対称で，すそ野が広い（富士山型）．
②高カリウム血症：T 波は左右対称で，ツンツンととがっている（スカイツリー型）．

　T 波の形状は両者の鑑別の参考になりますが，絶対的なものではありません．そこで両者の鑑別を迫られたら，著者は POCT* でカリウムをすぐに確認しています．悩む間もなく数分で答えが出ます．T 波の増高の鑑別を形状で覚えてもよいのですが，それより POCT や採血で必ずカリウムを調べるという習慣の方がずっと大切です．

　また，高カリウムでも虚血でもやはり前医の心電図と比較したくなるので，POCT と FAX の 2 つの作業を同時に進めます．結局，前の心電図はいつも必要になるのです．

（＊）POCT: Point of care testing の略称．被検者の傍らで医療従事者が行う検査．今回の例にあるように，血液ガス分析装置に付随する生化学検査でカリウムの値が確認できれば，検査室の検査結果を確認する時間の短縮ができ，迅速かつ適切な診療に寄与することができる．

●歴史から学ぶ心電図

歴史は…人の財産．あなた達がこれから生きる未来をきっと照らしてくれる．だけど過去から受け取った歴史は次の時代へ引き渡さなくちゃ消えていくの．

　過去の心電図は，その患者さんの歴史であり財産です．過去の心電図を受け取ることで，その患者さんの生きる未来が照らされます．前の心電図を受け取るという実直で泥臭い作業を当たり前に100％やり続けることが，患者さんを救うことであり，本症例での失敗という歴史から学ぶことです．

まとめ

- 絶対に絶対に，前の心電図を取り寄せること．
- Hyper acute T wave がパターン認識できること．
- Hyper acute T wave を診たら，前後の心電図とカリウムを同時にチェックすること．
- Hyper acute T wave と判断したら，酵素の結果を待たずに循環器医をすぐコールすること．
- 最後にもう一度…100％前の心電図を取り寄せること．

文献

1) Sovari AA, et al. Hyperacute T wave, the early sign of myocardial infarction. Am J Emerg Med. 2007; 25: 859.e1-7.
2) Blomkalns AL, et al. Can electrocardiographic criteria predict adverse cardiac events and positive cardiac markers? Acad Emerg Med. 2003; 10: 205-10.
3) Genzlinger MA, et al. Analyzing prominent T waves and ST-segment abnormalities in acute myocardial infarction. J Emerg Med. 2012; 43: e81-5.

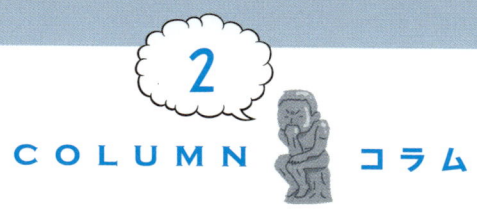

心電図の集め方

看護師さんが心電図を持ってくる．ER 医師がそれにコメントして返す．

著者が米国短期留学でみた ER のよくある風景です．Atzema らによると STEMI の発生率はトリアージレベルによらないとされ[1]，看護師さんが少しでも怪しいと思ったら心電図をとる権限をもっているわけです（とった心電図の判断は救急医が行います）．みなさんの病院ではどうでしょう？　「もちろん，やっているよ！」という病院はすばらしいですね．

では同じノリで，前の心電図を探してますか？　なければ FAX して一生懸命取り寄せてますか？　さすがにそこまでは，という施設が多いかもしれません．実は恥ずかしながら，私が 4 年前に着任した現職施設では，必ずしもこのシステムがうまくいっているわけではありませんでした．**看護師さんがハードル低く心電図をとり，研修医も全例で過去の心電図を取り寄せる．**この心電図集めの文化を作るにはどうすればよいか，私なりの経験と作戦を記したいと思います．

①実施する理由を説明する

典型的な症状を示さない心筋梗塞患者がいることを看護師さんへ浸透させます．"あやしい"と思ったら自己判断で心電図をとっていいというルールと雰囲気を作りましょう．そして，とったらすぐに医師が責任をもって判断することを公言・実施します．

②とったらすぐ読むべし

すると，徐々に心電図が医師のところに集まってきます．わざわざ届けてくれたのであれば「ありがとう！」とスマイル！　そしてすかさず心電図を読むことです．10 秒診断でよいので，可能な範囲で作業の手を止め，看護師さんの目の前で読むことがみなさんの心電図判断能力を強くし，その ER での心電図収集文化を築く素因となります．

③とにかく感謝する

　もし異常が見つかったら，もう一度「ありがとう！　よくとってくれました！」とべた褒めします（実際そうですし）．また，前後の心電図を持ってきてくれたら，全く同じでも，変化がないという大切な情報を持ってきてくれたことに感謝を述べましょう．ちなみに STEMI なら，循環器の先生が来たタイミング，家族の説明のタイミングなど，追い打ちをかけるように褒めることにしています．Door to balloon time を縮めたのはナースのスタートダッシュ．また，前医へ FAX 依頼をしてくれた研修医のおかげで診断できたのです．心電図をとり，すかさず医師に届けた看護師さんにクレジットがあります．

　たった3つですが，これを実直に，ある意味ストイックに続けました．
　1年が経つと，新人看護師さんや研修医がどんどん心電図をとって自分のところへ運んでくれるようになりました．2年目研修医は"勝手に"前回心電図を他院へ FAX 請求しています．**Good!!**
　さらに1年が経つと，今度は1年目の研修医が先輩研修医から FAX を取り寄せるように指導されていました．看護師さんは"あやしい"患者さんの心電図をとるだけでなく，直近の心電図があれば電子カルテから探し，印刷して持ってきてくれるようになりました．
　そのおかげで，どれほど多くの STEMI の患者さんを早期に pick up できたか．

　なんだ．当たり前のこと．でも，それがコンスタントにできて，文化になった自分のチームを本当に誇りに思います．ER はチームプレーです．忙しくて自分の手が回らない時，疲れて判断能力が落ちた時こそ，普段行っている，当たり前の，でも大切なチームプレーがお互いを助け，隠れた重症患者をすくい上げることができるのです．

文献
1) Atzema CL, et al. Emergency department triage of acute myocardial infarction patients and the effect on outcomes. Ann Emerg Med. 2009; 53: 736-45.

Chapter 3
ガツンとこない心電図
どこから ST 上昇なのか

> わからなければ，人に聞くことである．
>
> 松下幸之助

症例 ★★ 64歳 男性 胸痛

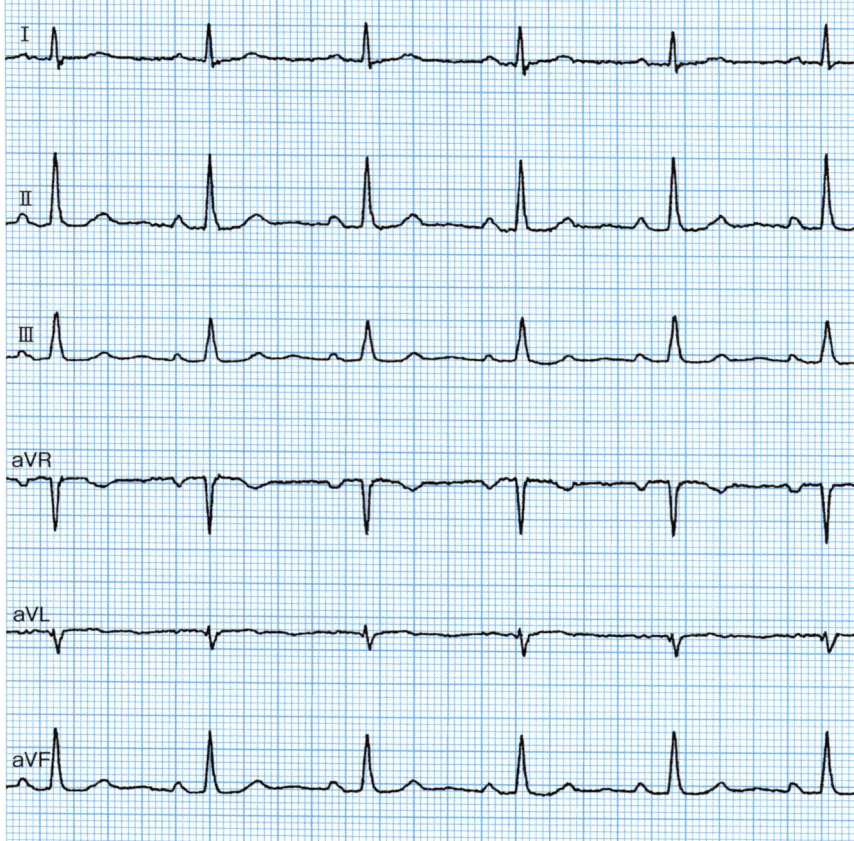

ある日のERで研修医がこの心電図の振り返りを「増井先生はSTEMIだと思いますか？」と聞いてきました．

これは，その前日にこの研修医が経験した症例です．みなさんだったら何と答えますか？　ちょっと考えてみてください（やはり制限時間10秒です）．

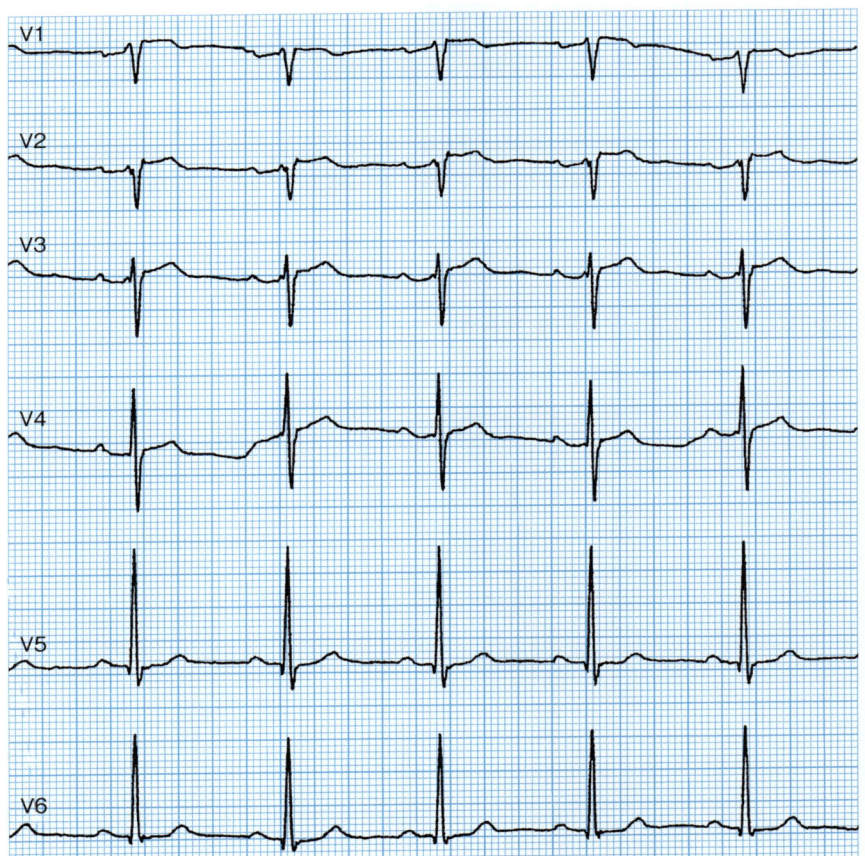

虚血を疑ってみると，V2, V3でちょっとSTが上がって見えます．これがST上昇かどうか，研修医は迷いました．実は私もかなり迷いました．というのもV2, V3誘導では虚血がなくてもSTがこれぐらい"ちょろっと"上がることはよくあるのです．

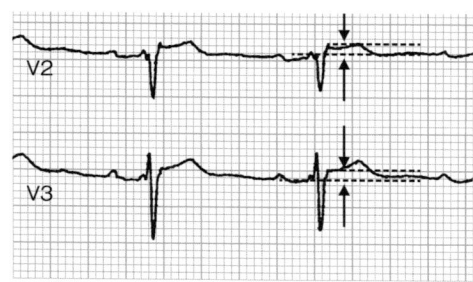

わからなければ，人に聞くことである．

迷った研修医は格言のごとく行動し，循環器医に相談しましたが，呼ばれた若い循環器医もかなり迷ってしまいました．

さあ次の行動は…．そう，前の心電図と比較することです．格言のごとく今度はかかりつけの先生に聞いてみたとのこと．電話すると過去の心電図記録があり，FAXを依頼しました．

FAX で送られた1年前の前医の心電図　非胸痛時

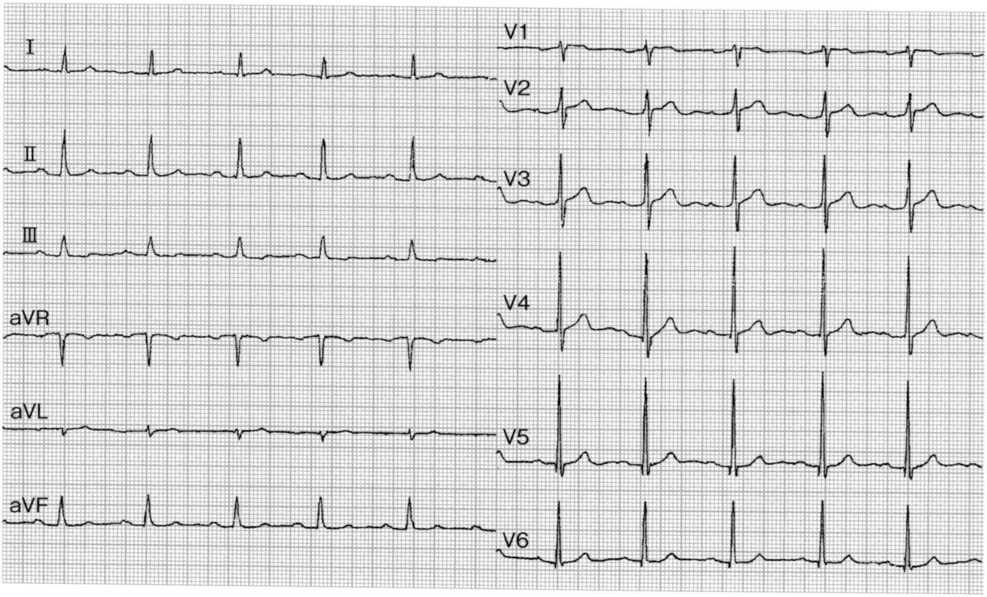

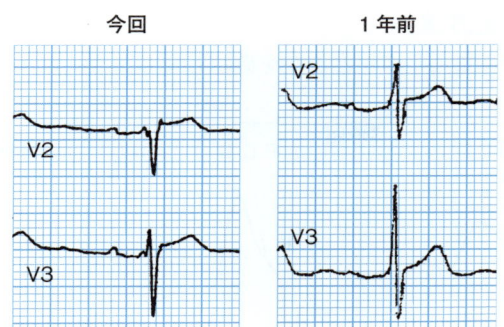

今回　　　　　1年前

　比較すると，わずかに V2, V3 で ST 上昇があったので，緊急カテーテル検査．すると左前下行枝が詰まっていました．

●ガイドラインと STEMI の定義

　振り返ってみて，今回の症例心電図は STEMI なのでしょうか？　そこで伝家の宝刀・ガイドラインを確認してみましょう．ACC/AHA（米国心臓病学会/米国心臓協会）ST 上昇型心筋梗塞のガイドライン 2013[1] では以下のように書かれています．

---

① ST 上昇（連続する 2 誘導以上）J 点で計測
　・前胸部誘導（V2〜V3）
　　男性＞40 歳：ST 上昇＞2 mm
　　男性＜40 歳：ST 上昇＞2.5 mm
　　女性　　　　：ST 上昇＞1.5 mm
　・他の前胸部誘導・四肢誘導：ST 上昇＞1 mm
② ST 低下（2 誘導以上）
　・前胸部誘導（V1〜V4）
③ aVR ST 上昇＋広範囲 ST 低下
④ 新規 LBBB は心筋梗塞は疑わない
　・例外：ショック，Sgarbossa's criteria
⑤ 超急性期 T 波

　長いですね（涙）．そこで今回は①だけに注目してみましょう．V2, V3 は，年齢にもよりますが，1 mm では上昇していないと判断されます．それでは，今回の症例では ST 上昇は何 mm でしょう？　そのためには J 点がどこかをきちんと把握する必要があります．

● ST上昇の測定方法

ST評価で必要になるJ点がどこかを確認しましょう．

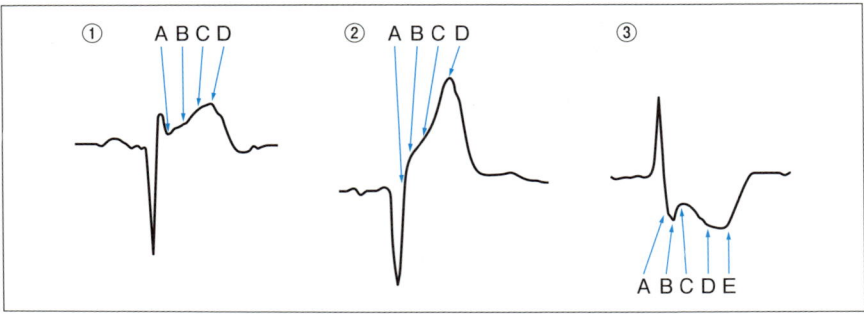

図1 J点はどこでしょう？

【解答】①→ A，②→ B，③→ C です．

QRS complex が終わり，S波の最初の変曲点がJ点になります．それでは，J点がわかったところで，今回のST上昇は何mmでしょう？ ちなみに基線はT波の最後から次のP波までとします．

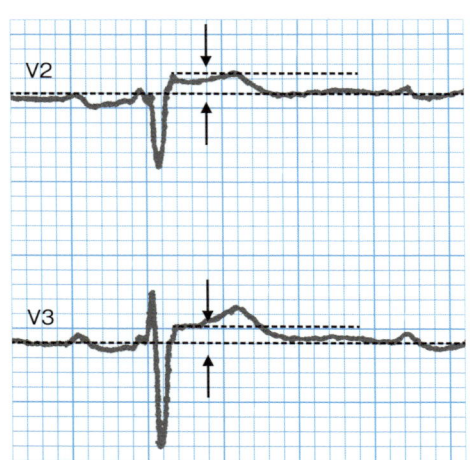

図2 今回の心電図の V2, V3 の拡大
STの高さは，J点と基線との距離になる（基線はT波の最後から次のP波まで）．

基線からJ線までの距離がST上昇の値なので，約1 mmと判断しました．ガイドラインは1.5 mmから異常なので，STEMIではありません．
　ちなみに，2 mm以上ST上昇している場合というのはこんな感じです（図3）．

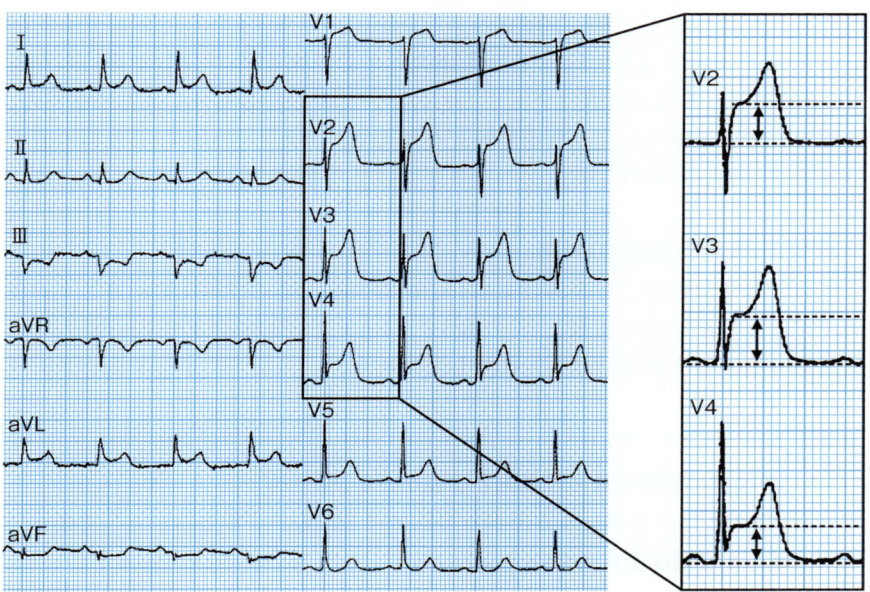

図3 V2, V3で2 mm以上のST上昇心電図

　これなら補助線などなくてもわかると思います．ちなみにこれはChapter 1で示した国家試験問題からの心電図で，ST上昇も4〜6 mmあり，学生が迷わないのも納得です．では，STEMIかどうか迷いそうなST上昇をエキスパートはどのように判断しているのでしょうか？

●ガツンとしたST上昇

　AHAのガイドラインを用いると，本症例の心電図はSTEMIの基準を満たしません．しかし，先輩救急医や敏腕循環器医数名にガイドラインどおり年齢によって細かく1.5 mm，2.0 mm，2.5 mmと意識しているかをインタビューしたところ，実際にはそこまで神経質にはなっていない印象でした．ガイドラインにある年齢でみたV2, V3のSTの変化は知ってはいても，ベッドサイド

ではモノサシでなく感覚で判断しているようです．

その折におもしろいコメントをいただきました．「**V2, V3 はガツンと上がってないと STEMI と言わないぜ**」．V2，V3 誘導は"ちょろっと"1 mm なら正常で，1.5 mm から異常あり，でも年齢によって 1.5～2.5 mm と幅があり，時に迷います．そこで"ガツン！"です．

そもそもこのガイドラインはエキスパートの V2, V3 の ST 上昇の感覚をあえて数字や年齢に落とし込んで臨床研究してできあがったものです．しかし ST 上昇はそもそも感覚的に判断するもので，定規で測るわけではありません．感覚を言語・数値化し，それを理解したうえで，あえて"ガツン"という原点回帰のコメントがされたのだとしたら悪くはありませんね．

● **感覚を超える正確な判断**

感覚だけでは迷うことがあります．その時こそ，他の情報を集めることが大切です．1 枚だけの心電図だけで戦わず，FAX で前の心電図を送ってもらった愚直な行為が今回は成功したのでした．

> **まとめ**
> - ST 上昇の判断のための基線と J 点がどこか把握すべし．
> - V2, V3 は"ガツン"と上がって初めて STEMI．"ちょろっと"では明らかな虚血と言えない．
> - 感覚的に ST が上がっているかわかることは大切．何度も心電図を見るべし．
> - "ガツン"か"ちょろっと"かで迷ったら，前後の心電図を比較することはとても大切．

文献
1) O'Gara PT, et al. 2013 ACCF/AHA guideline for the management of ST-elevation myocardial infarction. J Am Coll Cardiol. 2013; 61: e78-140.

COLUMN コラム 3

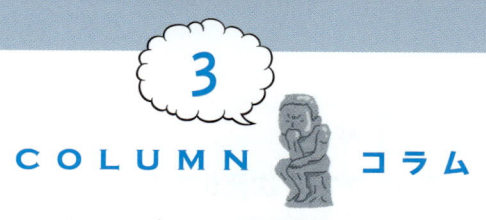

1mmの勝負

　ST上昇は時にミリ単位の判断を迫られます．プロとして試されている感じがします．では，プロはどこまでST上昇を詳細に判断できるのでしょうか？　Mehtaらは ERから見逃されてしまった心筋梗塞を後ろ向きに調べました[1]．この臨床研究によると，2 mmのST上昇でERから返された人は1人もいなかったのに対して，1～2 mmや1 mm未満だと2.3～2.5％の虚血性心疾患が返されてしまったと報告しています

　この結果は，先の国家試験問題で認めたガツンとしたSTEMIの心電図なら全例入院しているのに，微妙なST上昇だと見逃され問題になる症例が数％いるというみかたもでき，日本国内の現場感覚としても近いです．

　事実，ST上昇は時に1 mm以上かどうかを判断しないといけない心電図……虫眼鏡がほしくなってきます（涙）．私も深夜の仮眠中に依頼された心電図で1 mm勝負を求められたら，顔を洗って目を"ぱっちり"させてから判断したくなります．

　昔，当直室に持ち込まれた心電図を前にして，「すいません…寝ぼけて判断を誤るといけないので，10秒だけ顔を洗って目を覚まさせてください…」と言ってからビミョーなSTEMIを拾えたことがありました（前髪ベチョベチョでしたが）．『顔洗って出直してこい！』って，昔の人は奥深いコメントを残したものです．

文献
1) Mehta RH, et al. Missed diagnosis of acute coronary syndrome in the emergency room: continuing challenges. N Engl J Med. 2000; 342: 1207-9.

Chapter 4

感じる心電図
2次元の心電図を紙コップで3次元化する

> 考えるな！ 感じろ！
>
> ブルース・リー（『燃えよドラゴン』）

　今回も10秒で"感じて"，次にどんなアクションをとるか考えてみてください．

症例 ★★　50歳 男性 胸痛

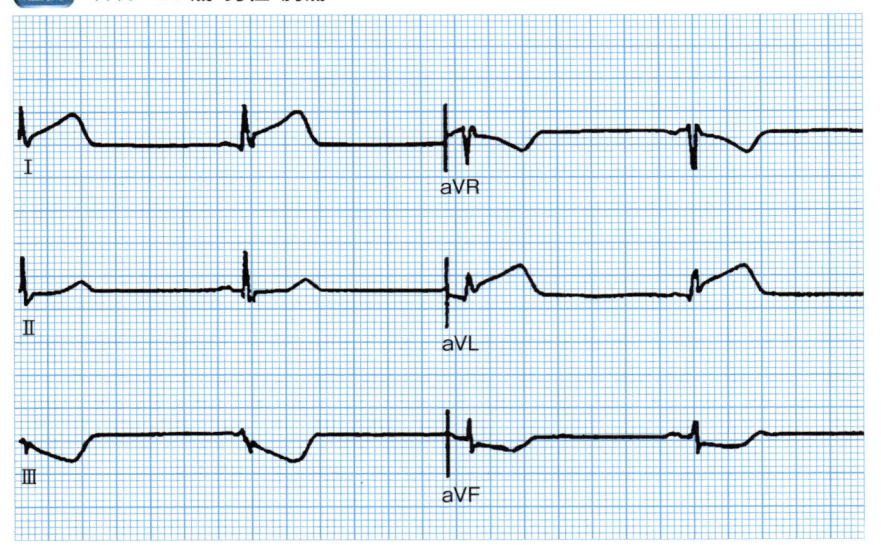

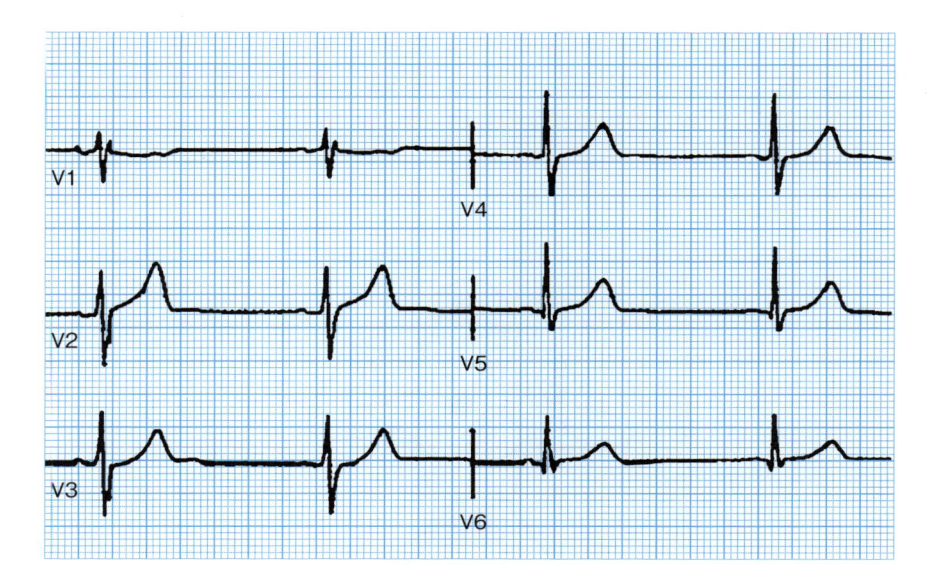

Chapter 4 感じる心電図

さて，何か感じましたか？　何を感じるか解説するために，ACC/AHA（米国心臓病学会/米国心臓協会）ST上昇型心筋梗塞のガイドライン2013を再掲します[1]．

①ST上昇（連続する2誘導以上）J点で計測
・前胸部誘導（V2〜V3）
　　男性＞40歳：ST上昇＞2 mm
　　男性＜40歳：ST上昇＞2.5 mm
　　女性　　　：ST上昇＞1.5 mm
・他の前胸部誘導・四肢誘導：ST上昇＞1 mm
（以下省略）

今回は①の**連続する**というところが"感じる"ポイントになります．この心電図の連続性を感じるためには，平面の心電図を立体的な心臓へ再構築する必要があります．そのために必要なのは紙コップとペンが1つずつ．ぜひ準備してください．

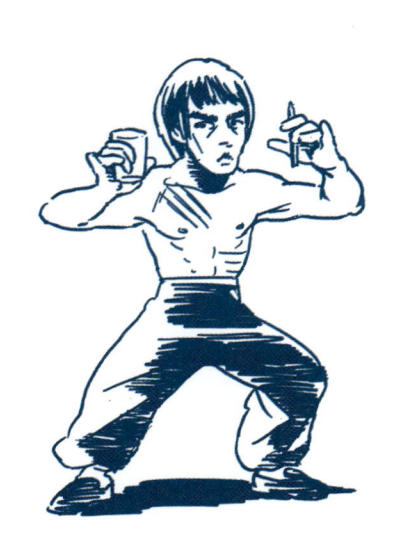

●紙コップで心電図をイメージ化する

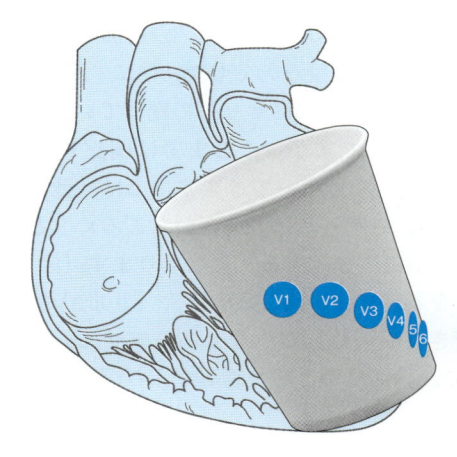

図1　まず胸部誘導を書き込む
①まず，紙コップを左室に見立てるので，ちょっと傾ける．
②そこに胸部誘導の電極 V1 から V6 を右から左へと書き込む．

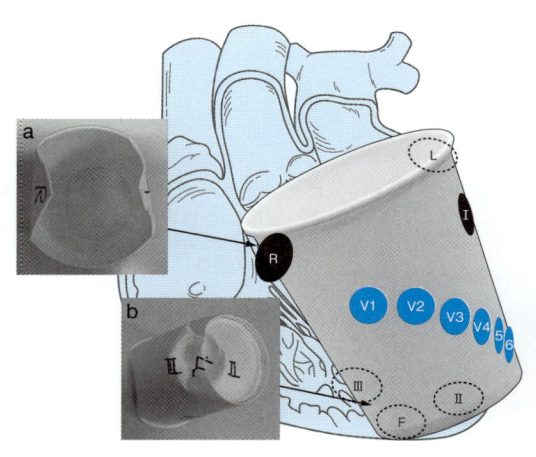

図2　次に四肢誘導を書き込む
大事なアクセントとして…
a：aVL と aVR は図のようにやや内側を向くように織り込む．
b：ⅡⅢaVF はコップの角を軽くつぶして記入する．

　これでひとまず紙コップ心臓の完成です．この模型を使い"連続した"ということを説明します．

● 連続性をイメージ化する

　胸部誘導は V1 から V6 まで横並びですから簡単です．たとえば前章の V2，V3 は連続していますね．ここで ST が上がるとコップの前面の虚血．『V2〜V4』の"連続した"ST 上昇は前壁梗塞を疑うのでした．他に"連続"は…『ⅡⅢaVF』です．ここは下壁梗塞と，学生時代にセットで覚えていたはずです．ⅡⅢの次の aVF の歯切れは少し悪いですが，ここまでは国試対策で唱えた"にーさんえーぶいえふ"という語呂でカバーできます．では，他に"連続"しているところは？　『ⅠV5V6』です（私は"えるいちごろく"と呼んでいます）．ちょうど**紙コップ左側で縦に"連続する"形**となります（図3）．『ⅠV5V6』の ST 上昇は側壁梗塞を疑います．『V2〜V4』や『ⅡⅢaVF』に比べ，この『ⅠV5V6』は判断ができない研修医が少なくありません．確かにアルファベットと数字がバラバラで，胸部誘導と四肢誘導が入り混じっていますから，無理もありません．

連続した誘導 1
(V1) V2〜V4
〈前壁〉

連続した誘導 3
ⅠV5V6
〈側壁〉

連続した誘導 2
ⅡⅢaVF
〈下壁〉

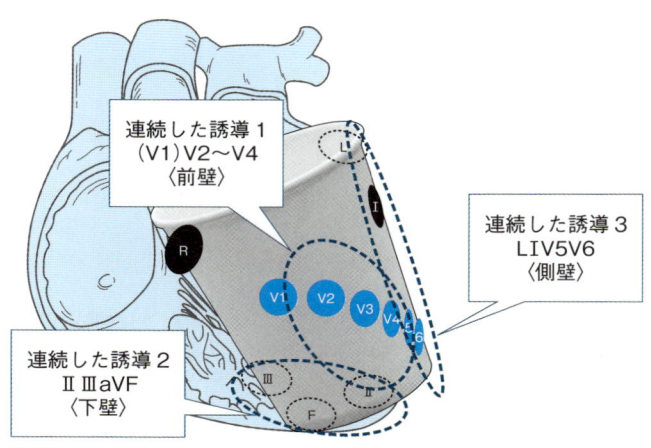

図3　コップに落とし込むと連続のイメージがわきやすい

● 心電図上の連続と解剖学的な連続

　考えるな！　感じろ！

　『ⅠV5V6』の ST 上昇は 1 mm でもあれば異常です．これを踏まえて今回の心電図をもう一度見てください．そのつもりで見るとたしかに ST 上昇がわ

かると思います．『ⅠV5V6』は解剖学的な連続心電図では離れた位置関係であることが，認識が希薄になる理由です（図4）．

Ⅰ	aVR	V1	V4
Ⅱ	aVL	V2	V5
Ⅲ	aVF	V3	V6

連続した誘導1
（V1）V2〜V4
〈前壁〉

連続した誘導2
ⅡⅢaVF
〈下壁〉

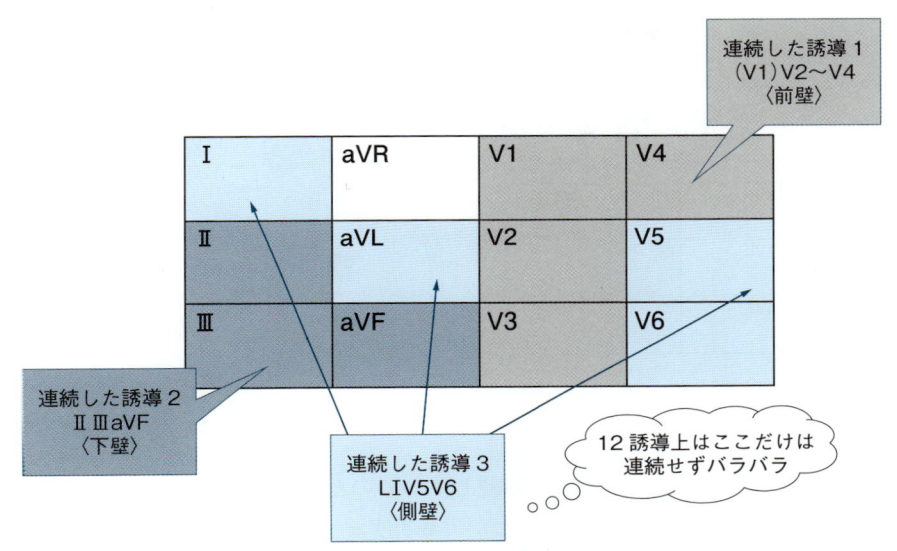

連続した誘導3
LⅠV5V6
〈側壁〉

12誘導上はここだけは
連続せずバラバラ

図4 心電図上は『LⅠV5V6』は連続性がないので意識して確認しないといけない

『LⅠV5V6』の認識において循環器医はほぼ完璧．彼らはLⅠV5V6のST上昇を見ると反射的にCAGだ！となります．もはや"考える"のでなくて"感じる"脊髄反射のレベルです．研修医が"感じる"ことができず，コンサルトが遅れ「遅い！」とどやされている風景を何度か目撃しました．Baireyらによると，回旋枝の梗塞に対して，Ⅰの上昇と，aVL V5 V6のいずれかの上昇は感度83％，特異度96％とかなりの数字です[2]．どやされた研修医はかわいそうですが，「これを見たらすぐカテだろ！」という循環器医の気持ちもわかります．

もともと立体である心臓を平面の心電図に落とし込んでいることが研修医を"不感症"にしています．紙コップのイメージで，『V2〜V4』や『ⅡⅢaVF』に次ぐ3つめのセットとして，『LⅠV5V6』を"考えるのでなくて感じる"ようにトレーニングしてみましょう．

● 感じるために紙コップを使う

　Chapter 1 の国家試験問題は V1〜V4 が心電図でも解剖学的にも連続しているので，脊髄反射レベルで感じることができます．

連続した誘導 1
（V1）V2〜V4

I	aVR	V1	V4
II	aVL	V2	V5
III	aVF	V3	V6

（V1）V2〜V4 →〈前壁〉

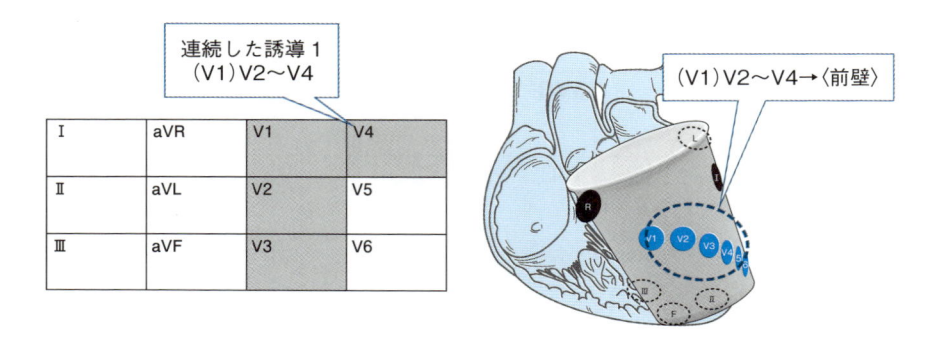

　II III aVF も，心電図が比較的連続しているのと，授業で教わり語呂もよいので，脊髄反射レベルで感じることができます．

I	aVR	V1	V4
II	aVL	V2	V5
III	aVF	V3	V6

連続した誘導 2
II III aVF

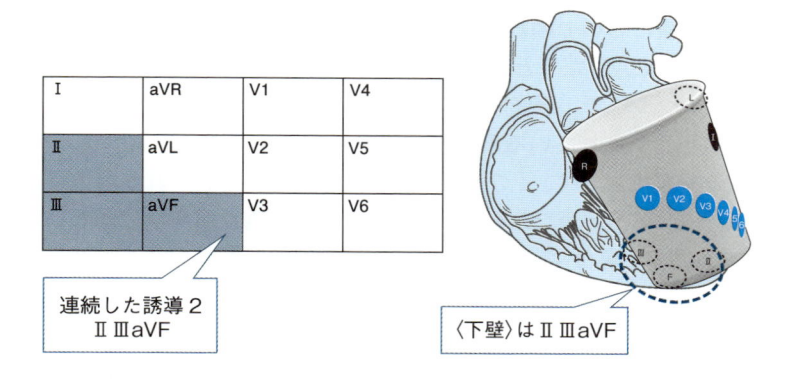

〈下壁〉は II III aVF

　同様に，今回の心電図も意識していけばいずれ "感じる" ことができます．

I	aVR	V1	V4
II	aVL	V2	V5
III	aVF	V3	V6

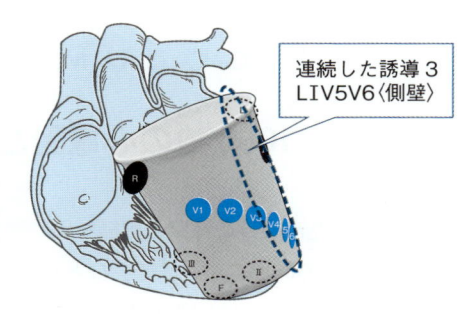

連続した誘導3
ⅠV5V6〈側壁〉

12誘導上はここだけは
連続していないけど意識！

　複数の離れた誘導でも，意識づけすることでそれぞれ関係性があることが認識されます．この意識づけは先の紙コップを使うとのみこみが早いです．たくさん研修医に指導する機会がありましたが，この方法がいちばん短時間で効果を生みました．心電図に苦手意識があり，まだ紙コップにナンバリングしていない方はぜひ一度やってみてください．何度か繰り返していると，平面的な心電図がだんだん立体的にイメージングされて楽しくなりますよ．

まとめ

- 心電図を平面で考えるから限界がある．
- そこで何度か紙コップに12誘導を書き，平面から立体化させる．
- 誘導の連続性を意識できるようになるまで繰り返しトレーニングする．
- いずれⅠV5V6を"考えるのでなくて感じる"ようになる．

文献
1) O'Gara PT, et al. 2013 ACCF/AHA guideline for the management of ST-elevation myocardial infarction. J Am Coll Cardiol. 2013; 61: e78-140.
2) Bairey CN, et al. Electrocardiographic differentiation of occlusion of the left circumflex versus the right coronary artery as a cause of inferior acute myocardial infarction. Am J Cardiol 1987; 60: 456-9.

COLUMN 4 コラム

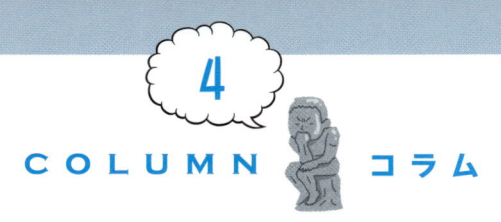

1000枚の心電図と1万時間の法則

"感じる"ためには心電図の訓練を何時間すればよいのでしょうか？ Gladwellはその著書『1万時間の法則』で，ひとかどの成功者のレベルに達するには1万時間の自覚的訓練が必要だと述べています[1]．しかし，1万時間心電図を見続けるとなると，毎日1時間見ても30年かかってしまいます…．これは非循環器医にとって現実的ではありません．しかし，「法則」とはいうものの，必ずしもすべての分野に当てはまるわけではないようです．Macnamaraらは技量の差が出るのに自覚的訓練の要素は勉強で4％，専門職で1％と報告しており[2]，心電図学習にいたずらに時間をかけても，効果には限度があるのでしょう．

一方で，心電図の"枚数"についてはどうでしょう？ 永井は『研修医はまず1000枚の正常も異常も入り混じった心電図を見ること』を推奨しています[3]．これなら1日平均2枚の心電図でも，2年目研修医の途中で1000枚になり，現実的です．ただエビデンスはないので，これで本当に十分なのか，どのレベルまで至るかは不明です．

いずれにしても，心電図学習においてある程度の枚数への曝露は必要なのでしょうが，単なる根性論で数や時間をかけるだけでは，効果は頭打ちになりそうです．

Gindeらは，米国の若手救急医は心電図学習の60％以上をレクチャーで，約20％をグループワークで学習するとしています[4]．ただ，米国と日本とでは卒後教育のリソースが違いすぎるので，コピー＆ペーストは難しいでしょう．

このように，心電図に必要な練習時間や練習量はハッキリしないまま…．それでも学習者にとっては，具体的な数字指標や方法論が，ないものねだりとわかってはいても切望されます．

こうした背景を踏まえ，**本書の役どころ**を再考してみます．本書はシステマティックな心電図読影より，パターン認識によるスピーディーな心電図判断とアクションを提唱します．診断学でいうところのシステム2（分析的思考）でなくシステム1（直

感的思考）に近いです．実際に，循環器医や敏腕 ER 医師が心電図をスラムダンク診断する姿は誰しも目にします．その方法論や思考過程を言語化し，文献のサポートも借りながら論じられればという点に，本書のオリジナリティーと目標があります．

　Chapter 4 で提唱した紙コップ理論はその 1 つ．一部の循環器医や救急医の思考の『見える化』です．紙コップをイメージする心電図読影を繰り返したり，以下で提唱するパターン化した心電図の読影をすることでシステム 1 的な心電図読影ができると私は信じています．

　最後に 1 つだけ初学者へアドバイス．心電図は**可能な限りベッドサイドで読んで**ください．本や机上でなく，患者さんの横で血肉を感じた読影の方が何十倍も記憶に残り，みなさんの学習効果を高めます．そして，そこで困った心電図は，本書にきっと載っているはずです．

文献
1) Gladwell M. Outliers. New York: Little, Brown and Company; 2009.
2) Macnamara BN, et al. Deliberate practice and performance in music, games, sports, education, and professions: a meta-analysis. Psychol Sci. 2014; 25: 1608-18.
3) 永井利幸．心電図と胸部 X 線は何をおしえてくれるのか？　レジデントノート．2014; 16: 1665-73.
4) Ginde AA, et al. Emergency medicine residency training in electrocardiogram interpretation. Acad Emerg Med. 2003; 10: 738-42.

Chapter 5

未来の心電図
タイムマシンに乗って未来の心電図を集める

> 君たちの未来はまだ白紙という意味さ．誰もがね．
> 自分の未来は自分で切り開くものなんだ．
>
> ドク（『バック・トゥ・ザ・フューチャー』）

症例 ★★　60歳　男性　1時間前からの胸痛

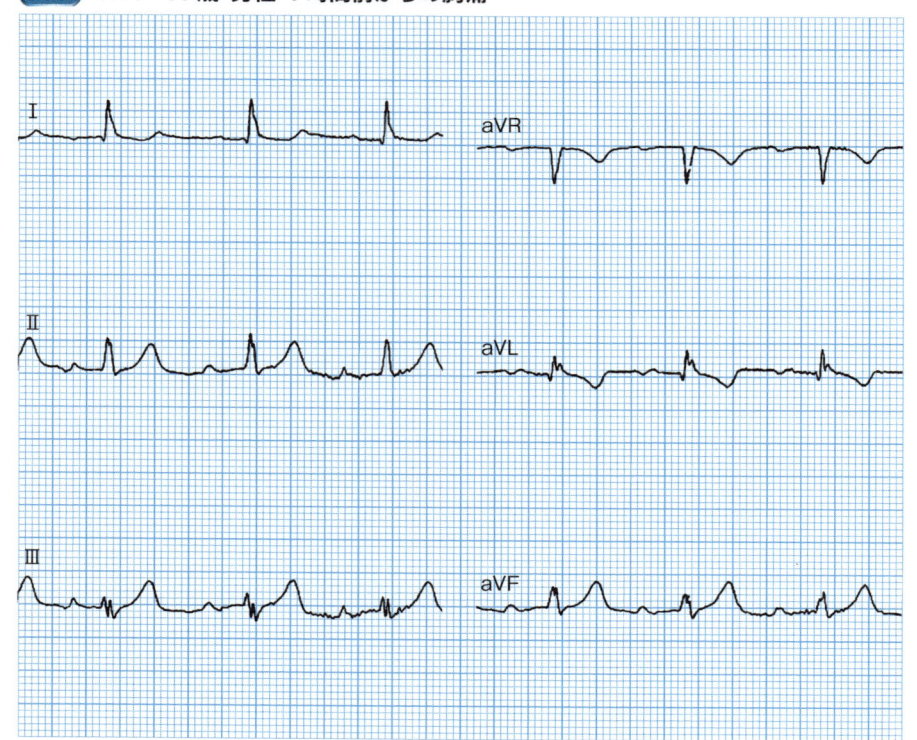

Chapter 5 ● 未来の心電図

　当院でいちばん心電図をとってくれるベテラン看護師さんが，研修医に渡した心電図です．ちなみに胸痛は狭心症としては"ビミョー"だったそうですが，いちばんの心電図ハンターナース．今回も"ビミョー"な心電図をきっちりとっております．
　いつものように，次のアクションはどうでしょう？（制限時間10秒）

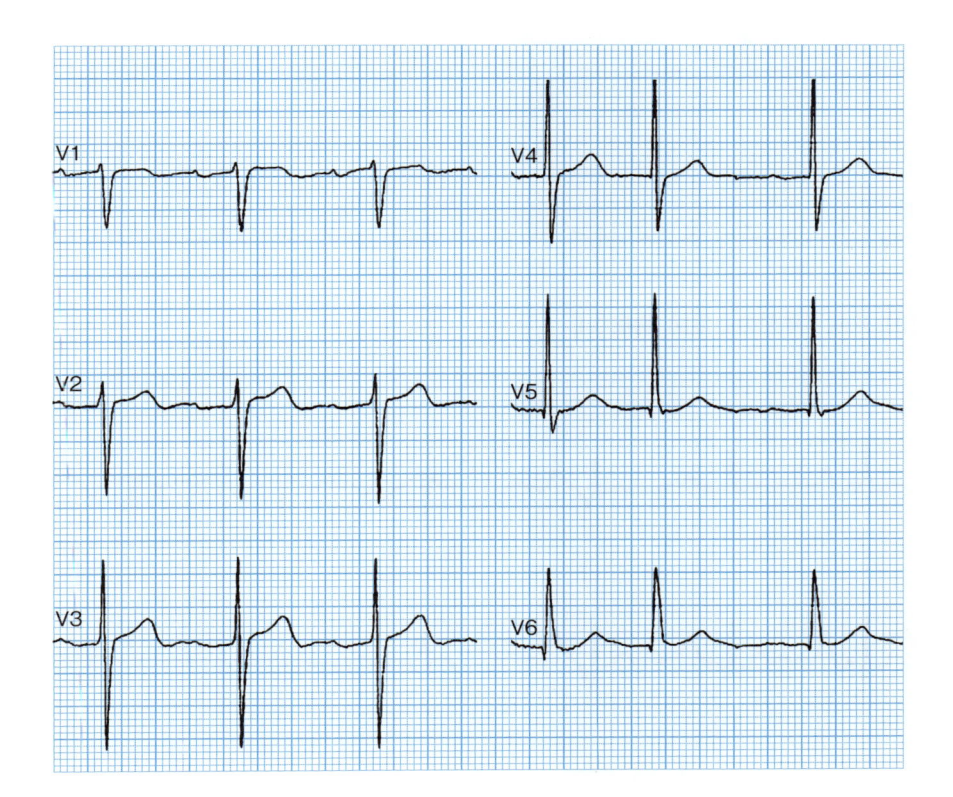

Part I ● 胸痛が主訴で虚血かどうか迷う心電図（STEMI ハンター編）

　心電図は STEMI ではなさそうです．この患者さんの来院時の ER は混雑しており，担当医師は採血とレントゲンを出して待つことにしていました．
　…30 分後，結果を待っている間に胸痛が再燃したようです．先ほどのベテランナースが再度とった心電図が【A】です．

【A】来院 30 分後（2 回目）の心電図　胸痛再燃時

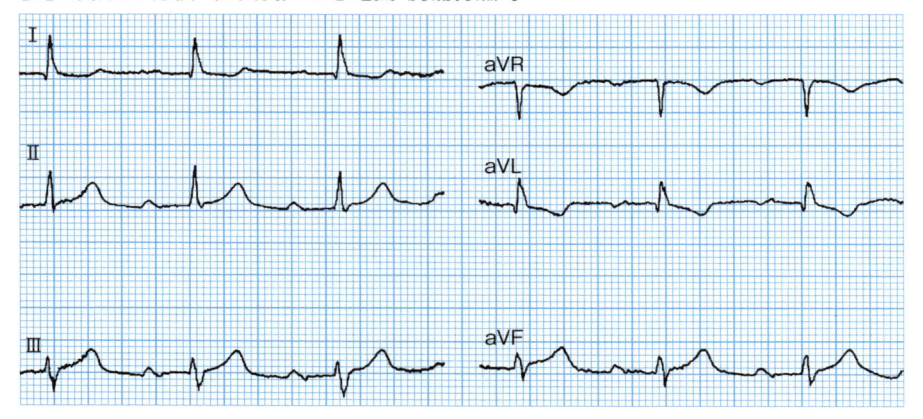

【B】来院半年前の心電図　胸痛なし

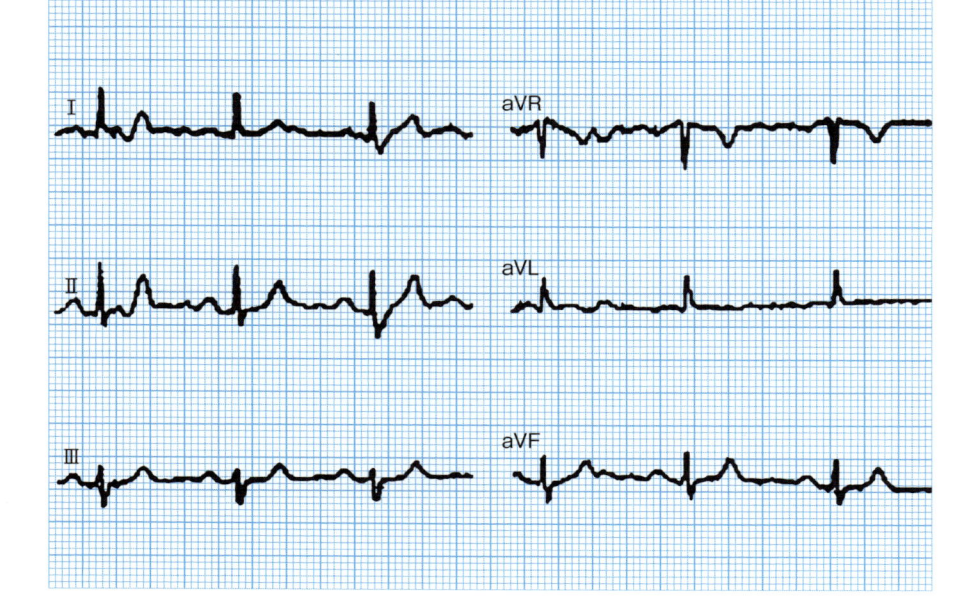

Chapter 5 ● 未来の心電図

　やはり STEMI とは言えません．もう少しで採血が出そうだったので待つことにしました．その時に FAX が送られてくる音がしました．他院から半年前の心電図【B】が送信されたようです．　さあ，どうでしょうか．アクションを考えてください（制限時間 10 秒）．

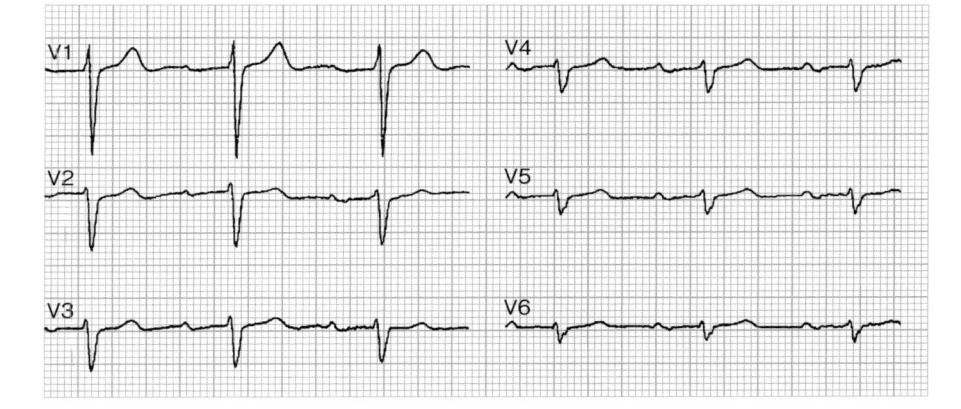

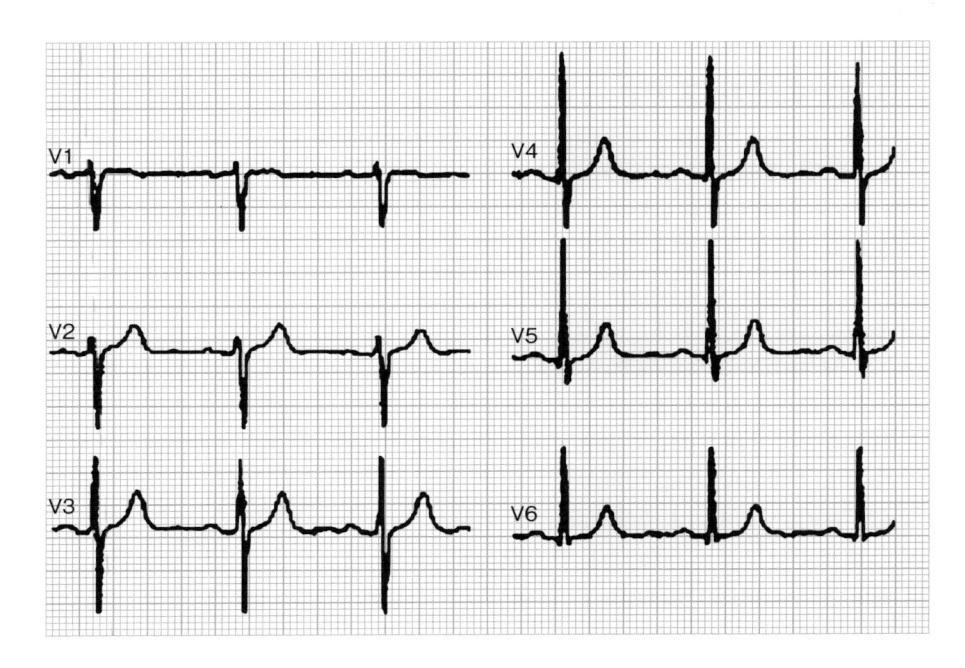

Part I ● 胸痛が主訴で虚血かどうか迷う心電図（STEMI ハンター編）

　来院 40 分後に，担当のベテランナースが来院 3 回目の心電図【C】を走って持ってきました．ⅡⅢaVF で ST が上がっています．これなら心筋梗塞と言えますね．すぐに緊急 CAG をすると，右冠動脈が閉塞していました．

【C】来院 40 分後（3 回目）の心電図　胸痛あり

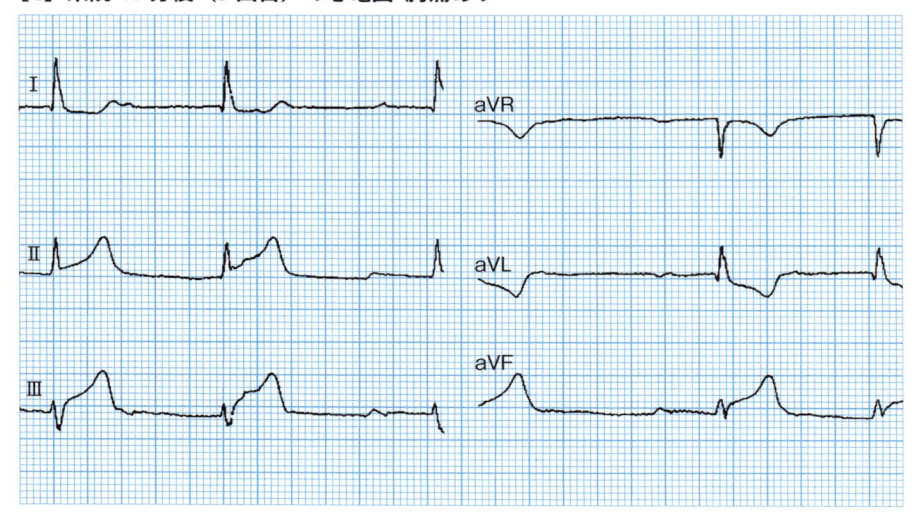

● **突然ですがクイズです**

今回のポイントをまとめる前に，1 つクイズを出します．
【クイズ】 ⅡⅢaVF のミラーイメージはどこでしょう？

（ヒント）答えに窮したら，前章のコップを取り出して考えてみてください．

　コップで見るとⅡⅢaVF の対極に VL があることがわかります．このことを踏まえて，今回出てきた心電図 4 枚を，一度時系列に並べてみましょう．ポイントは四肢誘導なので，抜き出しておきます．

　注目してほしいのはⅡⅢaVF でなく，実は"aVL"です．よく見ると，半年前の心電図ではフラットな aVL ですが，来院時初回の心電図では aVL で ST が下が

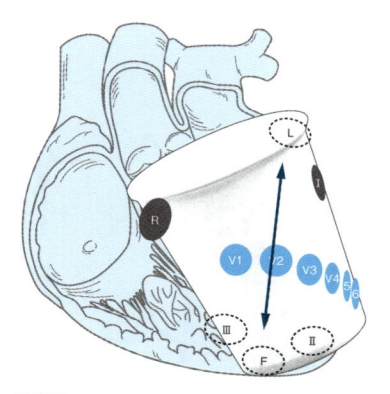

図1　ⅡⅢaVF のミラーイメージは？

42

Chapter 5 未来の心電図

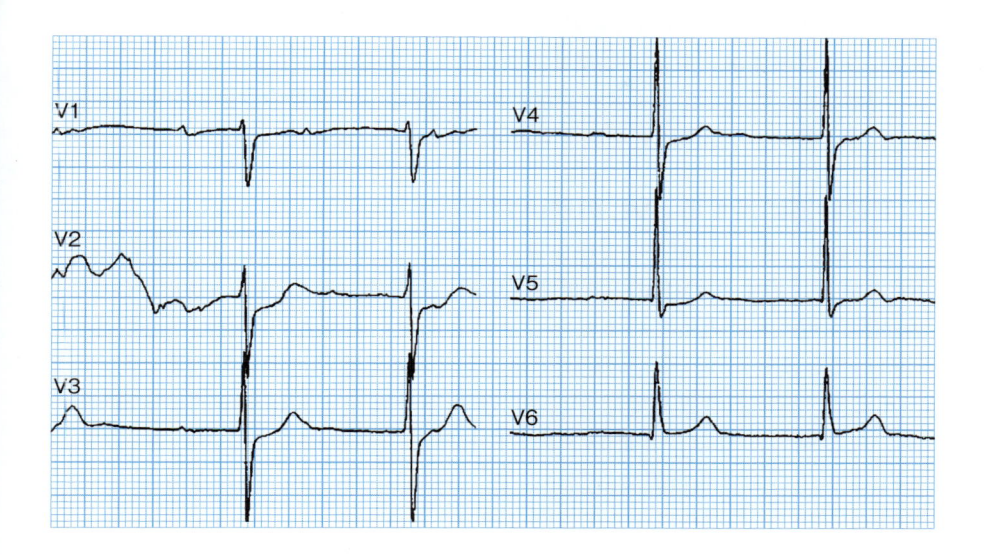

り，T 波も陰転化しています（矢印）．つまり，ST が上がる前にミラーイメージである aVL の変化が実は今回の未来予想図となっていました．

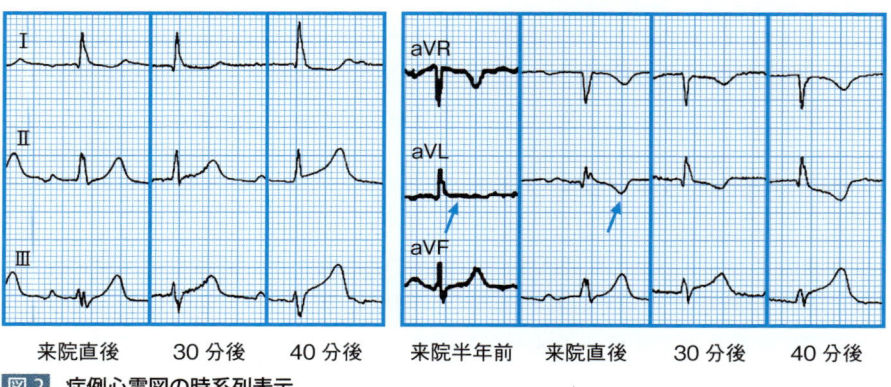

図2 症例心電図の時系列表示

● "影"の立役者〜aVLのミラーイメージ〜

実は下壁の場合はaVLのミラーイメージがⅡⅢaVFに先行することが少なくありません．HassenらはaVLのST低下が早期の心筋梗塞の診断に有用としています[1]．さらにBirnbaumらは下壁梗塞の7.5％でaVLのST低下（0.5 mm以上）が唯一の初期の心電図変化であったと報告しており[2]，aVLのミラーイメージは下壁梗塞診断にとって影の立役者なのです．

下壁に限らず，ミラーイメージがどれほど虚血性心疾患の診断に有用かを報告したいくつかの臨床研究を表1にまとめたのでご覧ください．

●下壁梗塞に対するaVLの使い方

右冠動脈（RCA）が主な責任血管となるのが下壁梗塞です．表1を見ると，RCA病変に対するaVLのST低下は単独でも非常に感度が高いです．もちろんNSTE-ACSは入っていませんし，aVL所見の有無だけで虚血性心疾患の除外はできませんが，多くの症例でヒントとなることは間違いありません．

そこで，胸痛患者さんではaVLのST低下や陰性T波は積極的に意識します．もし見つかれば，ⅡⅢaVFのST上昇を一生懸命探します．さらに，aVLの低下における特異度も高いので，ⅡⅢaVFで上昇が微妙な時も，下壁梗塞疑いでの循環器科コールに自信と勢いがつきます．

●前壁梗塞のミラーイメージは？

表1のLCA（左冠動脈）が前壁梗塞にあたります．この部分のミラーイメージ（ⅡⅢaVFのST低下）は非常に特異度が高いので，あればSTEMIと判断し，心電図1枚でも循環器科コールです．Chapter 1の国試心電図はまさにこれですね（2頁参照）．ただ前壁のミラーイメージは30％と出現頻度は低く[9]，感度が低いため除外には使えません．また下壁のaVLのように先行しないので，ミラーイメージから逆に梗塞を疑ったりはできません．

●側壁梗塞のミラーイメージは？

表1で側壁梗塞の主な責任血管となるLCX（回旋枝）はどうでしょう．側壁梗塞のミラーイメージ（ⅢV1）については残念ながら感度や特異度の記載はほとんどありませんでした．しかし，側壁梗塞のST上昇が0.5〜1.0 mmと非常に軽微なのでミラーイメージの位置を知っておいて損はありません．

表1 心電図変化と各責任血管の狭窄の予測値

責任血管	心電図変化	感度(%)	特異度(%)	PPV(%)	NPV(%)	文献
RCA	aVLでST低下1mm以上	100	38	81	100	Hasdaiら(1995)[3]
RCA	ⅠでST低下1mm以上	70	63	—	—	Hasdaiら(1995)[3]
RCA	aVLがV1よりST低下 かつⅢでⅡよりのST上昇	70〜97	50〜100	89〜100	46〜80	Herzら(1997)[4]
RCA	aVLでST低下（1mm以上） かつS/R比が0.33未満[*1]	92	94	97	65	Bayramら(2004)[5]
RCA	ⅢでⅡよりのST上昇	86	94	95	56	Bayramら(2004)[5]
RCA	aVLでST低下（1mm以上） かつS/R比が0.33未満[*1] かつⅡでⅢよりのST上昇	83	100	100	41	Bayramら(2004)[5]
LCA	V1からV3でST上昇 かつV1でST上昇（>2.5mm） または右脚ブロックと異常Q波	12	100	100	60	Kontosら(1997)[6]
LCA	V1からV3でST上昇 かつⅡⅢaVFでST低下	34	98	93	68	Kontosら(1997)[6]
LCA	aVLで陰性T波	76.7	71.4	92	41.7	Hassenら(2014)[7]
LCA	ⅠでSTが基線上またはST上昇 かつV5V6aVLのいずれかで0.5mm以上のST上昇	83	96	91	93	Baireyら(1987)[8]
LCA	V5V6aVLのいずれかで0.5mm以上のST上昇 かつV1かV2でST低下	87	57	29	94	Kontosら(1997)[3]
LCX	ⅠでST低下がないこと	71	65	—	—	Hasdaiら(1995)[3]
LCX	aVLでST低下がないこと	86	100	—	—	Hasdaiら(1995)[3]
LCX	aVLでST低下（1mm以上） かつS/R比が0.33未満[*1] かつⅡでⅢよりのST上昇	87	100	100	97	Bayramら(2004)[7]

PPV：陽性尤度比，NPV：陰性尤度比，RCA：右冠動脈，LCA：左冠動脈，LCX：回旋枝．
[*1] S/R比：S波とR波の高さの絶対値の比

● 側壁梗塞のミラーイメージもコップで確認

ところでⅠV5V6のミラーイメージはどこでしょう？ すぐに思いつかない人は12誘導を書き込んだコップをイメージしてみてください．するとⅢやV1が側壁のちょうど反対側にあります．実際のChapter 4の側壁梗塞の心電図（28〜29頁）でもV1とⅢが低下しています．ⅢやV1のST低下を確認できれば，ⅠV5V6をより"感じる"ことができます．

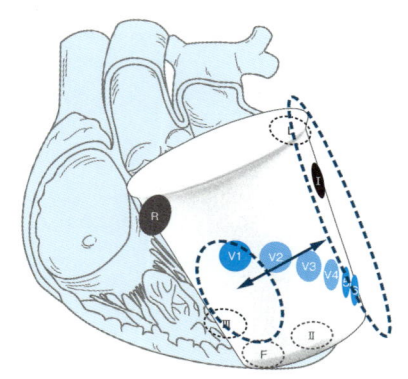

図3 側壁（ⅠV5V6）のミラーイメージはⅢV1

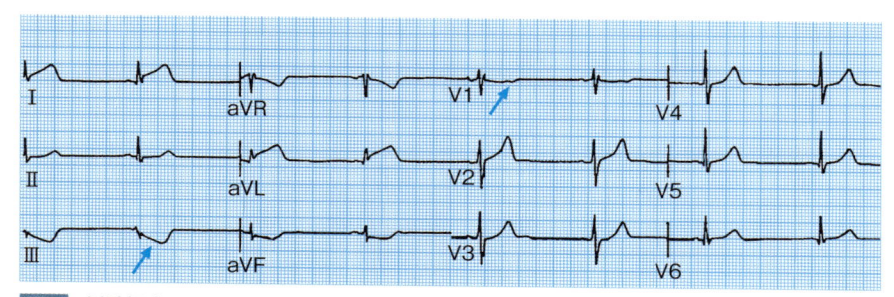

図4 側壁梗塞の心電図（Chapter 4より再掲）

● まとめ〜ミラーイメージからみた心電図診断〜

	誘導	特徴	診断率
下壁梗塞	aVL	ST上昇に先行して出現	感度が高いが，特異度は低い
前壁梗塞	ⅡⅢaVF	出現頻度は30%	特異度が高いが，感度は低い
側壁梗塞	ⅢV1	ビミョーなST上昇を補う情報	（診断率不明）

● バック・トゥ・ザ・フューチャー

君たちの未来はまだ白紙という意味さ．誰もがね．
自分の未来は自分で切り開くものなんだ．

先ほどのベテランナース，ずいぶん頻回に心電図をとってくれるなと思ったら，12誘導を"ハリッパ"で待っていたそうです．McGuinnessらは初診時の心電図の診断率が50％だったのに対し，経時的に記録することで診断率が83％まで上がったと報告しています[10]．今回のクレジットは未来の白紙の心電図を繰り返し印刷してくれた"ハリッパ"ナースにあります．患者さんの未来を切り開くために，ERではタイムマシンを操るがごとく過去からも未来からも心電図をかき集める習慣が必要なのです．

まとめ

- ミラーイメージは紙コップで下壁 (aVL)，側壁 (ⅢV1) を認識すべし．
- aVLの低下があればⅡⅢaVFのわずかな変化を探すべし．
- 心電図は過去にも未来にもしつこく追いかけるべし．

文献

1) Hassen GW, et al. Lead aVL on electrocardiogram: emerging as important lead in early diagnosis of myocardial infarction? Am J Emerg Med. 2014; 32: 785-8.
2) Birnbaum Y, et al. ST segment depression in aVL: a sensitive marker for acute inferior myocardial infarction. Eur Heart J. 1993; 14: 4-7.
3) Hasdai D, et al. ST segment depression in lateral limb leads in inferior wall acute myocardial infarction: implications regarding the culprit artery and the site of obstruction. Eur Heart J. 1995; 16: 1549-53.
4) Herz I, et al. New electrocardiographic criteria for predicting either the right or left circumflex artery as the culprit coronary artery in inferior wall acute myocardial infarction. Am J Cardiol. 1997; 80: 1343-5.
5) Bayram E, et al. Identification of the culprit artery involved in inferior wall acute myocardial infarction using electrocardiographic criteria. J Int Med Res. 2004; 32: 39-44.
6) Kontos MC, et al. Usefulness of the admission electrocardiogram for identifying the infarct-related artery in inferior wall acute myocardial infarction. Am J Cardiol. 1997; 79: 182-4.
7) Hassen GW, et al. The neglected lead on electrocardiogram: T wave inversion in lead aVL, nonspecific finding or a sign for left anterior descending artery lesion? J Emerg Med. 2014; 46: 165-70.
8) Bairey CN, et al. Electrocardiographic differentiation of occlusion of the left circumflex versus the right coronary artery as a cause of inferior acute myocardial infarction. Am J Cardiol. 1987; 60: 456-9.
9) Morris F, et al. ABC of clinical electrocardiography: Acute myocardial infarction-Part I. BMJ. 2002; 324: 831-4.
10) McGuinness JB, et al. First electrocardiogram in recent myocardial infarction. Br Med J. 1976; 2: 449-51.

Chapter 6

フォースを使う心電図
コップをのぞくと見えてくるもの

> ルークよ，我々が考える真実のほとんどは自分の見方で変化するものだ．
> オビ＝ワン・ケノービ（『スター・ウォーズ エピソードⅥ』）

　高齢女性が，重篤な状態で救急搬送されてきました．診断と，とるべきアクションを，いつものように10秒で考えてください．

症例 ★ **91歳女性 冷汗著明 ショックバイタル**

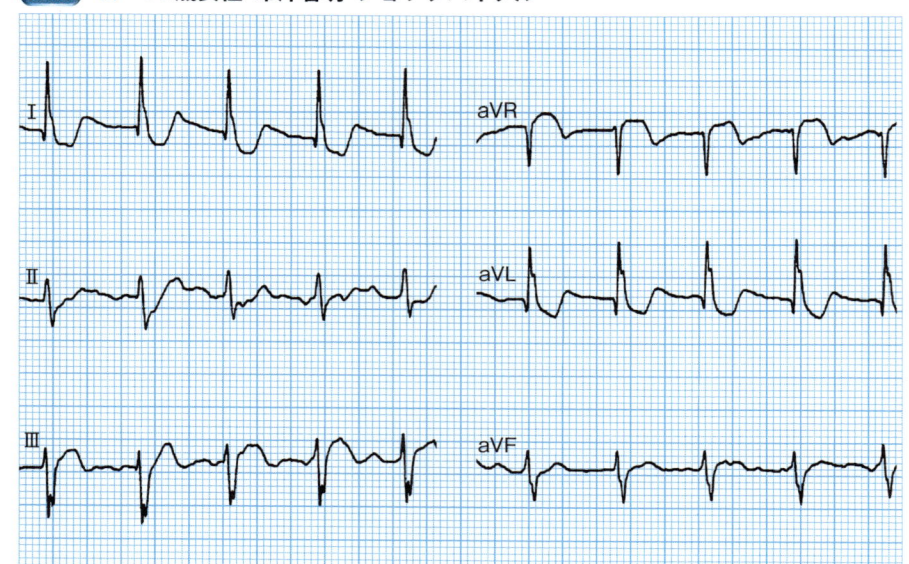

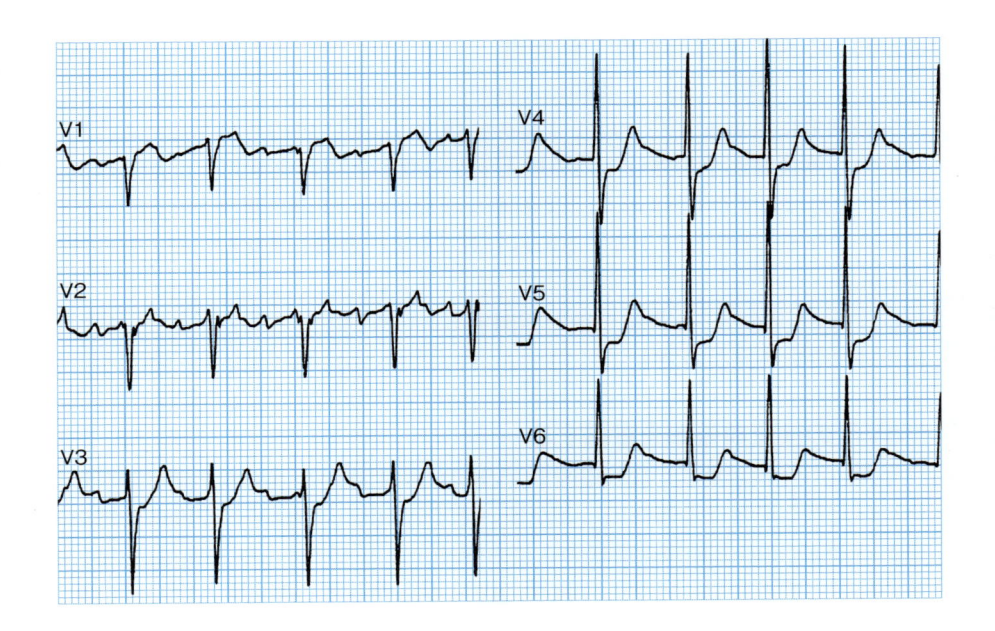

Chapter 6 フォースを使う心電図

Ⅰ・Ⅱ・aVF・V3〜V6 で ST 低下を広範囲に認めています．他に異常は…？　aVR はどうでしょう？　ST が上がって見えませんか？　普段は aVR を虚血の変化で強く意識して見ることは少ないかもしれません．しかし，今回のように複数の誘導で ST 低下がある時，aVR をチェックした先生は鋭い！　そうです．この症例は…

> 『左冠動脈主幹部病変』あるいは『3 枝病変』を疑います．

　これはかなり急ぎます．すぐに循環器科をコールするだけでなく，これから起こる緊急事態に備え，いかに早くカテーテル検査へ行けるかを考えながら ER で髪を振り乱して対応します．

● aVR の ST 上昇の感度・特異度

　表 1〜3 をご覧ください．実際に左冠動脈主幹部病変（以下，左主幹部病変）や 3 枝病変に対する aVR の ST 上昇の特異度は高く，この所見を見たら，超重症の心筋梗塞が予測されるため震え上がらないといけません．また，aVR の ST 上昇はわずか 0.5 mm 以上で有意な所見です．実際にガツンと上がることはまずなく，わずかに上昇するのみであるため，意識して確認しないといけません．

　さらに aVR の ST 上昇は予後と相関するという国内外の報告があり，絶対に見逃せない所見なのです[1-3]．

● aVR の検査前確率を意識する

　一方，ルーチンでとった心電図で aVR の ST 上昇があっても，見た目がピンピン元気な場合は偽陽性のことが多いです．Knotts らは，無作為に心電図をとると aVR の上昇は無症状の人にも認め，ホンモノの心筋梗塞は 23％しかいないと報告しています[9]．確かに **aVR が上がってる患者さんは心電図をとる前から重篤感があります**．今回の症例がそうであったように，すごい冷汗だったり，ショックバイタルだったりと，見た目が"ヤバい"ことが多いです．このような重篤感の有無は，心電図をとる前の検査前確率を高めるうえで重要です．

表1 aVR で ST 上昇の LMT 病変に対する診断率

	感度 (%)	特異度 (%)	PPV (%)	NPV (%)	文献
aVR で ST 上昇（≧1 mm）	43	95	86	70	Engelen ら (J Am Coll Cardiol. 1999)[4]
aVR で ST 上昇（≧0.5 mm）	50	91	55	89	Aygul ら (J Electrocardiol. 2008)[5]
aVR で ST 上昇（≧1 mm） ※国内 Data	50	93	50	98	Kosuge ら (Am J Cardiol. 2011)[6]
aVR で ST 上昇（≧0.5 mm） ※国内 Data	78	86	57	95	Kosuge ら (J Am Cardiol. 2005)[7]

表2 aVR で ST 上昇の 3 枝病変に対する診断率

	感度 (%)	特異度 (%)	PPV (%)	NPV (%)	文献
aVR で ST 上昇（≧0.5 mm） ※国内 Data	62	59	26	87	Kosuge ら (Am J Cardiol. 2011)[6]

表3 aVR で ST 上昇の LMT 病変または 3 枝病変に対する診断率

	感度 (%)	特異度 (%)	PPV (%)	NPV (%)	文献
aVR で ST 上昇（≧1 mm）	80	93	56	98	Kosuge ら (Am J Cardiol. 2011)[8]

● aVR は洞窟をのぞいている

では，なぜこのような恐ろしい病態を抱えているのに，心電図があまり派手にならないのでしょうか？　心筋虚血が心内膜内側から外側まで起こる貫壁性梗塞では，心電図は ST 上昇となります（図1）．一方で，心内膜だけの虚血の時は ST 低下となります（図2）．ここまでは国家試験の知識でご理解いただけると思います．

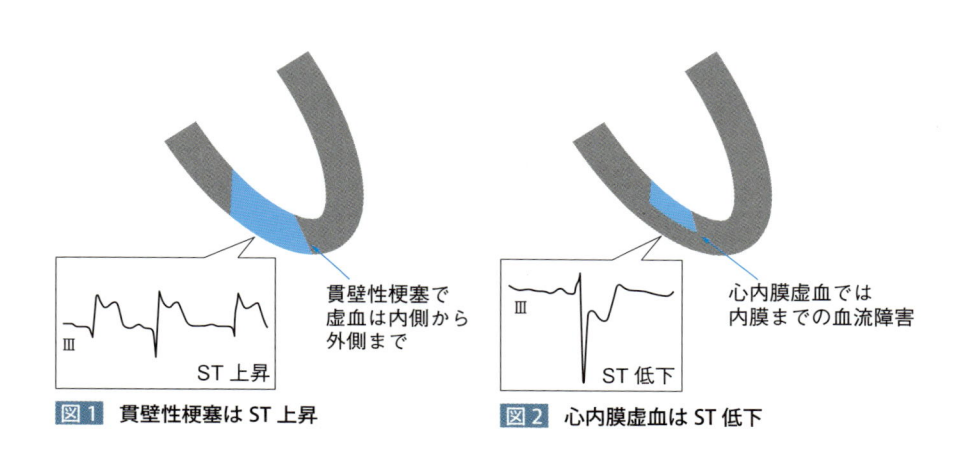

図1 貫壁性梗塞は ST 上昇

図2 心内膜虚血は ST 低下

さて，本症例のように左主幹部病変や3枝病変の場合は根こそぎ血流障害となるため，左室全体の心内膜で虚血が起こり[*1]，結果としてあらゆる誘導で ST 低下を示します（図3）．

この時 aVR は特別扱いになります．aVR 以外の 11 の誘導は外から心臓を取り巻くように配置し**外側から虚血評価**しています（図3）．一方で aVR は右肩の方から左室内腔（紙コップ）をのぞきこむように**内側から虚血評価**しています（図4）．**外側からの ST 低下は，内側ではミラーイメージのように ST 上昇と表現される**ので，結果として aVR だけは ST 上昇となるのです（図4）．

（*1）左室全体が貫壁性梗塞になってすべての誘導で ST 上昇になるのでは？と研修医から質問を受けることがあります．しかし，臨床でそのような心電図には出会いません．おそらくそこまでクリティカルな状態では心臓機能は破綻し，心停止状態で心電図すらとれないのかもしれません….

図3 11誘導ではST低下

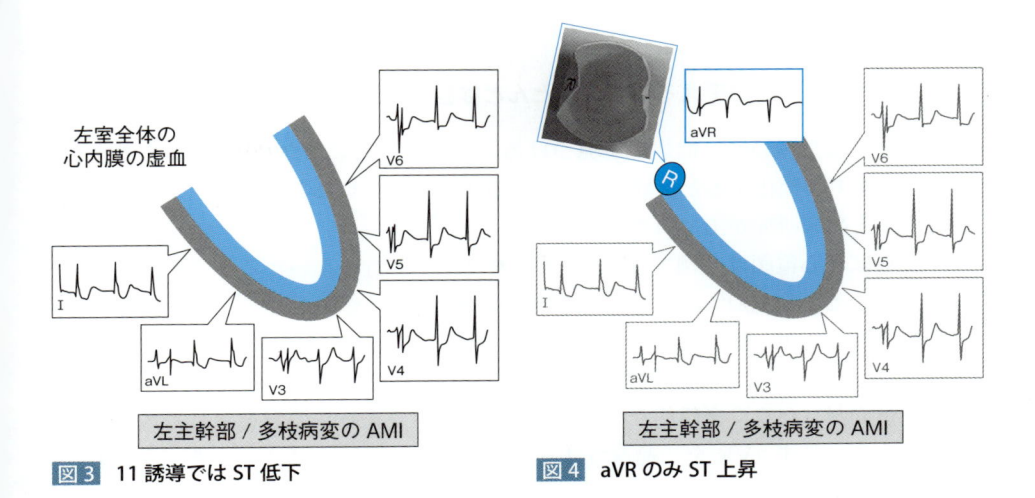

図4 aVRのみST上昇

　図4では，紙コップのaVRが内側へ折り込まれコップの中をのぞきこんでいるようです．左主幹部/3枝病変の時のaVRの気持ちになると，左室はどこを見ても"真っ青"です．左室を洞窟に見立てると，aVRはその"青の洞窟"を恐る恐るのぞき込んでいるようにも見えるため，通称"cavity lead（洞窟誘導）"と言われます．なお，aVRは0.5mmのわずかなST上昇でも有意な所見ですので，意識して探すようにしてください．

> **左主幹部/3枝病変の心電図変化**
>
> 全般的な心内膜虚血となるため…
> 　　11誘導（aVR以外）　⇒　外側から虚血評価　⇒　ST低下
> 　　aVR（洞窟誘導）　　⇒　内側から虚血評価　⇒　ST上昇

●フォースの力

ルークよ，我々が考える真実のほとんどは自分の見方で変化するものだ．

過去には電極のつけ間違いを見つけるぐらいしか立場がなかった aVR ですが[*2]，見方が変化すると重症心筋梗塞の真実を握っていることが判明し，近年は次々と臨床研究が出ています．

ならば「心電図は全例で aVR もチェック！」と言いたいところですが，私は白状すると，100％はチェックできていません．「怠慢だ！」と後ろ指をさされそうですが，鑑別の『スイッチ・システム』があると思います[*3]．つまり，普段は aVR はそれとなく見るだけでスイッチは off．しかし，患者さんの見た目が重症だったり，全般的な ST 低下があると，フォースの力を感じてスイッチが入り，必ず aVR を"睨みつける"というのが鑑別の『スイッチ・システム』です．なお，aVR が 0.5 mm でも ST 上昇と判断することもあるので，漠然と"見る"のでなくスイッチを入れて"睨みつける"というのが正確な表現かと思います．

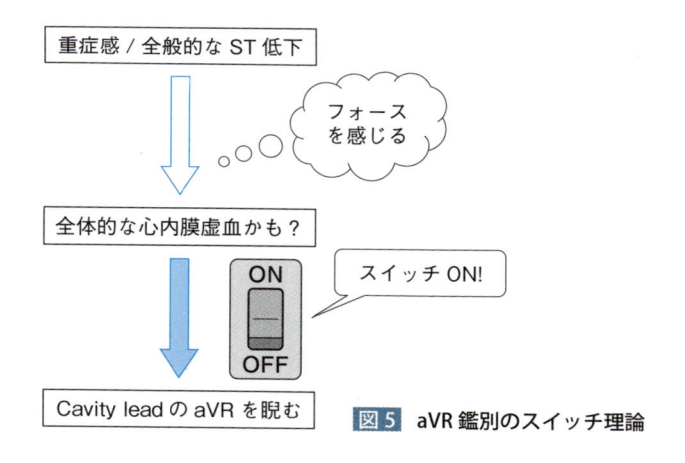

図5 aVR 鑑別のスイッチ理論

紙コップで使った理論が咀嚼できたら，繰り返しベッドサイドで戦ってください．いつの日かフォースの力を感じて反射的に aVR を適切なタイミングで睨める時がきます．

（*2）電極の貼り間違いについては Chapter 10 も参照．
（*3）スイッチ・システムについては Chapter 16 でさらに詳しく解説します．

まとめ

- aVR は唯一心臓を内側からのぞき込む特殊な洞窟誘導である．
- aVR の ST 上昇は左主幹部/3 枝病変に対して特異度が高く，見逃せない所見である．
- 複数の誘導で ST 低下がありフォースの力を感じたら aVR をチェック．
- aVR の上昇は 0.5 mm とわずかな変化となるので穴が開くぐらい睨むべし．
- 最後に…フォースと共にあらんことを．

文献

1) Kosuge M, et al. Combined prognostic utility of ST segment in lead aVR and troponin T on admission in non-ST-segment elevation acute coronary syndromes. Am J Cardiol. 2006; 97: 334-9.
2) Wong CK. aVR ST elevation: an important but neglected sign in ST elevation acute myocardial infarction. Eur Heart J. 2010; 31: 1845-53.
3) Wong CK, et al; HERO-2 Investigators. The prognostic meaning of the full spectrum of aVR ST-segment changes in acute myocardial infarction. Eur Heart J. 2012; 33: 384-92.
4) Engelen DJ, et al. Value of the electrocardiogram in localizing the occlusion site in the left anterior descending coronary artery in acute anterior myocardial infarction. J Am Coll Cardiol. 1999; 34: 389-95.
5) Aygul N, et al. Value of lead aVR in predicting acute occlusion of proximal left anterior descending coronary artery and in-hospital outcome in ST-elevation myocardial infarction: an electrocardiographic predictor of poor prognosis. J Electrocardiol. 2008; 41: 335-41.
6) Kosuge M, et al. An early and simple predictor of severe left main and/or three-vessel disease in patients with non-ST-segment elevation acute coronary syndrome. Am J Cardiol. 2011; 107: 495-500.
7) Kosuge M, et al. Predictors of left main or three-vessel disease in patients who have acute coronary syndromes with non-ST-segment elevation. Am J Cardiol. 2005; 95: 1366-9.
8) Kosuge M et al. An early and simple predictor of severe left main and/or three-vessel disease in patients with non-ST-segment elevation acute coronary syndrome. Am J Cardiol. 2011; 107: 495-500.
9) Knotts RJ, et al. Diffuse ST depression with ST elevation in aVR: Is this pattern specific for global ischemia due to left main coronary artery disease? J Electrocardiol. 2013; 46: 240-8.

Chapter 7

◯◯症候群の心電図
心電図に流行やスタイルは役に立つのか

> 流行は色あせていく．スタイルだけが変わらないまま残り続けるの．
>
> ココ・シャネル

10秒でアクションを決めてください．

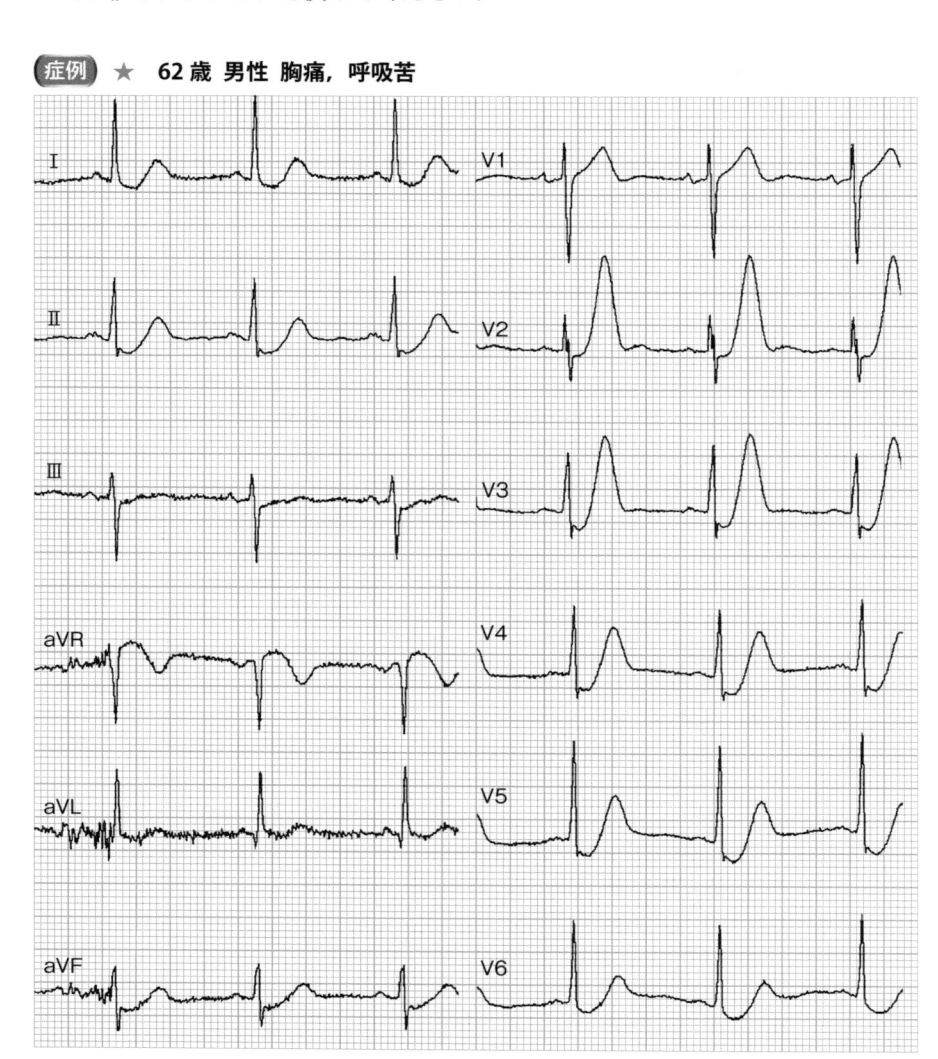

症例 ★ 62歳 男性 胸痛，呼吸苦

前章を踏まえて，ⅠⅡaVF，V3〜V6 で全般的な ST 低下があります．フォースを感じれば aVR を睨みつけ…そう，左主幹部/3 枝病変で，緊急事態としてアクション，が正解です．さらに追加すると，これは実は名前のついた症候群です．ヒントは T 波が高いこと．

De Winter が 2008 年に左冠動脈主幹部の梗塞の数症例で，aVR の上昇に加え，**全般的な ST 低下とその後の急峻な T 波の上昇**を認めると報告し，de Winter 症候群と名づけました[1]．

> ### De Winter 症候群の心電図の特徴
> ・V1 から V6 で ST 低下（J 点で 1 mm 以上の低下で ST の形が右肩上がり）
>   ＊右肩上がりの部分は ST 上昇はしていない．
> ・V1 から V6 で左右対称性の T 波の増高
> ・aVR で ST 上昇（0.5 mm 以上）

先の左主幹部/3 枝病変の一部が de Winter 症候群なのだろうと私は解釈しています．De Winter 先生は，aVR の上昇だけでなく，胸部誘導の ST と T についてより詳しい情報で追加したことにクレジットがあります．ただどちらも**重症心筋梗塞の可能性というメッセージは全く変わらず**，見つければ循環器医を即座にコンサルトです．知識を振りかざす暇もなく，髪を振り乱してカテを急ぎます．

最終的に aVR の上昇を拾い上げられれば，de Winter 症候群を知らなくても非循環器医は OK です．

一方，次の心電図症例はどうでしょうか？

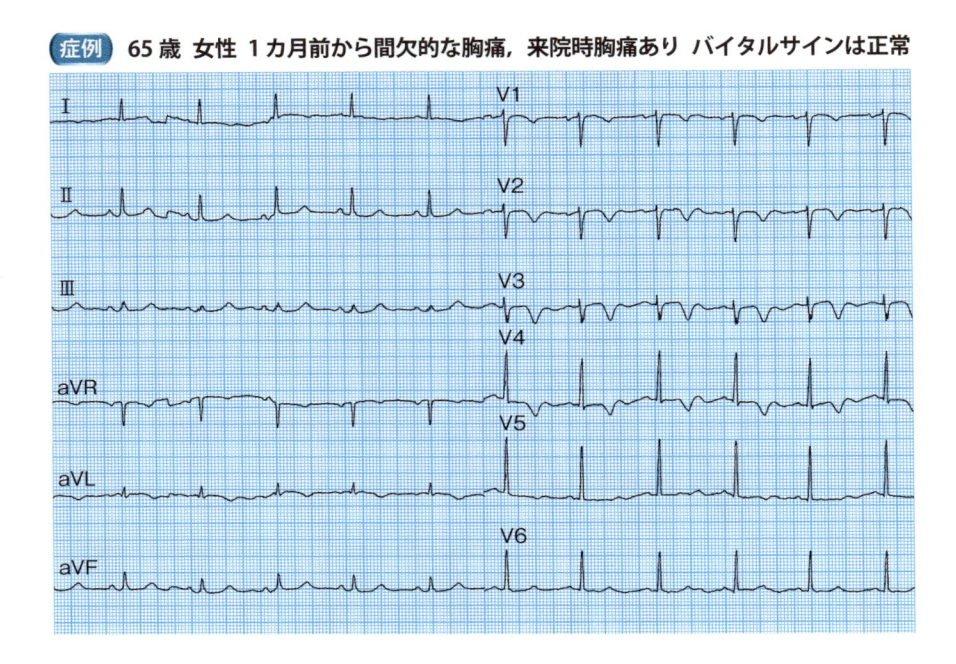

Part I ● 胸痛が主訴で虚血かどうか迷う心電図（STEMI ハンター編）

> **症例** 65歳 女性 1カ月前から間欠的な胸痛，来院時胸痛あり バイタルサインは正常

採血の結果，CK は正常，トロポニンは軽度の上昇でした．心エコーは正常で来院後に胸痛は消失しており，担当医が困っていたところで私にコンサルトされました．

結論から言うと，心電図から Wellens 症候群を疑いました．すぐに循環器科にコンサルトして緊急カテーテル検査した結果，左冠動脈主幹部の狭窄が見つかり，治療入院となりました．

Wellens 症候群は心電図で V2，V3 の陰性 T 波を特徴とします．今回の心電図をもう一度見てください．確かに V2 と V3 で陰性 T 波があります．この所見は**左冠動脈近位部の高度狭窄を示唆し，近い将来に心筋梗塞に至るリスクが高い**とされます．STEMI ではありませんが，ACS として対応すべき心電図なのです．その特徴を詳しく見ていきましょう．

● Wellens 症候群の心電図の特徴を押さえる

　1982 年に Wellens らが，間欠的に胸痛をきたす患者群で V2, V3 に T 波の陰転化（もしくは二相化）を特徴とした心電図を認めると発表し，Wellens 症候群と名づけられました[2]．T 波の形により 2 つのタイプがありますが，分類（図 1）は無理に覚えなくても OK．Wellens 症候群と判断できれば十分です．

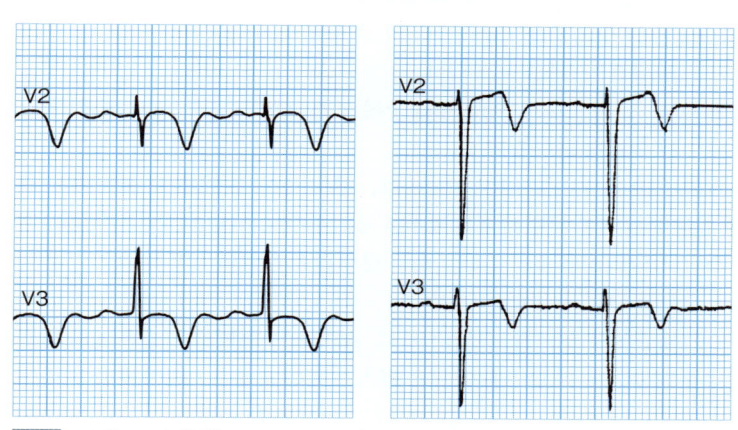

図1 Wellens 症候群の 2 つのタイプ
左：Type A（75％）．V2, V3 における深く陰転化した T 波．
右：Type B（25％）．V2, V3 における二相性 T 波．

　急性期の虚血心電図変化と言えば ST 上昇・ST 低下で，陰性 T 波はどちらかというと陳旧性変化と解釈され，急性対応にならないことが多いです．しかし V2, V3 に限っては，陰性 T 波を見たら Wellens 症候群を思い出さないといけません．Ahmed は V2, V3 の陰性 T 波は左主幹部狭窄に対して感度 69％，特異度 89％，陽性尤度比 86％の所見としており[3]，見つければ有意に診断へ傾きます．病態も，重症な左冠動脈病変ですから，見逃し厳禁なのです．
　また，左冠動脈のより近位部に病変がある場合には，V2, V3 より広範囲の V1～V4 で陰性 T 波が認められ，この時はさらに重症度と緊急度が上がります[4]．

さて，左冠動脈主幹部病変が完全梗塞するとaVRのST上昇＋全般的ST低下となりますが，その前段階のようなWellens症候群ではV2やV3の陰性T波と全く違う心電図変化となります．この理由は諸説あるもよくわかっていません．あまり深く考えずにパターン認識して対応できるようにしましょう．

● Wellens症候群の心電図は
  非循環器医も知らないといけないのか？

Wellensという名前を初めて耳にした読者も少なくないでしょうが，この症候群は非循環器医も知らないといけないのでしょうか？　答えはYes，理由は2つあります．1つめは見逃せば予後が悪いから，2つめは心電図以外の検査では見つけられないからです．

1つめの予後についてMovahedは，Wellens症候群が未治療の場合には75％が1週間以内に前壁梗塞に進展すると報告しています[5]．今回の症例のように，たとえ胸痛が収まっていても，見つけたら入院して検査し，必要に応じて治療しないといけません．

2つめの検査ですが，HovlandらはWellens症候群の心筋逸脱酵素について当初は正常か，上昇しても少しと報告しています[6]．他の検査がすべて正常のこともあり，そうなると心電図だけで一発診断しないといけません．ぜひV2，V3の陰性T波を見つけて，Wellens症候群を見つけられるようにしましょう．

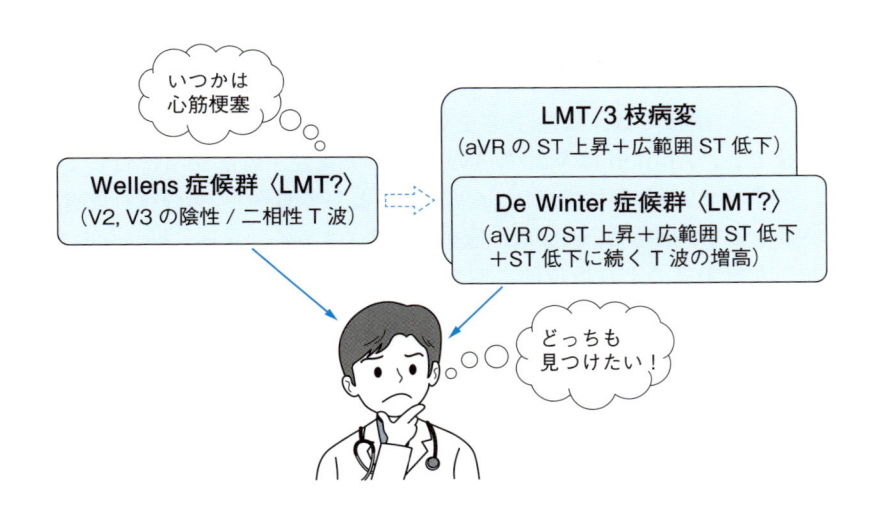

● 流行とスタイル

流行は色あせていく．スタイルだけが変わらないまま残り続けるの．

　心電図に限りませんが，新しく○○症候群というのは『流行』に似ています．新規報告に類似症例が続き，追試が数年以上かけブームのように発表されるからです．そして十数年ぐらい経つと新しい発見も少なくなり，色あせた流行のように研究発表も減ってきます．それでも元あった心電図の『スタイル』は前から存在しており，『流行』が去った後も残り続けます．

　さて，今回紹介した Wellens 症候群や de Winter 症候群という『流行』に非循環器医は敏感でないといけないのでしょうか？　『流行』の Wellens 症候群の名前を知らなくても，V2, V3 の陰性 T 波という『スタイル』で循環器医をコンサルトできないといけません．

　また，『流行』を知って○○症候群と呼ぶのは素敵でおしゃれな感じですが，使い方によっては"こまっしゃくれた"感じになるので御注意です．私は循環器医へは de Winter 症候群を見つけたら「STEMI です！」，Wellens 症候群を見つけたら「ACS 疑いです！」と言っています．そしてガイジン名の○○症候群と言ってはいけないと研修医へ教えています（理由は次のコラム参照）．

まとめ

- De Winter 症候群は知らなくても，aVR 上昇で緊急対応できれば OK．
- Wellens 症候群と呼べなくても，心電図を知らないといけない．
- 心電図の特徴は V2 と V3 の陰性 T 波があること．
- 循環器医にコンサルトする時は"○○症候群"と言わないこと．

文献

1) de Winter RJ, et al; Interventional Cardiology Group of the Academic Medical Center. A new ECG sign of proximal LAD occlusion. N Engl J Med. 2008; 359: 2071-3.
2) De Zwaan C, et al. Characteristic electrocardiographic pattern indicating a critical stenosis high in left anterior descending coronary artery in patients admitted because of impending myocardial infarction. Am Heart J. 1982; 103: 730-6.
3) Ahmed S, et al. Wellens' syndrome and clinical significance of T-wave inversion in anterior precordial leads. Am J Emerg Med. 2013; 31: 439-40.
4) Nisbet BC, et al. Repeat Wellens' syndrome: case report of critical proximal left anterior descending artery restenosis. J Emerg Med. 2010; 39: 305-8.
5) Movahed MR. Wellens' syndrome or inverted U-waves? Clin Cardiol. 2008; 31: 133-4.
6) Hovland A, et al. Reversible ischemia in Wellens' syndrome. J Nucl Cardiol. 2006; 13: e13-5.

COLUMN コラム 5

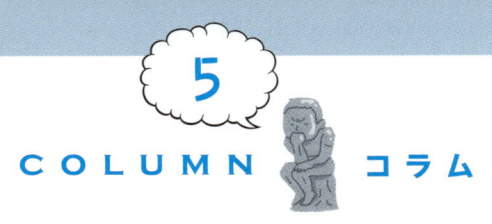

ガイジン名禁止！

　私が後期研修時代に，「この心電図はWellensっぽいのでCAGは必要ですかね」とか「左脚ブロックですがSgarbossa criteriaは0点ですね」などと循環器医にコンサルトしたら，ムッとされたことがありました．最初は鈍感でなぜかわからなかったのですが，これらの知識はどうやら当時の循環器医には共通言語でなかったことが原因でした．

　後で上司に「ERでコンサルトの時にガイジン症候群を使っても，"勉強しているね！"なんて絶対思われないヨ」と教わりました．そして「所詮，"こまっしゃくれた，うっとうしいやつ！"としか思われないんだヨ」と諭されました．勉強して知識をつけるのは大事ですが，専門医とその知識をシェアするのは結構大変なのです．後に私は『ERでのガイジン名を禁ずる』の誓いを立てるに至りました．

具体的になんてコンサルトするの？

　本書を読んで，de Winter症候群を見つけても「de Winterっぽいですね．2008年のNEJMに…」と言っては**絶対にいけません**．循環器医への講釈は減点対象で，控えるべきです．いかに早くカテへ行けるかが重要で，うんちくを伝えている余裕はありません．

　「**STEMI**の患者さんがいます！　すぐ来てください！」．これが必要十分なコンサルトの文言です．

　また，Wellens症候群の名前を知らない若い循環器医もいます．しかし，彼らのほとんどは「V2，V3の陰性T波はヤバいからカテしないといけない」と判断できます．この時も「Wellens症候群疑いで…」と言ってはいけません．

　「**ACS**の患者さんがいます．一緒に対応をお願いします」．これが必要十分な会話です．

専門医と知識をシェアするコツ

　自分の知識を最新の医学情報でアップデートしても，専門医とその知識をシェア

するには戦略が必要です．そのためのコツをいくつか紹介します．

その1　知識をシェアする場所

カンファレンスルームがベストです．文献を吟味し，特定の症例に適応できるか考察する余裕も十分あります．複数名の医師や各診療科が参加していれば，その場で病院内のコンセンサスが得られるかもしれません．

その2　知識をシェアするタイミング

症例が来たタイミングは NG です．もしすばらしい知見だとしても，目の前の症例へすぐに適応することをためらう医師は多いです．時間を空けた方がベターです．先のカンファレンスのような落ち着いた時間・場所でないと，新規の医学情報に対する冷静な判断は難しいです．

その3　知識を適応するかの決定

最終的にその医学情報を適応するかの決定権は主治医にあります．A を選んだ主治医に対し，コンサルトする医師が B の方がよいと思っても，明らかに間違っていなければ A でよいではありませんか．非専門医の文献考察より，専門医の経験の方が正しいことはけっこう多いです．そこで文献を振りかざして B をゴリ押ししても，患者さんをよくしようと奮闘している主治医のモチベーションを下げるだけです．

最後に…

自分が仕入れた新しい医学情報は主治医に伝えたくなりますが，いちばん悪いのは，ベッドサイドでコンサルト医に対して伝えることです．逆にいちばんよいのは，たぶんインターネットで世界へ向けて発言することです．たくさんの人に情報を提供できるだけでなく，自分の記憶の定着に抜群の威力を発揮します．

Chapter 8

やりがいのある心電図
診断率 38%の異常を見つける方法，教えます

> Nothing worth doing is easy.　やりがいのある事に簡単な事はない．
>
> 　　　　　　　　　　　　　　　　　　岡本圭司（プロスノーボーダー）

10秒で対応を考えてください．

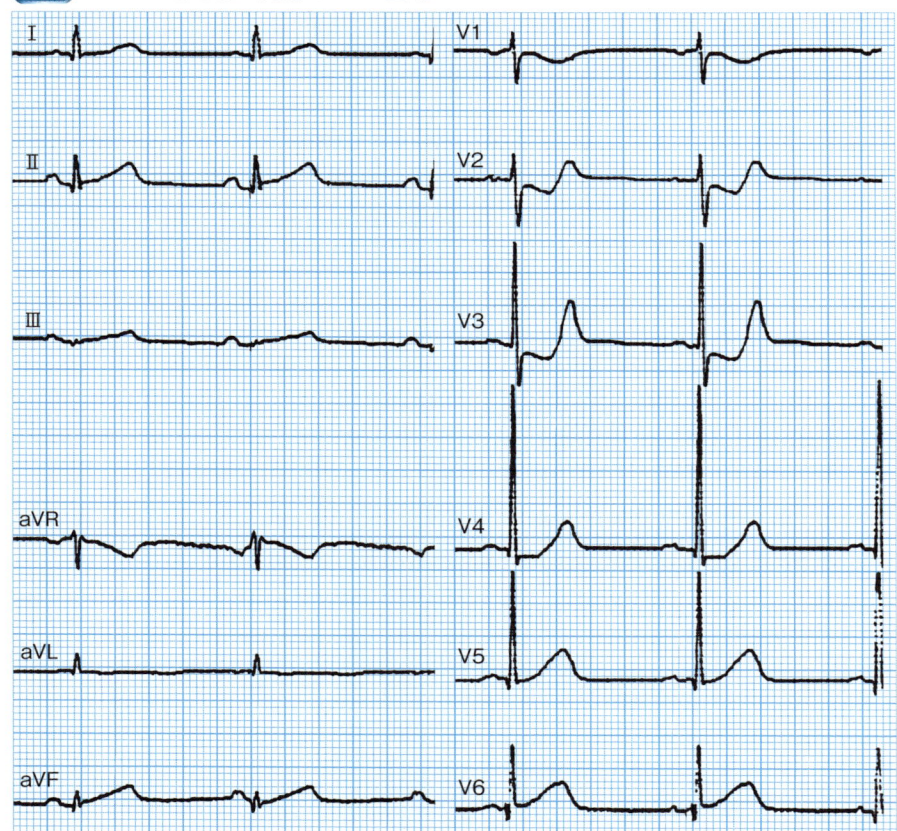

症例 ★　70歳 女性 胸痛で ER に登場

V1～V3でSTが下がっています．ST上昇は貫壁性の梗塞ですが，ST低下は心内膜の虚血を示唆する所見です．ちなみに前の心電図は手に入りませんでした．この症例では，研修医はSTEMIと判断せず，ACS疑いで採血を待つことにしました．

しかし30分後に胸痛が再燃したため心電図を再検しました．それが下図です．今一度，判断とアクションを考えてみてください．

来院30分後 胸痛再燃時

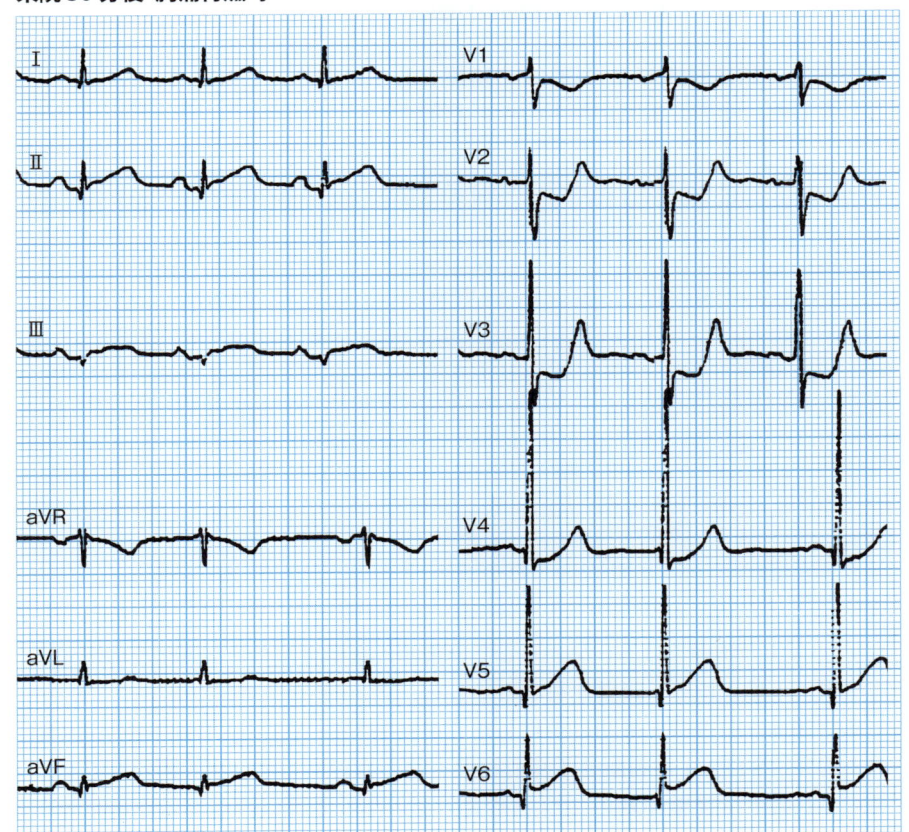

わずかですがV6とⅡⅢaVFでSTが上がってきています．この時点で私に「下壁梗塞＋側壁梗塞を疑います」と報告がきましたが，それだけでしょうか？

あることを確認するために，上級医が背中に電極を貼りました．

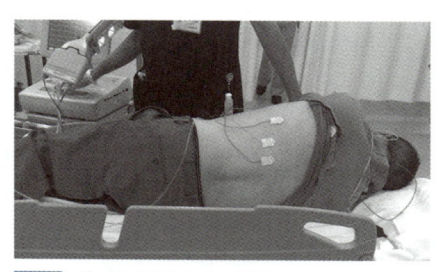

図1 背中に貼られた電極

図1では胸部誘導のV1V2V3の電極を背中に貼り，その誘導をV7V8V9としました．その心電図が以下のものです．

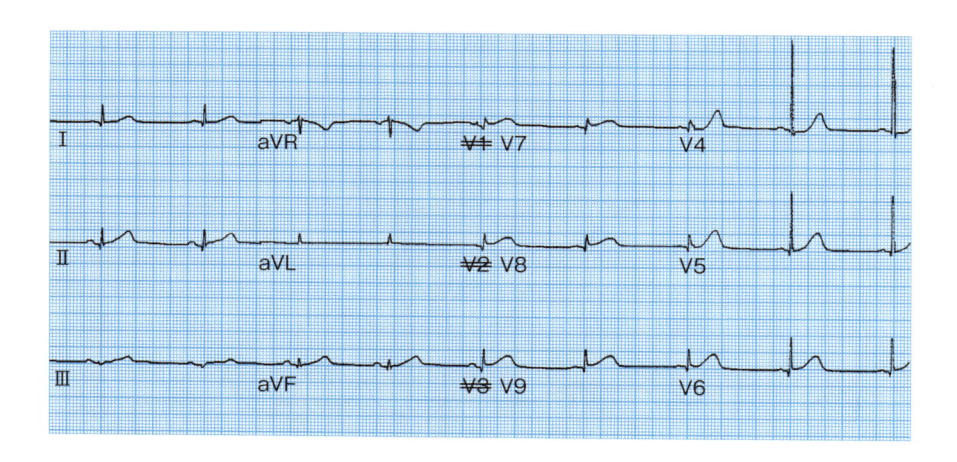

V7~V9の誘導ではSTが上昇しています．後壁梗塞のSTEMIなのです．本症例は下壁＋側壁＋**後壁**梗塞なのでした．

　研修医は，いちばん最初に手にした心電図でV1~V3のST低下をACS疑いと考え，STEMIと判断せず採血結果を待つ方針にしていました．しかし，そのST低下は**後壁**梗塞のミラーイメージ．待ってはいけなかったのです．V1~V3のST低下から後壁梗塞を疑い，背中にV7~V9誘導の通称『後壁誘導』を貼ってST上昇を確認し，採血を待たずに循環器医をすぐにコールすべきだったのです．

● V7〜V9 誘導のイメージ作り

　後壁梗塞の理解のため，再度紙コップに登場してもらいましょう．イメージ作りは大切ですのでぜひやってみてください．コップの V6 の続きへぐるっと V7 → V8 → V9 を書いてみましょう．ちょうど V1〜V3 の裏側に V7〜V9 がきます（図2）．コップが地球ならちょうど日本とブラジルの関係みたいです．V7〜V9 の ST 上昇のミラーイメージが V1〜V3 で ST 低下になるのが想像できますね．

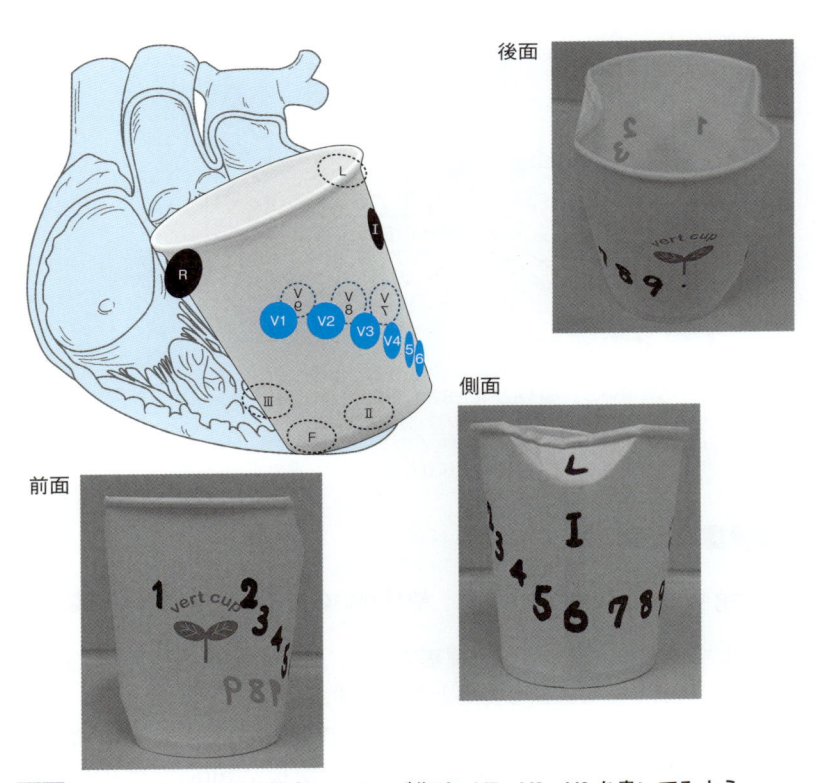

図2　コップ心電図で後壁梗塞のイメージ作り：V7，V8，V9 を書いてみよう
V7〜V9 の反対に V1〜V3 があるのが透けて見えます．コップが地球なら，ちょうど日本とブラジルの関係みたいです．

　イメージできたら最初の心電図をもう一度見てください．V1〜V3 の ST 低下が梗塞に思えてきませんか？

● V7～V9 誘導の貼り方

　後壁誘導（V7～V9）の貼り方は、看護師さんに教えながら心電図をとると自分も覚えられますので，ぜひトライしてください．みなさんの記憶が定着され，看護師さんも後壁誘導がとれるようになるので一石二鳥です．

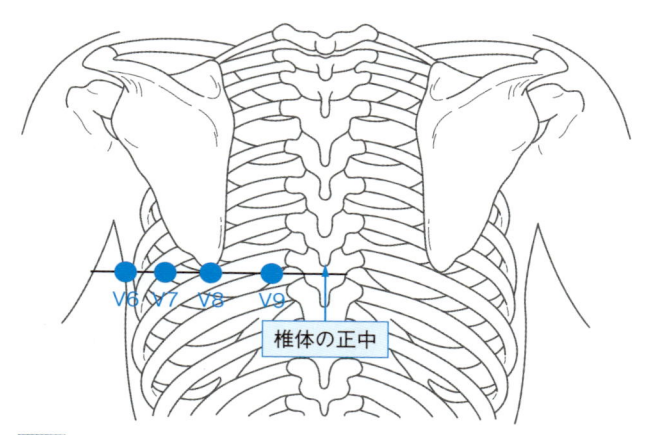

図3　後壁誘導の貼り方
・胸部誘導の V1～V3 を外して V7～V9 になってもらいます．
・左の肩甲骨のいちばん下に V8（もとの V2）を貼ります．
・V6 と V8 の間に V7（もとの V1）を貼ります．
・椎体の正中と V8 の間に V9（もとの V3）を貼ります．
※ V6～V9 の高さは水平直線上に並びます．

● 後壁梗塞の真実

Nothing worth doing is easy.　やりがいのある事に簡単な事はない．

　ちょっとマイナーに感じる後壁梗塞ですが，他の心筋梗塞と予後は変わらないとされ[1]，何としても診断したいところです．
　今回の症例は，時間を追ってとった心電図で後壁以外の ST 上昇があったことがヒントになり，レスキューできました．しかし Waldo らは心筋梗塞の 3～7％ が純粋な後壁梗塞（isolated posterior STEMI）としており[1]，今回のように後壁以外の所見が出ない可能性も十分にあります．
　本当は V1～V3 の ST 低下だけでもカッコよく「isolated posterior STEMI」と言えればよいのですが，この診断率は 38％ と高くなく[2]，見つけるのは一苦労です．さらに Matetzky らは後壁梗塞で V1～V3 の ST 低下の

出現は61%としており[3]，そもそもV1〜V3のヒントすらないかもしれません．

"Nothing worth doing is easy"．後壁梗塞を見つけた時は救急医としてのやりがいを強く感じますが，このミッションはやはり簡単ではありません．とにかく疑ったらどんどん背中に電極を貼りまくることですが，他にも難しいミッション達成のために教科書には書いてないちょっとしたヒントを紹介します．

●Isolated posterior STEMI のヒント

まず，isolated posterior STEMIのヒントはV1〜V3のST低下ですが，正直迷うこともあります．その時はV1〜V3で①**R波が高い**，②**T波が上向き**の2点がヒントになります．今回の誘導でもその所見がありますので，もう一度見てみましょう．

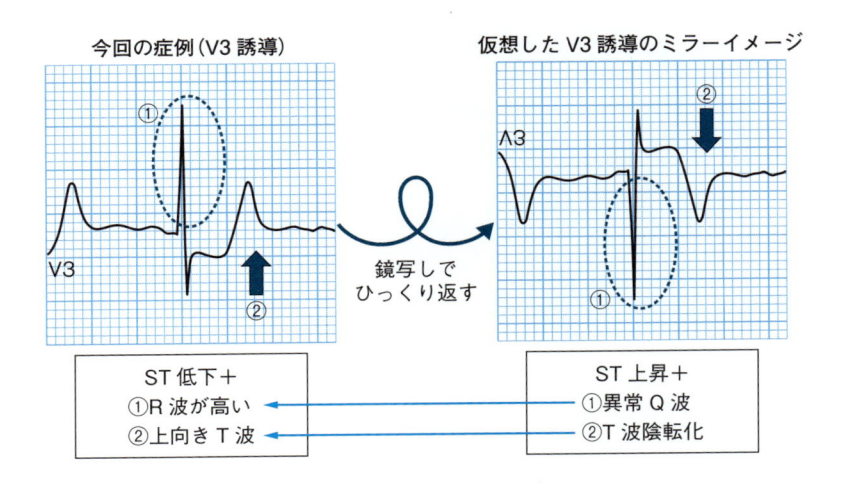

今回の症例（V3誘導） / 仮想したV3誘導のミラーイメージ

鏡写しでひっくり返す

ST低下＋
①R波が高い
②上向きT波

ST上昇＋
①異常Q波
②T波陰転化

原理はST上昇誘導のミラーイメージにあります．『異常Q波』はミラーイメージにすると『R波の増高』で表現されます．『T波の陰転化』は『上向きのT波』で表現されます．『異常Q波』や『T波の陰転化』は虚血から時間が経ってから出現することを想像すると，『R波の増高』や『上向きのT波』を必ずしもすべての後壁梗塞で認めるわけではありません．しかし今回の症例では両方の所見があり，疑う手掛かりにはなりそうです．

● V7～V9 のビミョーな ST 上昇

　V1～V3 の怪しい所見を見つけて貼った後壁誘導ですが，**V7～V9 の ST 上昇は 1 mm あるかないかのビミョーなことが多く，ガツンと上がらないこと**は知っておくべき注意点です．実際に **V7～V9 は 0.5 mm の ST 上昇でも虚血である**ため，この 0.1 mm 単位の判断は臨床医泣かせです．こんな時は V7～V9 の Q 波に注目しましょう．Agarwal らは V7～V9 で ST 上昇以外に Q 波が診断に役立つと報告しており，ビミョーな時はチェックしてみましょう[4]．

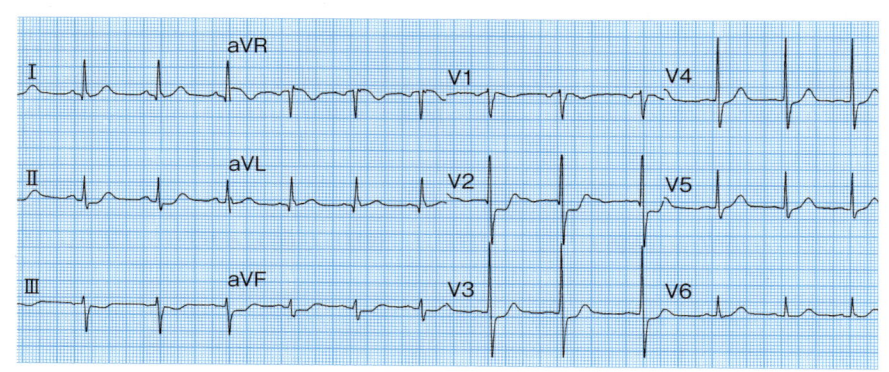

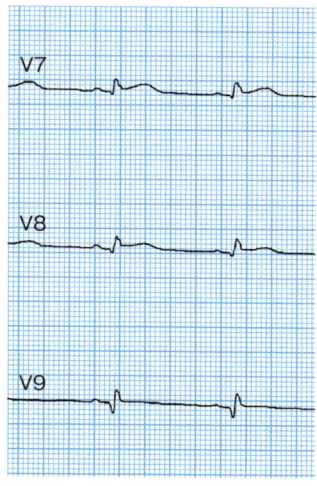

図4 参考症例心電図
・V1～V3 で ST 低下と R 波の増高と上向き T 波があり後壁誘導を実施．
・V7～V9 は ST 上昇は微妙だが，V8，V9 で Q 波が確認できるので後壁梗塞を疑う．

> **まとめ**
> - 後壁梗塞は見逃しやすいが，予後は他の心筋梗塞と同じで見逃せない．
> - Isolated posterior STEMI は 4％も！　後壁単独でも見つけよう！
> - V1～V3 の ST 低下は後壁梗塞を疑え！（+R 波の増高や，上向き T 波もヒント）
> - 後壁誘導は左肩甲骨下端に V8（V2），その左右に V7（V1） V9（V3）．
> - V7～V9 の ST 上昇はビミョーで当たり前．Q 波をヒントにせよ．
> - Nothing worth doing is easy.

文献
1) Waldo SW, et al. Reperfusion times and in-hospital outcomes among patients with an isolated posterior myocardial infarction: insights from the National Cardiovascular Data Registry（NCDR）. Am Heart J. 2014; 167: 350-4.
2) Khan JN, et al. Posterior myocardial infarction: are we failing to diagnose this? Emerg Med J. 2012; 29: 15-8.
3) Matetzky S, et al. Acute myocardial infarction with isolated ST-segment elevation in posterior chest leads V7-9: "hidden" ST-segment elevations revealing acute posterior infarction. J Am Coll Cardiol. 1999; 34: 748-53.
4) Agarwal JB, et al. Importance of posterior chest leads in patients with suspected myocardial infarction, but nondiagnostic, routine 12-lead electrocardiogram. Am J Cardiol. 1999; 83: 323-6.

Chapter 9
遅れてきた心電図
心筋梗塞を見てもトップスピードで走らない

- 速度を上げるばかりが人生ではない．

　　　　　　　　　　　　　　　　　　　マハトマ・ガンジー

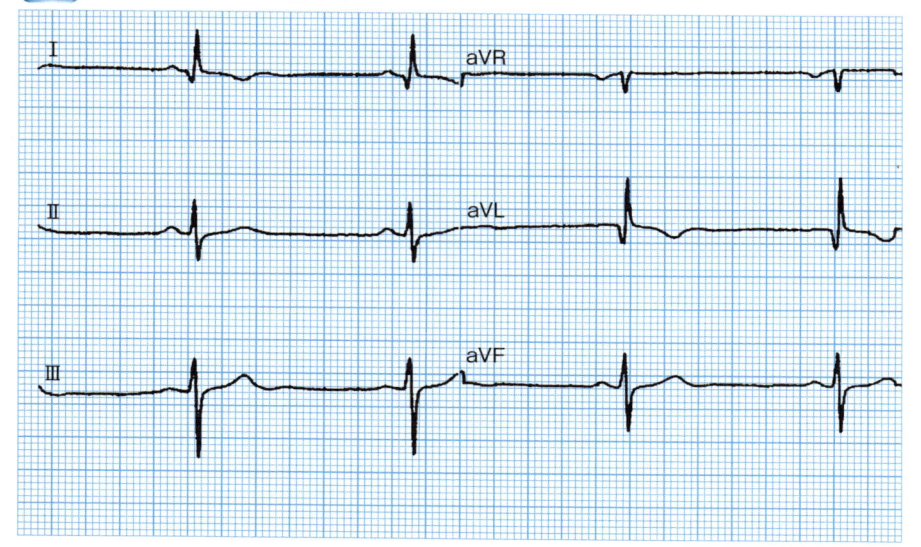

症例 ★★　90歳　女性　倦怠感

Chapter 9 遅れてきた心電図

　私が研修医1年目の時の症例です．
　患者さんは夕方の時間外外来へ歩いて来院されました．見た目は元気そうで，vital signも正常です．来院前日に一度嘔吐したので，心配した娘さんが一緒に来院しています．既往は糖尿病のみです．過去の心電図は手に入らず，来院1時間後に心電図をもう一度とりましたが，全く変化はありませんでした．
　さあ，みなさんならどう対応しますか？　10秒で考えてください．

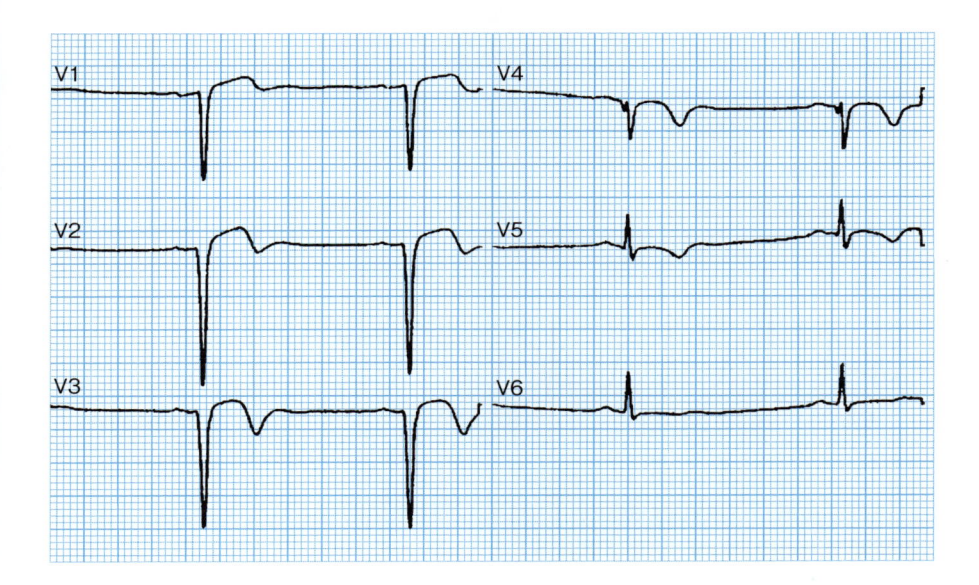

V1〜V3でSTが上がっているように見えますが，典型的なST上昇の印象は当時の私にはありませんでした．確かにV2，V3はガツンと上がってはいませんし…．V3からV5で陰性T波が出ていますが，これだけでAMIとは言えません．V2は陰性T波でないので，Wellens症候群とも違います．

結局，主訴が胸痛でなかったこともあり，「陳旧性心筋梗塞の心電図所見あり」とカルテ記載しその日は帰宅，翌日の循環器科外来でフォローアップしてもらうことにしました．

…翌日，経過を確認すべく電子カルテを開けると，「**心筋梗塞で入院**」と書いてあるではありませんか！　背中にいやな汗が流れました．

● 心筋梗塞の心電図のその後

当時の私が知っておくべき知識は「**心筋梗塞になると心電図はその後どう変化するのか？**」でした．まず，当初の私の知識でわかっていたのは下図のような変化です．

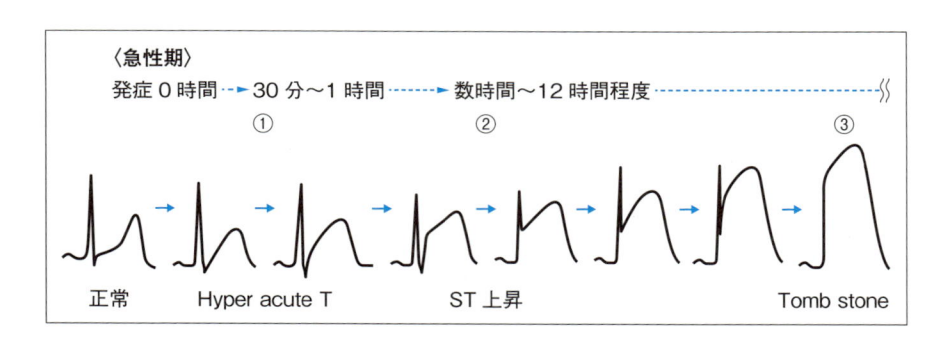

〈急性期〉
発症0時間 → 30分〜1時間 ┄┄┄► 数時間〜12時間程度 ┄┄┄┄┄┄┄┄┄┄┄┄┄┄

① 正常　　② Hyper acute T　　　ST上昇　　　③ Tomb stone

いちばん最初はhyper acute T（①），次は典型的なST上昇（②），さらに数時間でtomb stoneと呼ばれるSTとQRSがくっついちゃうパターン（③）になる，さらにその続き…（ここからはちょっと把握が甘くなりました）．

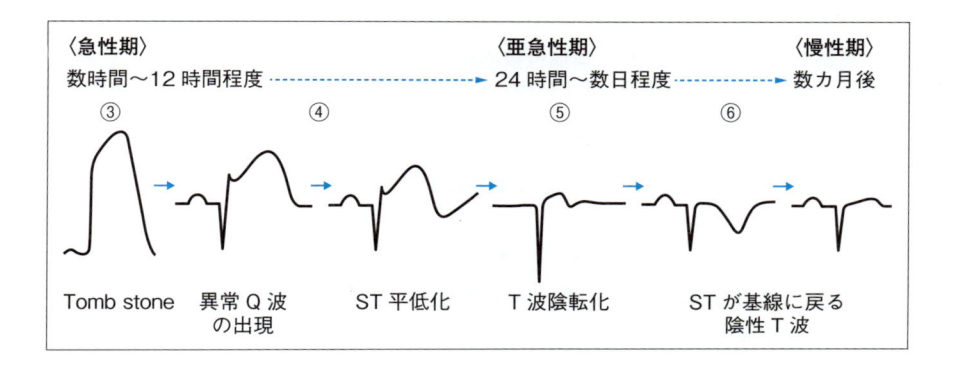

Chapter 9 遅れてきた心電図

〈急性期〉
数時間〜12時間程度
③ Tomb stone
④ 異常Q波の出現

〈亜急性期〉
24時間〜数日程度
⑤ ST平低化
⑥ T波陰転化

〈慢性期〉
数カ月後
ST が基線に戻る
陰性T波

　Tomb stone（③）の後でも再灌流が行われないと異常Q波が出現，その後は次第にSTが下がってきます（④）．しばらく経つとSTは完全に平低化して陰性T波が出現します（⑥）．

　今回の症例心電図をもう一度確認してください．私が見逃してしまった虚血変化は，異常Q波が出てSTがちょうど少し下がったタイミング（⑤）だったのでした．時系列で1つの誘導だけだとわかりやすい変化も，12誘導で⑤の形がV1〜V3でバラバラ連続して出ている状態．当時の自分は，この見慣れない形の心電図を心筋梗塞ととらえることができませんでした．厳密には⑤に至るST変化は知ってはいました．しかしベッドサイドの12誘導心電図では認識できなかったのです．恥ずかしくて，悔しくて，涙が出そうでした．

　なお，このようなダイナミックな心電図変化が1人の患者さんで連続して記録されるのは本の世界だけです．というのも，このST変化は**虚血を治療しなかった時の時系列変化**です．心筋梗塞は見つかればすぐにカテーテル治療をするため，心電図がどんどん変わって①→②→③→…と記録しながら指をくわえて見ている，というようなことはリアルワールドではありえません．

● 今回の症例のストーリー

　内心は「もっと早く来院してくれたら見つけられたのに…」という気持ちもありましたが，これはちょっとおこがましいです．患者さんの主訴が胸痛でなかったのも見逃し要素であることは否めませんが，胸痛のない心筋梗塞は全症例の22〜35％を占めるとされ[1]，やはり言い訳になってしまいます．

　病気の実際のストーリーは…

Part I ● 胸痛が主訴で虚血かどうか迷う心電図（STEMI ハンター編）

> 高齢・女性・糖尿病という無痛性狭心症の 3 拍子がそろった患者さん，心筋梗塞になっても痛くないので，すぐ病院に行かなかった．しかし狭心症の<u>胸痛以外の随伴症状</u>で発症数日後に受診し，独歩で"非"循環器医の前に登場した．

というものです．高齢化が進んだ日本では必ずどの病院でも起こるストーリーです．

過去の比較できる心電図が手に入ればラッキーですが，今回のようにそうでないこともあります．外来を担当する医師は，**この心電図 1 枚**でも非胸痛の主訴から心筋梗塞を疑えないといけません．

● それから半年後…

私の前に，本症例と非常によく似た病歴と心電図の患者さんが登場しました！ リベンジです！ すぐに心筋梗塞と判断し循環器医へ連絡，緊急カテーテル検査の準備も進め，鼻息荒く ER で待機していました．しばらくして登場した循環器医が心電図を一瞥してコメント．

循環器医 あー．『おくれえむあい』だね．採血が出たらまた教えて．

と，なぞの言葉を残し去っていきました．研修医の私は，てっきり緊急カテーテル検査をするのだと準備を進めていたため，なんだか勇み足でばつの悪い気持ちでした．まずは，言われたとおりに採血を待ち，『**おくれえむあい**』については採血が出たタイミングで教えてもらおうと待機していました．

その後…採血では心筋酵素もしっかり上がっています．≪やっぱり心筋梗塞じゃん！≫と思って，急いでかの循環器医へ連絡．≪カテカテ！ 急ぐぞ！≫とつぶやきながら待つこと数分，やってきた循環器医いわく．

循環器医 （少し迷いながら）カテは…明日にするよ．入院は CCU で．

≪酵素も ST も上がってて心筋梗塞なのに，カテは明日？？？？≫と，はてなマークでいっぱいです．すかさずあの謎の言葉について聞くことにしました．

● おくれえむあい

さて，この謎の言葉『おくれえむあい』，1 年目研修医なので臆面もなく聞けるのが当時の唯一の特権です．循環器医いわく，急性（遅れてない）心筋梗塞を acute MI というのに対し，急性でない（遅れて登場した）心筋梗塞で，

略して『遅れMI（おくえむあい）』と呼ばれるとのこと．決して"手遅れ，コンサルト遅れ"ではないと念を押されました．類似状況を，acute MI に対して recent MI と呼ぶこともあります．ただ，これらの呼び名は"方言"のようなもので，特定の地域や施設でしか通じないので注意が必要です．

　日本循環器学会のガイドライン[2]には，発症時間から 12 時間以内と 24 時間以内とで条件つきで再灌流すべきかどうかの記載があります．24 時間以上経った場合が『遅れMI』に該当しそうですが，これに近い単語自体はガイドラインでは見つけられませんでした．みなさんの施設では別の呼び方があるかもしれません．問題はコンサルトでどうするかですが，『発症 24 時間以上経った心筋梗塞』というのは循環器医の共通認識ですので，この言葉でよいと思います．もし"方言"があっても非循環器医が使うと誤解を招くので使わない，というのが私の意見です．

●速度を上げるばかりが人生ではない

速度を上げるばかりが人生ではない．

　この『遅れMI』改め『発症 24 時間以上経った心筋梗塞』の対応は，いつもの心筋梗塞とちょっと違います．AMI の時はいかに再灌流を早くするかに情熱を傾ける循環器医も，発症から 24 時間以上経っていると臨床的に判断した心筋梗塞では，冠動脈検査や再灌流をするタイミングは意見の分かれるところなのです．急いで行うかどうかは，患者さんのバックグラウンドやマンパワーや時間帯など様々な要素を天秤にかけて慎重に決めます．STEMI の時は速度を上げることに命をかける循環器医も，この時はまさに「速度を上げるばかりが人生ではない」とギアチェンジします．

　繰り返しますが，『発症 24 時間以上経った心筋梗塞（遅れMI）』のカテを待機的に遅らせることはあるのですが，だからといってコンサルトが"遅れ"てはいけません．緊急カテの可能性もありますし，そもそも待機するかどうかは循環器医が悩みながら決定することです．

　さらに，胸痛といった主訴が確認できない時は，病歴で発症からどれくらい経っているか判断できないこともあります．その際は心電図の形状や心筋酵素の値などから推測しますが，厳密にはわからない時が多いです．そのため，循環器医の方が非循環器医よりも発症時間を早期と見立てることもあります．循環器医が『発症 24 時間以上経った心筋梗塞』かなと思っても，最初に患者を

診た非循環器医に『発症12時間以内の心筋梗塞』と判断されては，方針がかなり変わります[2]．『遅れMI』と思っても情報収集後はやはり速やかに循環器医へコンサルトすべきなのです．

● 亜急性期には合併症にも注意！

このような『発症24時間以上経った心筋梗塞』の患者さんは，急性期治療ができなかった代償で合併症も多いです．心不全や心内血栓となり，胸痛ではなく呼吸苦や心原性塞栓などで登場することだってあります．心筋梗塞らしからぬ登場をすることもあるということは覚えておいてください．

また『発症24時間以上経った心筋梗塞』と診断がついても安心せず，いつもの心筋梗塞の対応に加え，合併症の有無をしっかり探してください．

このように，『発症24時間以上経った心筋梗塞』ではカテの準備をいつも通り進めながら，合併症検索に気合いを入れ，必ず循環器医と一緒にマネージメントしていきましょう．

> **まとめ**
> - 高齢女性や糖尿病患者は無痛性心筋梗塞として発症後しばらくして来院するため，『遅れMI』と呼ばれる急性でも陳旧性でもない亜急性の心筋梗塞がある．
> - 呼び名には地域性あり．非循環器医は『発症24時間以上経った心筋梗塞』と呼ぶべし．
> - 『発症24時間以上経った心筋梗塞（通称：遅れMI）』の心電図は異常Q波とSTの軽度上昇，陰性T波であり，急性期のST-T変化とは面構えが違うので注意すべし．
> - 遅れてきてもコンサルトは遅れないこと．合併症の有無を一生懸命探すべし．
> - 緊急カテのつもりで準備しても待機カテになることもあると心得よ．

文献
1) Sheifer SE, et al. Unrecognized myocardial infarction. Ann Intern Med. 2001; 135: 801-11.
2) 循環器病の診断と治療に関するガイドライン（2012年度合同研究班報告）．ST上昇型急性心筋梗塞の診療に関するガイドライン（2013年改訂版）．

Part II
胸痛が主訴で虚血かどうか迷う心電図

STEmimicハンター編

Chapter 10
思い出せない心電図
エイプリル・フールに騙されない方法

> 一度あったことは忘れないものさ……想い出せないだけで.
>
> 銭婆（『千と千尋の神隠し』）

症例　★♪　94歳　女性　倦怠感

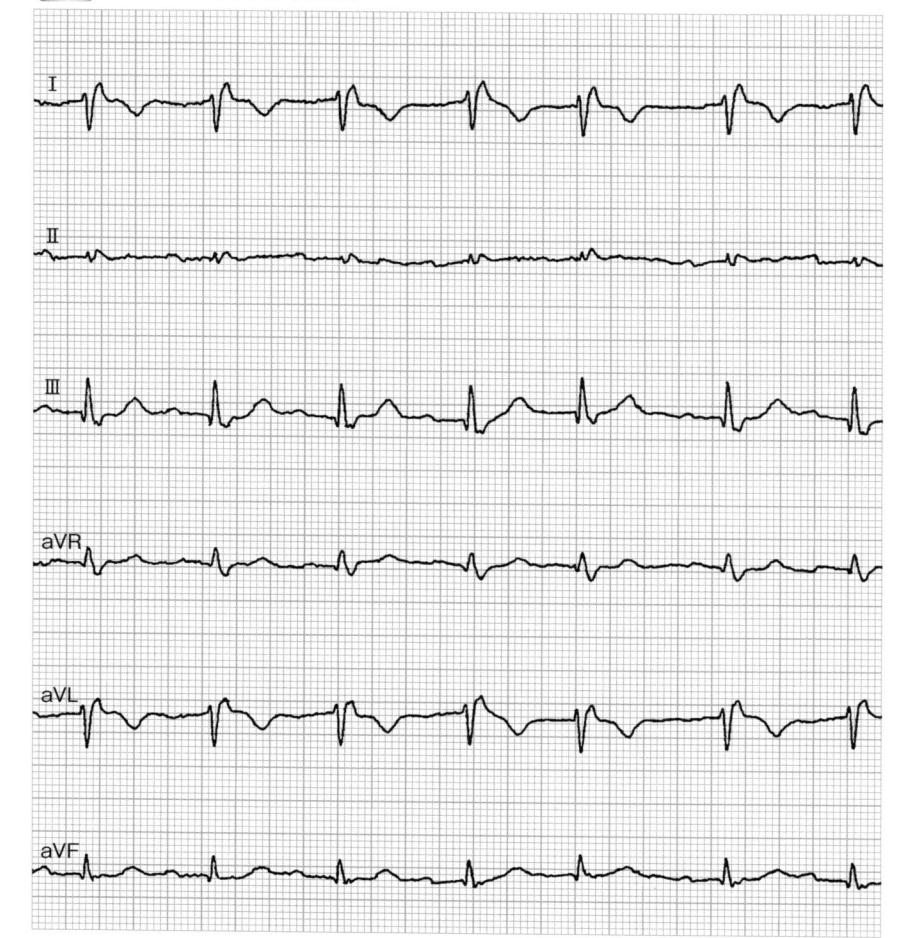

右脚ブロックですが，IとLでSTが少し上がって見えます．当院の研修医が，電子カルテにあった1年前の心電図を持って私のもとへ相談にきました．

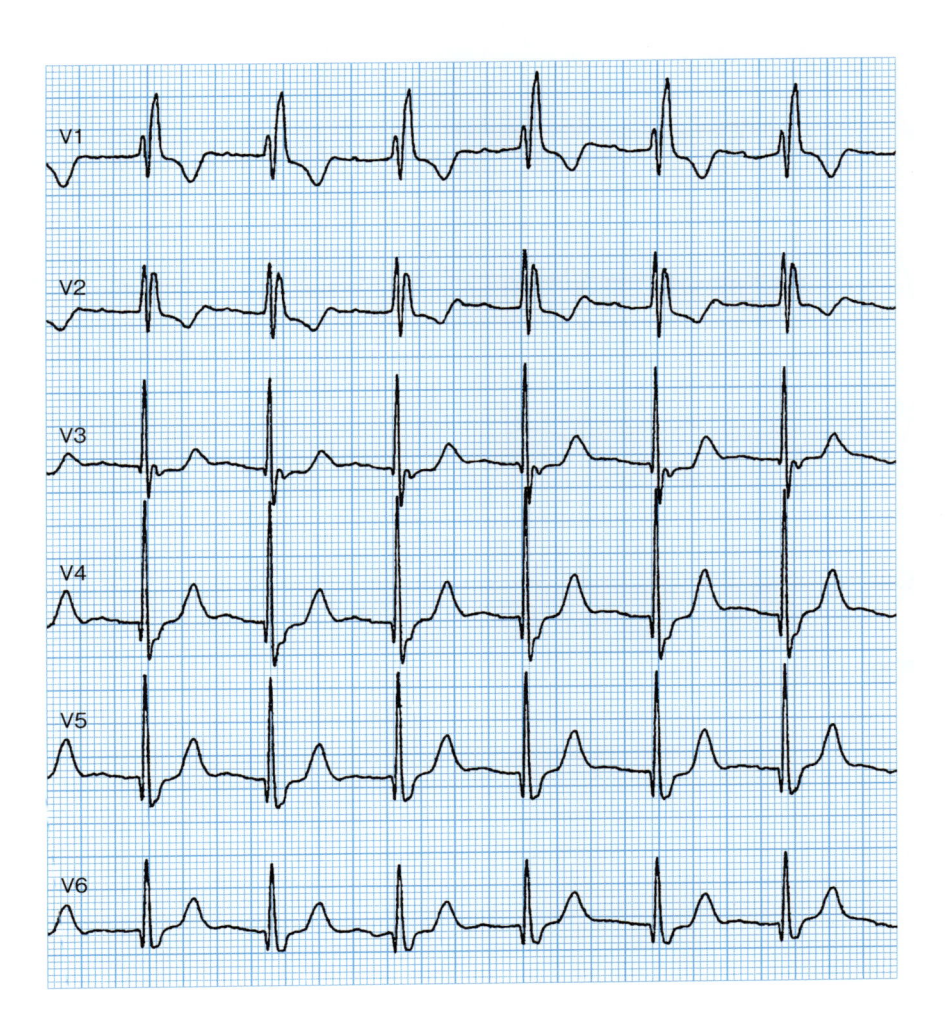

Part II ● 胸痛が主訴で虚血かどうか迷う心電図(STEmimic ハンター編)

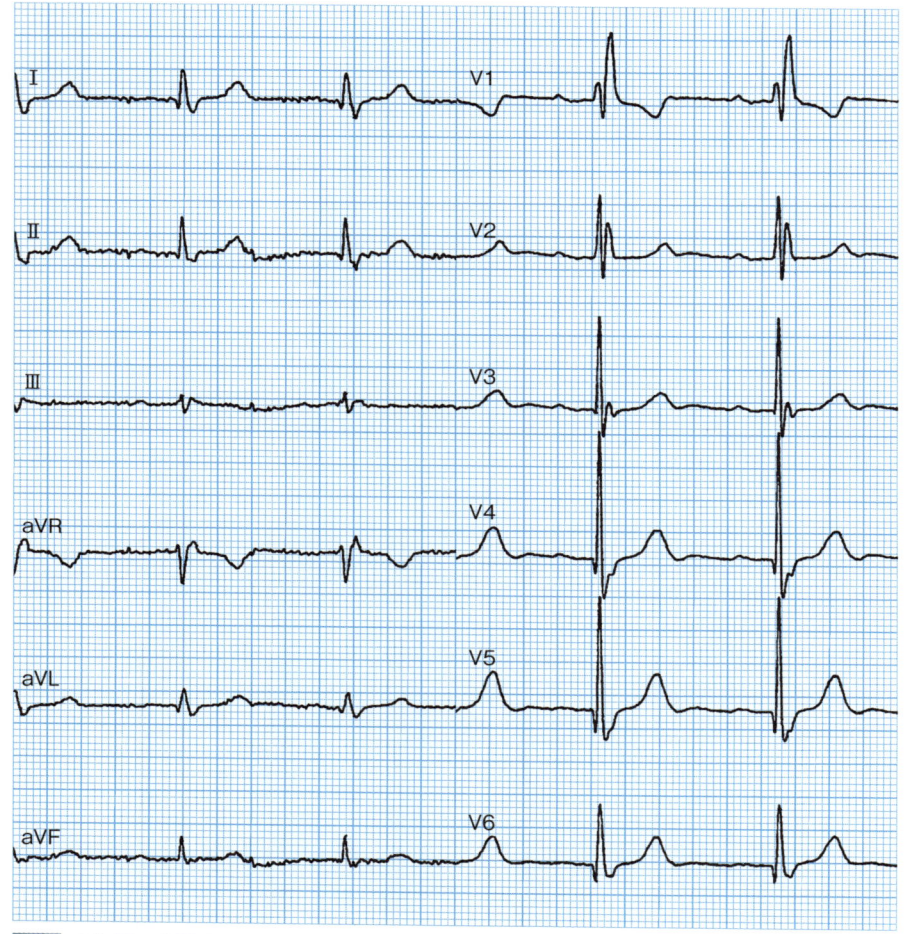

図1 1年前の心電図

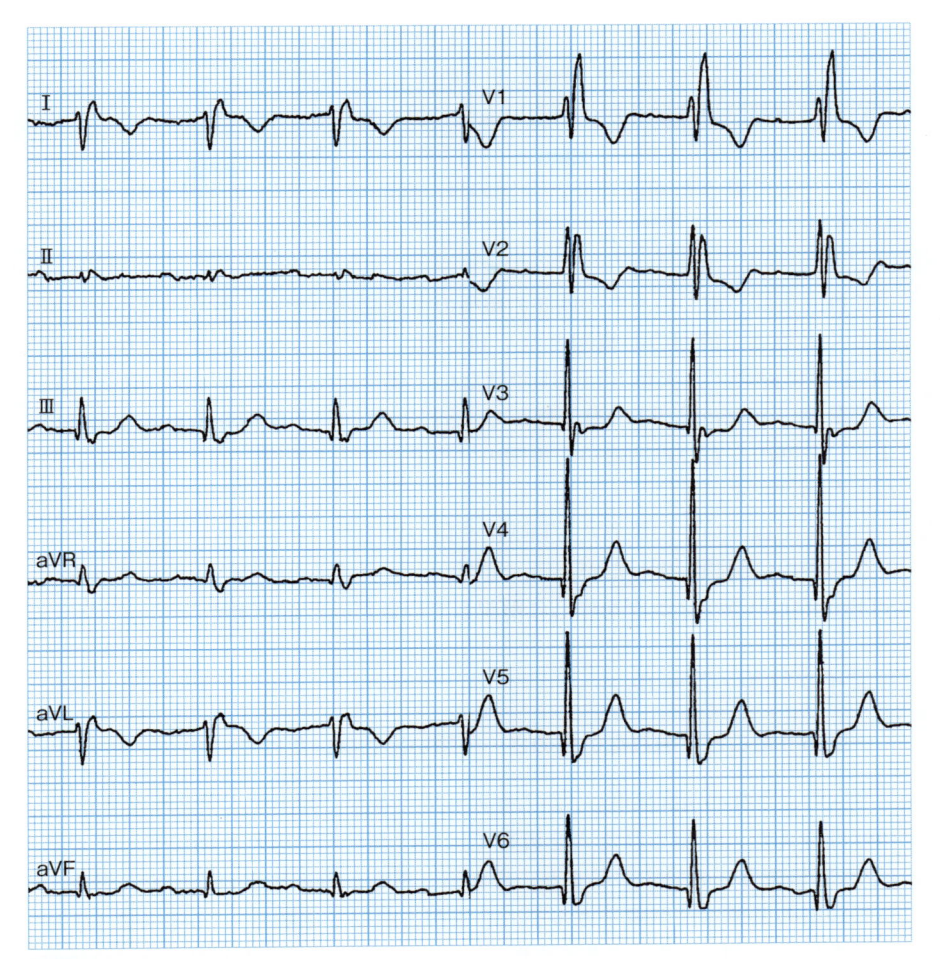

図2 来院時の心電図（再掲載）

みなさんはどうしますか？　10秒で考えてください．

確かに今回はⅠとaVLでST上昇とT波が陰転化しています．右脚ブロックでもST変化はいつも通り評価してよいので，側壁梗塞でしょうか？　ただ，V5V6の胸部誘導は全く変化がないように見えます….

あれ，よく見ると前回のⅡと今回のⅢ，前回のaVRと今回のaVLが全く同じ形….

これ，実は心電図の左右の四肢の電極のつけ間違いです．もう一度心電図を正しくとると，前回の心電図と全く同じ形に戻りました．このような，一見ST上昇に見えて，実はSTEMIではない"擬態"ST上昇心電図．私はこれを"擬態（mimic）"STEMI，略して"STEmimic"と愛情をこめて呼んでいます．今回の左右つけ間違い心電図の"うそっこⅬⅠ梗塞"は"STEmimic"だったわけです．

PartⅠでは，いかに隠れたSTEMIを見つけるか，というSTEMIハンティングを中心に解説しましたが，PartⅡでは，一見するとSTEMIでも実は違うSTEmimicハンティングを中心に解説していきたいと思います．

● エイプリル・フール

一度あったことは忘れないものさ……想い出せないだけで．

今回のような心電図症例は，新人が入ってくる春に頻出する季節性疾患です．つけ間違えた人や騙された人を責めてはいけません．**忘れた頃にやってくる（やってしまう）**のです．恥ずかしながら，私も何度か騙されました．昔々，百戦錬磨の循環器医が電子カルテの心電図を医局で確認し，"うそっこⅬⅠ梗塞"を見つけERに走ってきてくれたこともありました．その際には『つけ間違いの心電図』が電子カルテに残ってしまったことをお詫びしております．

一度あったことは忘れないのですが，思い出せないことはあります．4月1日にかわいい嘘をつかれ，今日がエイプリル・フールだと思い出して初めてその嘘に気がつく．今回の心電図はそんな状況に似ています．春に思い出せず騙される，つけ間違い心電図症例．騙されないためには，ⅬⅠの梗塞かなと思っても，前回の心電図を探して，ⅡとⅢ，aVRとaVLを見比べるのがポイントとなります．

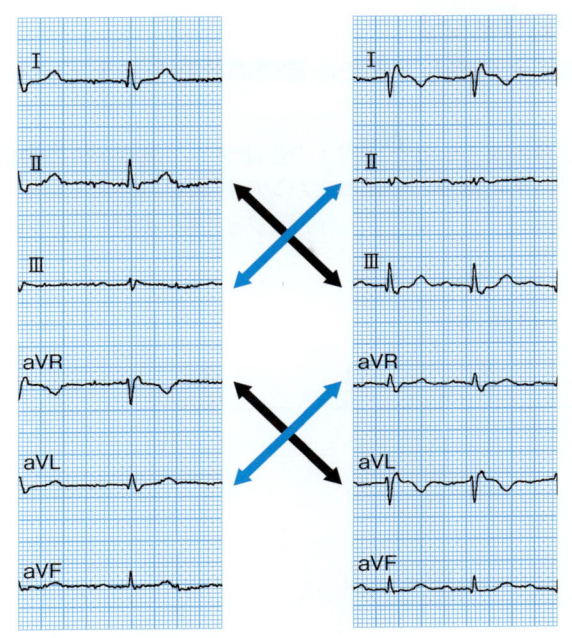

図3 つけ間違い心電図
左右逆につけてしまうと，Ⅱ/Ⅲ と aVR/aVL が逆になってしまう．
でも胸部誘導と aVF は同じ形．

> **まとめ**
>
> **LⅠの梗塞かなと思っても一呼吸．こんな時は STEmimic！**
> - 胸部誘導と aVF は全く変化がない．
> - 前回のⅡと今回のⅢ，前回の aVR と今回の aVL が全く同じ形．
> - 春にはエイプリル・フールとつけ間違い心電図．それぞれ嘘に騙されないよう注意．

Chapter 11
数多の心電図
今まで異常なしと判断してきた心電図の枚数を覚えているか

> ツェッペリ 「きさま―いったい何人の生命をその傷のために吸い取った!?」
> ディオ 「おまえは今まで食ったパンの枚数をおぼえているのか？」
> (『ジョジョの奇妙な冒険 ファントムブラッド』)

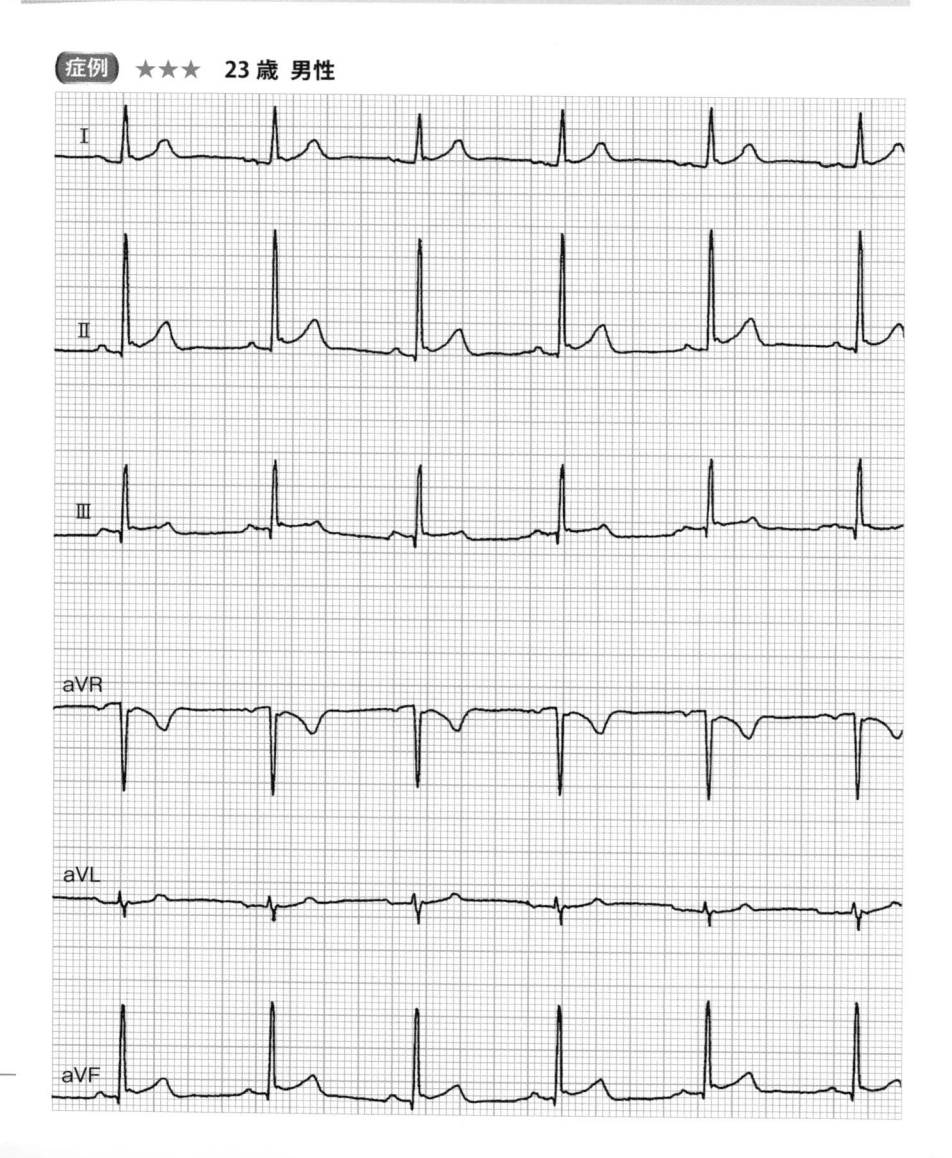

症例 ★★★ 23歳 男性

Chapter 11 ● 数多の心電図

　今回も実症例です．ある日の ER で看護師さんが，「この心電図は ST が上がってますか？」と私に聞いてきました．みなさんなら何とコメントしますか？　10 秒で答えてください．

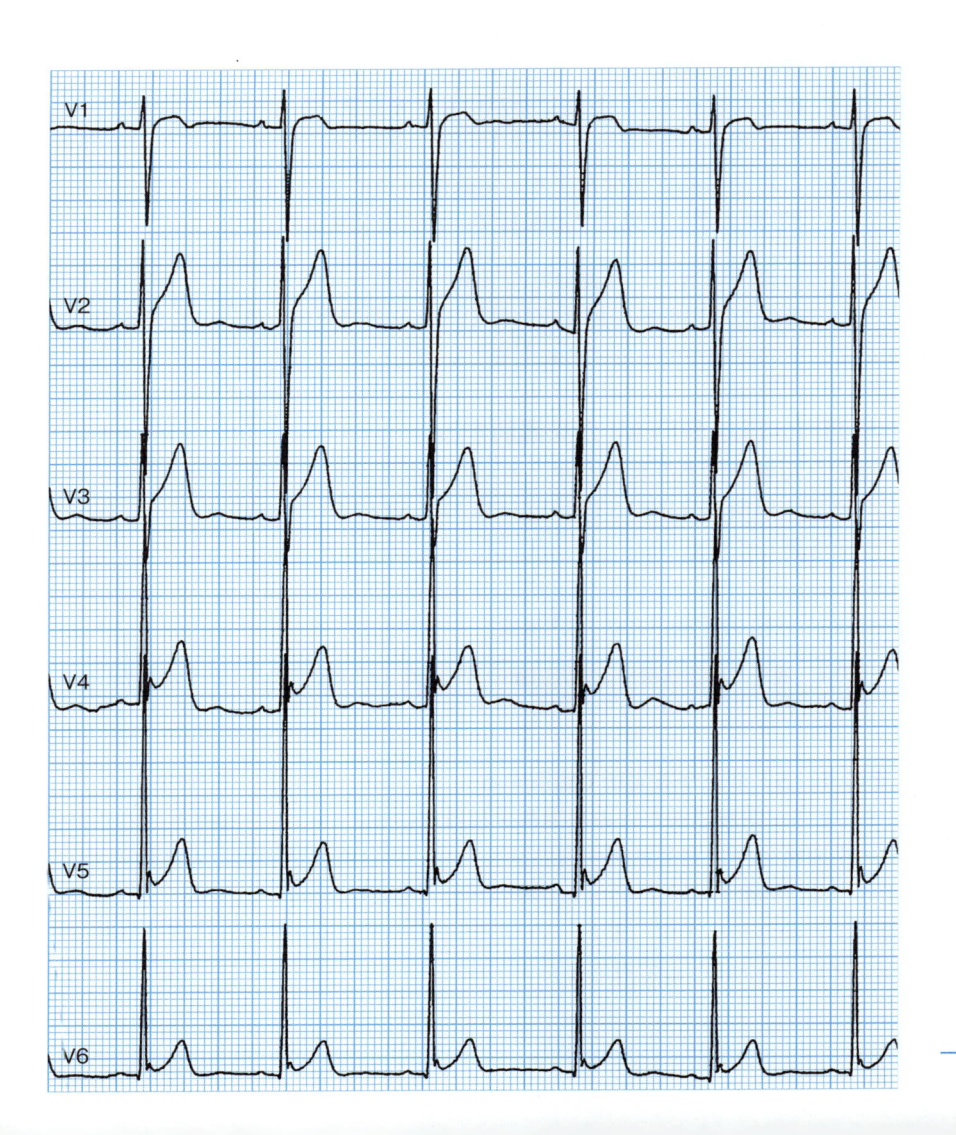

ⅡⅢaVFとV1からV6で，わずかですがSTが上がって見えます．V2, V3はガツンとは上がっていませんが，Ⅱ・aVF・V4からV6のSTの最初の部分には"ノッチ"のような小さな棘が見えます．

看護師さんに対し私は以下のようにコメントをしました．

看護師 増井先生，この心電図ってST上がっていませんか？
増井 えーっと…，これは早期再分極といってSTEMIのように見えるけど違うんだ．
看護師 そうですか．よかった．問題ないってことですね．
増井 ほとんどはね．
看護師 ほとんどって？ たまにヤバいんですか？
増井 なんで？
看護師 これ俺の心電図なんです．健康診断でとったものなんですけど….STが上がって見えて心配して．大丈夫ですよね…

今回の心電図は当院の看護師さん（30代男性）のものでした．健康診断でとった自分の心電図を私に見せたわけです．この早期再分極はよく見る所見ですので，その認識ができるようにしましょう．

●早期再分極かSTEMIかを鑑別する

厳密な定義ではありませんが，多くの文献に記載される2つのポイントを記します．早期再分極がSTEmimicなのでSTEMIとの鑑別のポイントがどこかを意識してください．

> **早期再分極の定義**（文献1より改変）
>
> その1 場所：胸部誘導＋αで広範囲のST上昇（*四肢誘導のみはSTEMIを考える）
> その2 形 ：下に凸のST上昇±ノッチ

【その1】STが上がる場所で鑑別する

ST上昇が**四肢誘導だけの早期再分極はない！**ということは押さえてください．早期再分極は胸部誘導＋四肢誘導，ないしは胸部誘導だけの広範囲でST上昇です．四肢誘導だけのST上昇の場合（ⅡⅢaVF/ⅠaVL）は，STEMIを疑うことから始めます．また，ST変化にミラーイメージがあれば，早期再分極でなくSTEMIとして対応します．

【その2】STの形で鑑別する

STの形が下に凸か，上に凸かで早期再分極とSTEMIを鑑別します．まずJ点からT波の頂点まで補助線を引きます．図1A～Cを見てください．

> A：補助線より下にST部分が飛び出す"下に凸のST"は早期再分極を疑います．
> B：補助線がSTとほぼ重なってしまう時はSTEMIを疑います．
> C：補助線より上にST部分が飛び出す"上に凸のST"はSTEMIを疑います．

凸が上か下かは，スマイルマークで覚えましょう．下に凸なら，口元が笑顔で良性です．Bradyらは上に凸のSTの時に心筋梗塞であるかについて，感度77％，特異度97％としています[2]．上に凸のST上昇は，STEMIと考えて行動した方がよいでしょう．

ただし例外もあります．図1D, Eは下に凸なのですが，STEMIの症例です．Smithらは下に凸でも心筋梗塞の患者さんが43％いたと報告しており[3]，凸の法則は2つの鑑別には役立つのですが，絶対ではありません．

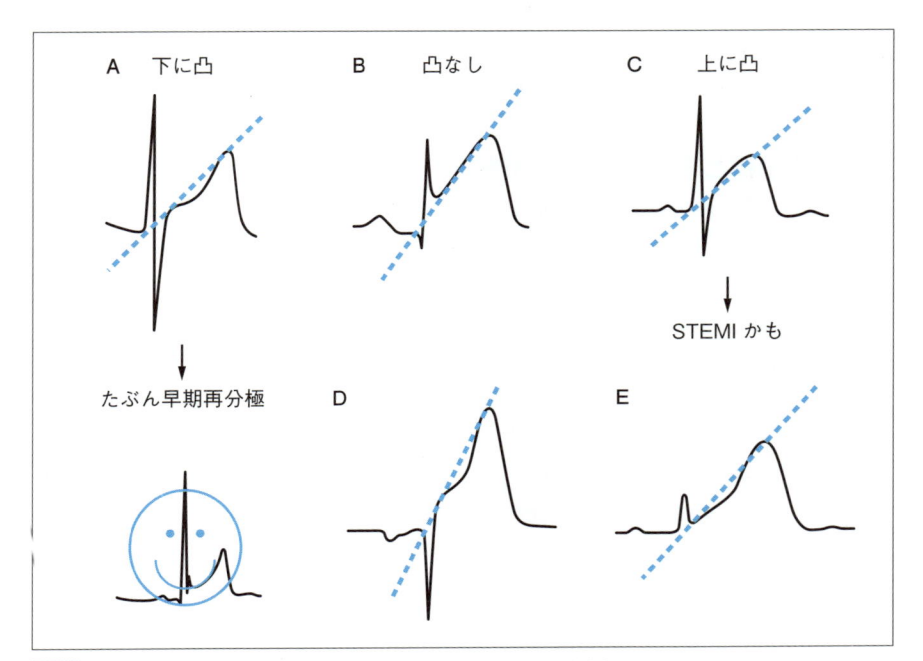

図1 STの形と早期再分極・STEMIの鑑別（文献4より改変）

Part II 胸痛が主訴で虚血かどうか迷う心電図（STEmimic ハンター編）

●ノッチを釣りあげる

　凸の法則だけでは判断が難しい時もありますが，STの最初にノッチがあれば早期再分極を強く疑います．ノッチ部分はJ点にあるのでJ波と呼ばれます．特にⅡⅢaVFのJ波はfish-hook appearance（釣り針所見）とも呼ばれます．今回の心電図でもⅡとaVFに釣り針の"返し"が隠れていました．ただしSmithらは前壁梗塞の14％でJ点にノッチがあったと報告しており[5]，絶対法則ではありません．

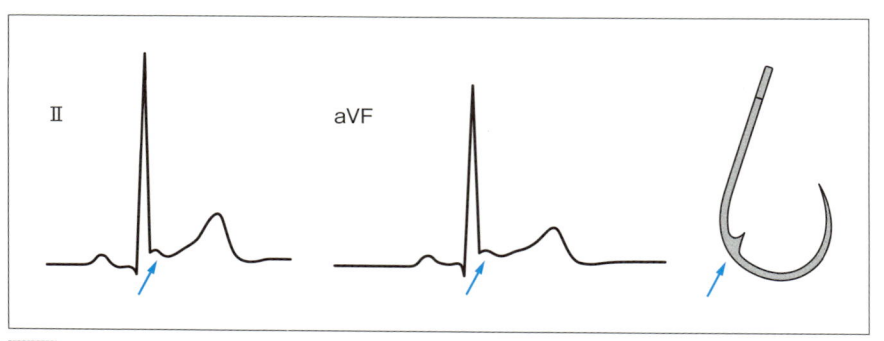

図2 今回の症例心電図のⅡとaVFでfish-hook appearanceが確認できる

●早期再分極と最終診断する方法

　最終的な早期再分極かSTEMIかの判断は，"それらしい所見"をいくつか見つけ総合的に行います．"それらしい所見"を表にまとめている教科書も多いので，本書でも表1にまとめました．

　ただしこのように表に掲載しているのは実は覚えにくいからです．表の利用は知識の整理にとどめ，ベッドサイドで使うのはお勧めしません．STEMIが鑑別に上がっているならば，「早期再分極かな？」とベッドサイドで表とにらめっこしている余裕はないからです．

　私は現実的に覚えられる所見として，前述解説したように**場所と形の2点に絞ってまず判断する**ことを研修医には薦めています．この2点が使えるようになったら，他のヒントも追加で覚えて知識を増やすのが実践的です．

表1 早期再分極とSTEMIの鑑別

	早期再分極を疑う	STEMIを疑う
ST上昇の場所 ★	胸部誘導±四肢誘導	四肢誘導だけ
ST上昇の高さ	Ⅱ誘導＞Ⅲ誘導	Ⅱ誘導＜Ⅲ誘導
STの形 ★	下に凸　J点にノッチあり	直線・上に凸　J点にノッチなし
STとTの比	<0.25	>0.25
T波の増高	非対称性の高いT波	左右対称性の高いT波

まず★の2点を鑑別点として暗記する．

●遭遇率の高い心電図

　10年以上前，私が研修医の時には "**良性**" 早期再分極（"**benign**" early repolarisation）と習いました．正常人でも1〜5％，ERでは10〜15％も早期再分極が認められるとの報告もあり[1]，おそらく本書の中でも遭遇率はベスト3に入ります．みなさんも一度は目にしたことがあるでしょう．これを正常亜系でなく異常と解釈してwork upをしようものなら，よく見る心電図なだけに過剰検査で外来も回らなくなり，周囲から「やりすぎ！」の避難を浴びるかもしれません．そのためにも "良性" 早期再分極をパターン認識し，STEMIと鑑別しないといけません．

●"良性!?" 早期再分極

看護師　増井先生，この心電図ってST上がっていませんか？
増井　えーっと…，これは早期再分極といってSTEMIのように見えるけど違うんだ．
看護師　そうですか．よかった．問題ないってことですね．
増井　ほとんどはね．
看護師　ほとんどって？　たまにヤバいんですか？
増井　なんで？
看護師　これ俺の心電図なんです．健康診断でとったものなんですけど…．STが上がって見えて心配して．大丈夫ですよね…．

　さて，早期再分極と判断された看護師さんからの質問へ，みなさんならどう答えますか？　私は過去に同様のケースで「良性だから問題ないよ」と患者さ

んや研修医に説明していました…．ところがHaïssaguerre（アイサゲール）が2008年にNEJMで**実は早期再分極は予後が悪い**とする発表を出したのです[6]．もはや『"良性"早期再分極（"benign" early repolarisation: BER）』ではない！ **良性なんてとんでもない！ 予後が悪い『早期再分極症候群（early repolarisation syndrome: ERS，またはJ波症候群）』**と呼ぶべきだ！ と主張しました．VF蘇生患者（22施設，206名）で早期再分極あり（64名）と早期再分極なし（142名）で比較したところ，早期再分極ありではVFの再発率が高く，予後が悪いことがわかっています（図3）．

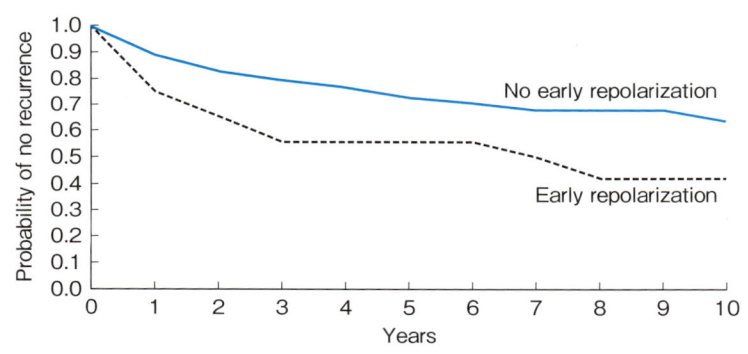

図3 Actuarial curves for case subjects, according to the presence or absence of early repolarization[6]

Case subjects with a repolarization abnormality were at increased risk for recurrent ventricular fibrillation, as compared with those without such an abnormality（hazard ratio, 2.1; 95% CI, 1.2 to 3.5; P=0.008）.

ツェッペリ「きさま—いったい何人の生命をその傷のために吸い取った!?」
ディオ　　「おまえは今まで食ったパンの枚数をおぼえているのか？」

私が今まで"良性"早期再分極として対応していた患者さんは数知れず，研修医から「ST上がっていませんか？」と相談されて「早期再分極だから帰宅しても問題ないよ！」と何度教えてきたか…．早期再分極と判断した心電図の数も，今まで食べたパンの枚数ももちろん覚えていません．そのために何人かの生命に悪い影響を与えてしまったのでしょうか？

すると，先ほどの早期再分極心電図の看護師さんへ「大丈夫」と言ってはいけないのでしょうか？

●早期再分極で笑顔が消える時…

　ただ"良性"早期再分極として対応した患者さんが心停止で戻ってきた自験例はなく，周りでも聞きません．実際に先のHaïssaguerreの発表も**VF蘇生患者**が対象であり，私たちが扱う胸痛患者を対象とはしていません．この点がパンの枚数に対するヒントになりそうです．つまり，過去に"良性"早期再分極としていた心電図患者さんは，Haïssaguerreの早期再分極症候群の患者さんと一緒くたには考えられない可能性があるのではないでしょうか？

　その後，早期再分極症候群の追試がなされ，特徴的な心電図変化をもつ患者の一部で致死的不整脈が起こり突然死のリスクが高いことがわかりましたが，**一部は予後が変わらないこともわかってきました**．Tikkanenらは早期再分極症候群を3パターンに分類し，そして予後が本当に悪いのはType A，Bであり，Type Cは早期再分極がないものと予後は変わらないとしました[7]（図4，5）．

　たしかにA・B（予後が悪い方）では，笑顔が消えてます….

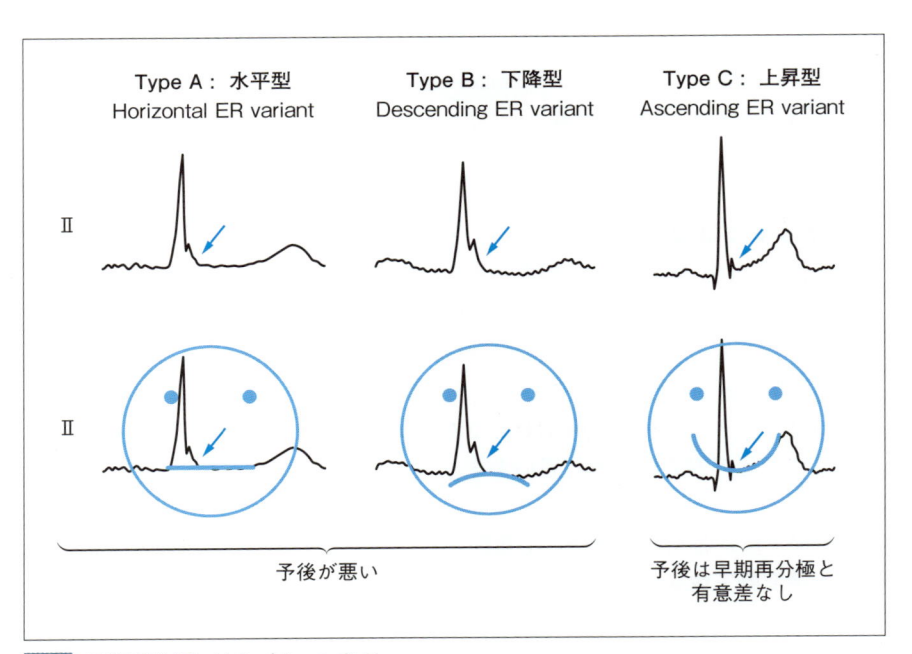

図4 早期再分極には3パターンある

Type A：水平型 Horizontal ER variant
Type B：下降型 Descending ER variant
Type C：上昇型 Ascending ER variant

予後が悪い（A, B）
予後は早期再分極と有意差なし（C）

予後に関しては，図5で示すように Type A, B では悪いですが，Type C では早期再分極がない時と差がありません．

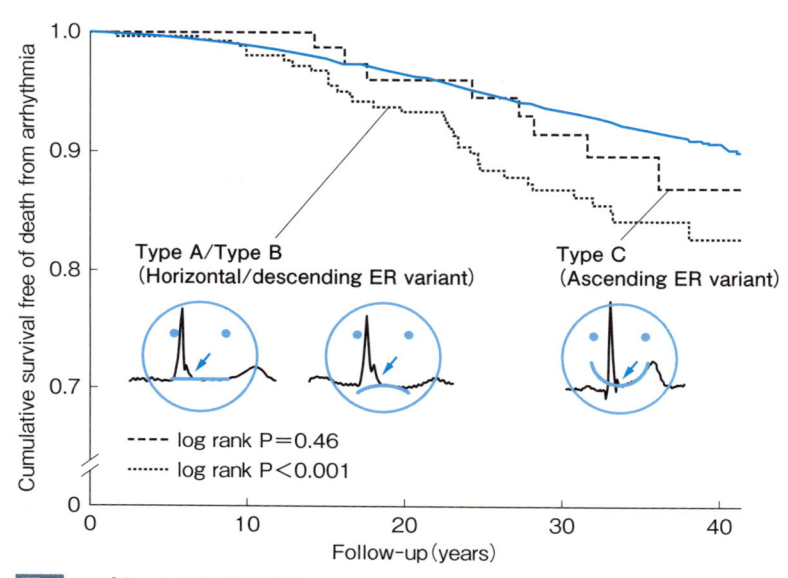

図5 3パターンの予後の比較
(Unadjusted Kaplan-Meier estimates, 文献6より改変)

● 病歴はやっぱり大切

Haïssaguerre が NEJM で発表したのは VF 蘇生患者の心電図であり，虚血疑いでとった心電図とは患者対象が違います．まして健康診断でとった看護師さんの心電図と一緒にしてはいけません．そもそも**鑑別なくして検査なし**．ER で心電図をとる理由をここでもう一度確認しましょう．なぜ ER で心電図をとったのか？　そもそも病歴でどのような鑑別を挙げたのか？　おそらく以下の2つがその答えになると思います．

> ①病歴で虚血性心疾患を疑い心電図をとった．
> ②失神や蘇生後などで不整脈を疑い心電図をとった．

①の虚血性心疾患を疑う時に出現した早期再分極は，前述のごとく，『場所

と形』をもとに STEMI と区別し，アクションすればよいでしょう．この時虚血疑いで早期再分極と判断した心電図は，経験的にほとんど Type C です．予後は早期再分極の有無で変わるわけではないので，深入りはしなくて OK．したがって，虚血疑いなら，早期再分極としてスルーした心電図の枚数を覚えてないのは罪ではなさそうです．

ただし②のように失神や，まして蘇生後の心電図を見て早期再分極パターンを意識してこなかったのであれば，今後は注意して見る必要がありそうです．早期再分極症候群 Type A, B がないか，fish-hook appearance の文字どおり，致死的不整脈の可能性を"釣りあげる"必要があります（図6）．

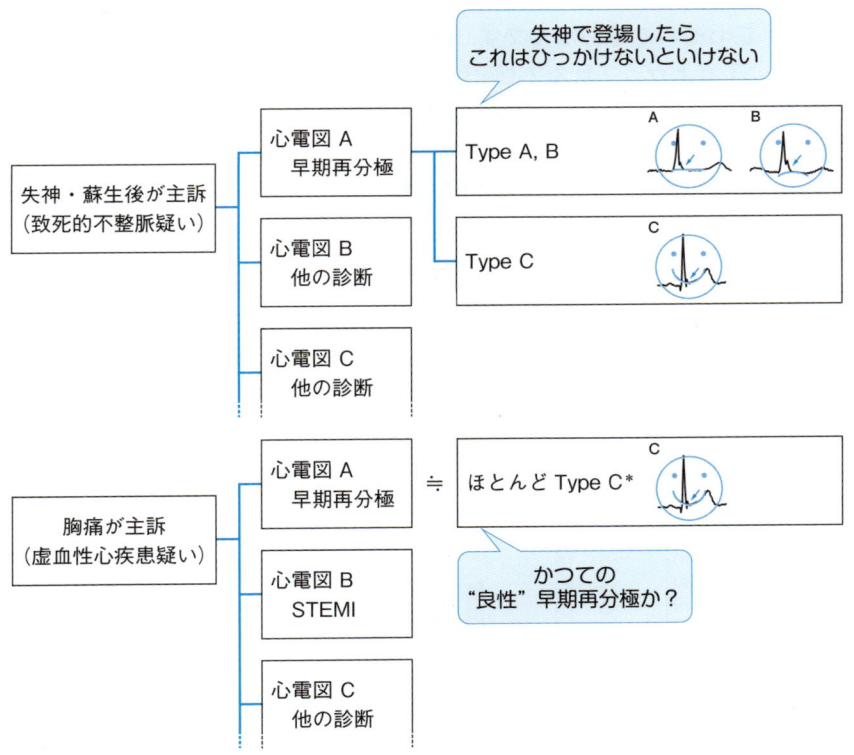

図6 主訴別に見た早期再分極の対応
*胸痛心電図で Type A, B なら家族歴や失神歴は確認し，もしあればその時点で循環器科にコンサルト，なければ外来でフォローアップで対応．

●看護師さんへのコメント

コメントの前に，なぜ心電図をとり，病歴で何を疑うのか？という点でみると…

① 虚血性心疾患を疑うのか？→疑わないので"良性"早期再分極でよさそう．
② 失神や蘇生後で致死的不整脈を疑うのか？→失神や家族の突然死がないことを確認．

さらに，今回の症例心電図は Type C なので，良性であることを再確認しました．この点をふまえて次のようにコメントしました．

（前略）
看護師 これ俺の心電図なんです．健康診断でとったものなんですけど…．ST が上がって見えて心配して．大丈夫ですよね…．
増井 正常亜型で他の人と予後は変わらないですよ．
看護師 よかった．
増井 いつも岩にかじりついているしね．
看護師 ？？？

Adler らは，Type C の患者さんには Type A，B と比べてアスリートが多いと報告しています（図7）．

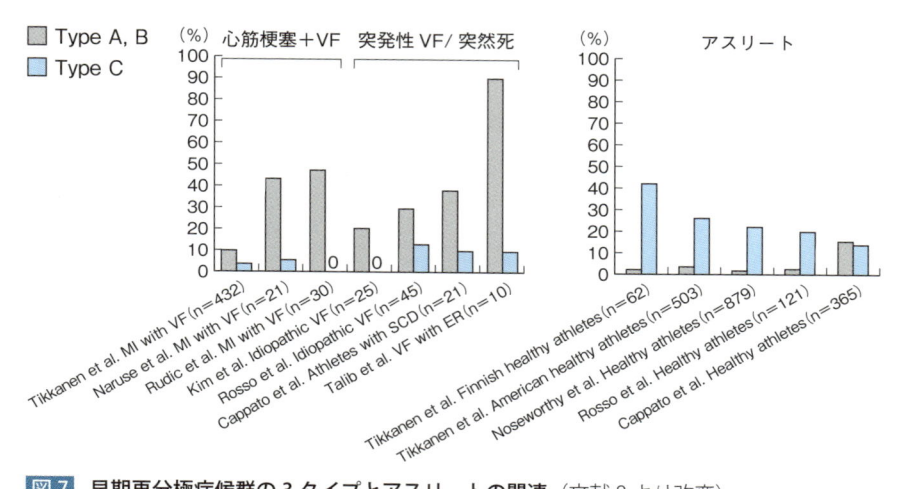

図7 早期再分極症候群の3タイプとアスリートの関連（文献8より改変）

この看護師さんはボルダリングが趣味で，かなり体を鍛えています．早期再分極症候群が提唱される 2008 年以前から"良性"早期再分極はアスリートに多く，アスリート心電図と呼ばれることもありました．早期再分極症候群が登場した後も，Adler らが Type C の心電図症例はアスリートに多く，実際に正常人と予後が変わらないアスリート心電図の存在を証明したのでした[8]．

まとめ

- 心電図から診断を始めない．主訴からどんな疾患を想定するかが大切．
- ①胸痛など虚血評価，②失神・蘇生後など不整脈評価，の 2 つが心電図をとるべき主訴となる．
- ①の時"良性"早期再分極（"benign" early repolarisation: BER）はきっと存在する．典型的な患者背景と典型的な BER 心電図なら予後は良性なので深追いしない．
- ポイントは，場所：ST 上昇が胸部＋αで広範囲，形：下に凸＋ノッチ．
- ②一方で早期再分極症候群（early repolarisation syndrome: ERS）も存在する．こちらは突然死と関係するため，ERS は釣りあげるべし．
- Type A, B（ST 下降/水平）なら注意！ Type C（ST 上昇）なら予後は同じ．
- Type C は運動している人に多いのは参考情報として昔も今も使える．

文献

1) Brady WJ, et al. Cause of ST segment abnormality in ED chest pain patients. Am J Emerg Med. 2001; 19: 25-8.
2) Brady WJ, et al. Electrocardiographic ST-segment elevation: the diagnosis of acute myocardial infarction by morphologic analysis of the ST segment. Acad Emerg Med. 2001; 8: 961-7.
3) Smith SW. Upwardly concave ST segment morphology is common in acute left anterior descending coronary occlusion. J Emerg Med. 2006; 31: 69-77.
4) Brady WJ, et al. Clinical decision making in adult chest pain patients with electrocardiographic ST-segment elevation STEMI vs non-AMI causes of ST-segment. Emerg Med Pract. 2006; 8: 1-20.
5) Smith SW, et al. Electrocardiographic differentiation of early repolarization from subtle anterior ST-segment elevation myocardial infarction. Ann Emerg Med. 2012; 60: 45-56.
6) Haïssaguerre M, et al. Sudden cardiac arrest associated with early repolarization. N Engl J Med. 2008; 358: 2016-23.
7) Tikkanen JT, et al. Early repolarization: electrocardiographic phenotypes associated with favorable long-term outcome. Circulation. 2011; 123: 2666-73.
8) Adler A, et al. What do we know about the "malignant form" of early repolarization. J Am Coll Cardiol. 2013; 62: 863-8.

Chapter 12

はっきり言えない心電図
ブロックの up & down，上がってんの？　下がってんの？

> 七転び　浮き沈み　up & down　何べんだってやってんだ（中略）
> 上がってんの？　下がってんの？　皆はっきり言っとけ！（上がってる！）
> 　　　　　　　　　　　　　　　　KICK THE CAN CREW（『マルシェ』）

　今回の症例は70歳の男性，胸痛で救急搬送されました．救急隊からのホットラインは「V1からV3でST上昇しています！」とのこと．ERではSTEMI疑いとしてスタンバイ，来院後にすぐにとった心電図です．さて，次のアクションはどうしましょう？　いつものように10秒で決定してください．

症例 ★★★　70歳 男性 胸痛＋

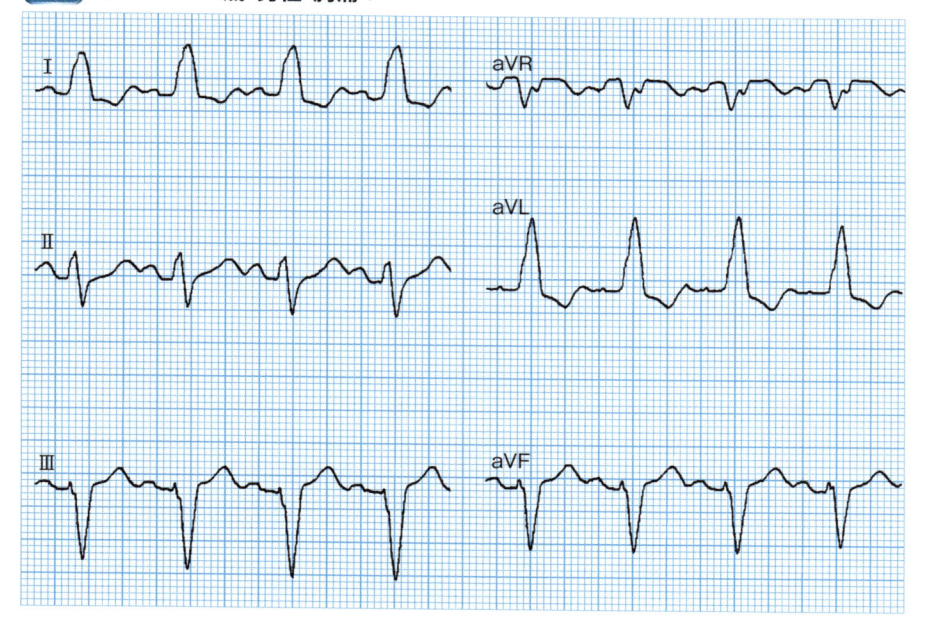

JASRAC 出 1609305-601

● 救急隊の心電図情報をどこまで信じるか？

　救急隊が電話の向こうから「STが上がってます（下がってます）」[*1]と言う時は，半分は心筋梗塞ですが，半分は脚ブロックなど虚血によらないST変化です[*2]．ここで，一定の確率で彼らの読みが外れることを責めてはいけません．今回は脚ブロックでも，次回はホンモノのSTEMIかもしれないからです．心電図情報を伝えてくれることは称賛すべきで，オーバートリアージを受け入れる寛容さがERには必要なのです．

　さて，今回の症例心電図に戻りましょう．救急隊がST上昇と判断したのは脚ブロックの影響と思われます．ただし主訴が胸痛であるため，この心電図の虚血判断が迫られています．実はここが多くの初期研修医の苦手なところ．脚ブロックはほとんど医師国家試験に出ないため[1)]，研修医は本症例の心電図の前で固まってしまうのです．

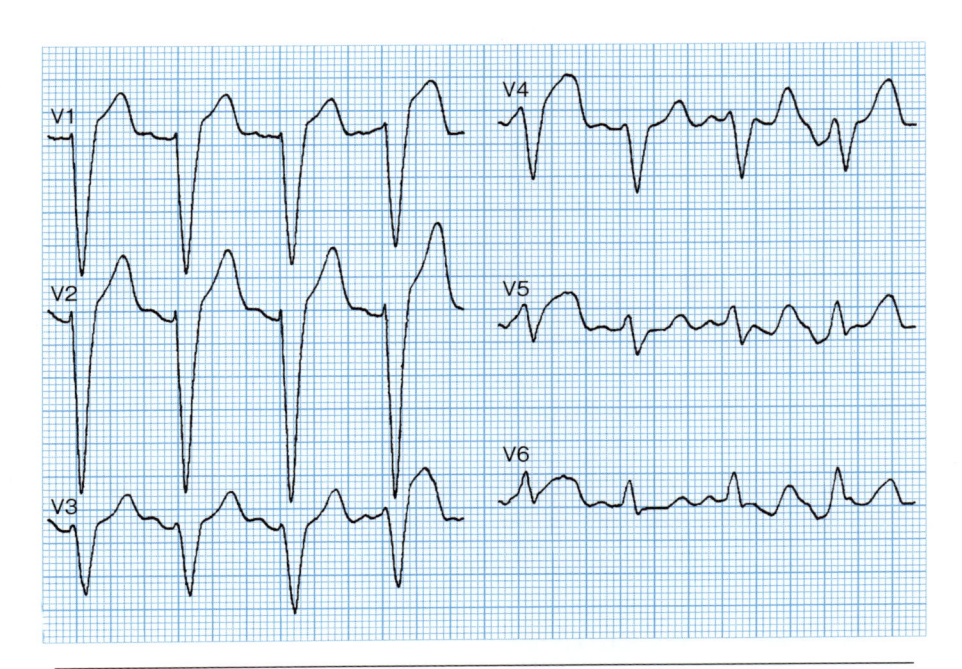

(*1) 国内でも救急隊が救急車内で12誘導心電図をとり病院へ画像転送する試みが始まっていますが，浸透にはまだ時間がかかりそうです．実際はモニター心電図を救急隊が判読し，電話音声のみで情報交換されているのが現状です．
(*2) 日本の救急隊のST上昇の診断率を示した報告はなく，著者の感覚です．

実臨床では心筋梗塞の約2%が左脚ブロックであり[2]，みなさんも必ず遭遇します．また，脚ブロック患者さんの多くは高齢者であり，リスクが高いうえに病歴が取りづらく，心電図だけから虚血の判断が迫られることは珍しくありません．国試で免れた脚ブロックの虚血判断は，臨床現場では必修項目なので，ぜひマスターしましょう！

●左脚ブロックか右脚ブロックか判断する

脚ブロックの心電図は，まず**左脚**ブロックと**右脚**ブロックの区別から始めます．脚ブロックで虚血評価をする時は，『**左脚**』か『**右脚**』かで評価方法が違うので，最初に区別する必要があります．

その鑑別方法はQRSが上向きで二峰性になっているのがどの誘導かを見ることです．ウサギの耳みたいな二峰性のR波が『右側』の胸部誘導（V1かV2）にあれば『**右脚ブロック**』，『左側』の胸部誘導（V5かV6）にあれば『**左脚ブロック**』と判断します（図1）．

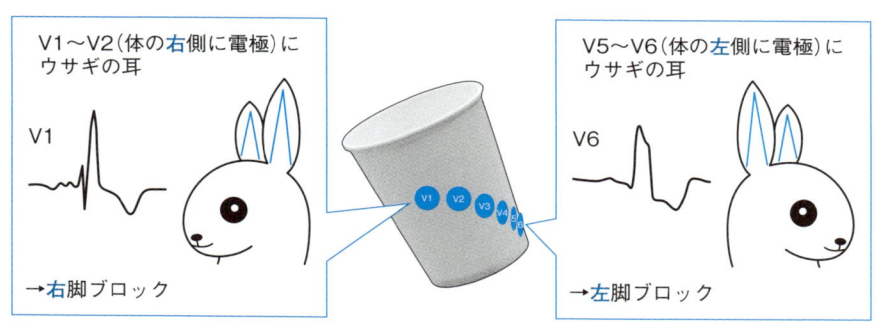

図1 右脚ブロックと左脚ブロックはウサギの耳が右か左かで判断する

臨床現場では左脚か右脚かはこれで一発診断！　この時は循環器医も難しい電気生理学の思考はスキップしてパターン認識しています．今回の症例心電図はV5，V6にウサギの耳があるので左脚ブロックになりますね．

右脚か左脚かが区別できれば，それぞれの虚血評価へと診断を進めます．

右脚ブロックの心電図では，ST変化があれば虚血としてよいことになっています．これは，右脚の伝導系構造が小さく，虚血による伝導障害が少ないからです[3]．右脚ブロックに虚血が起これば ST 変化は通常どおり出現すると

思ってよいです（詳しくは Chapter 14 で解説します）．
　一方，左脚ブロックは虚血がなくても広範囲の伝導障害により **ST 変化が出てしまいます**．今回の症例でも 12 誘導心電図で ST 上昇がありそうですが，これが虚血性心疾患による変化なのかを判断しないといけません．

● 左脚ブロックの心電図で虚血変化が判断できるか？

　左脚ブロック心電図の虚血変化はどう解釈すればよいのでしょう？　過去の文献ではこのクリニカルクエスチョンに対して以下のようにコメントしておりました．

　It is well recognized that the electrocardiographic diagnosis of myocardial infarction in the presence of complete left bundle branch block is **in most instances difficult and frequently impossible**[4]．
　よく知られていることだが，左脚ブロックの時の虚血性心疾患の診断図診断は**とても難しくしばしば不可能**である．

　It is common knowledge that the ECG diagnosis of completed myocardial infarction in the presence of left bundle branch block (LBBB) is **extremely difficult and often impossible**[5]．
　左脚ブロックの際の心筋梗塞を心電図診断することは，**ものすごく難しくていつも不可能なのはもう常識**！

　虚血がなくても広範囲の伝導障害により ST 変化が出てしまうため，左脚ブロックでは心電図の ST 上昇や低下がホンモノかニセモノか判断することが難しくなってしまうのです．

● ST 変化が出てしまう左脚ブロック

では，虚血のない左脚ブロックはどのような心電図変化になるのでしょうか？　虚血と無関係に ST 変化が出やすい誘導が V1（または V2）と V6（または V5）なので，ここで登場してもらいましょう．

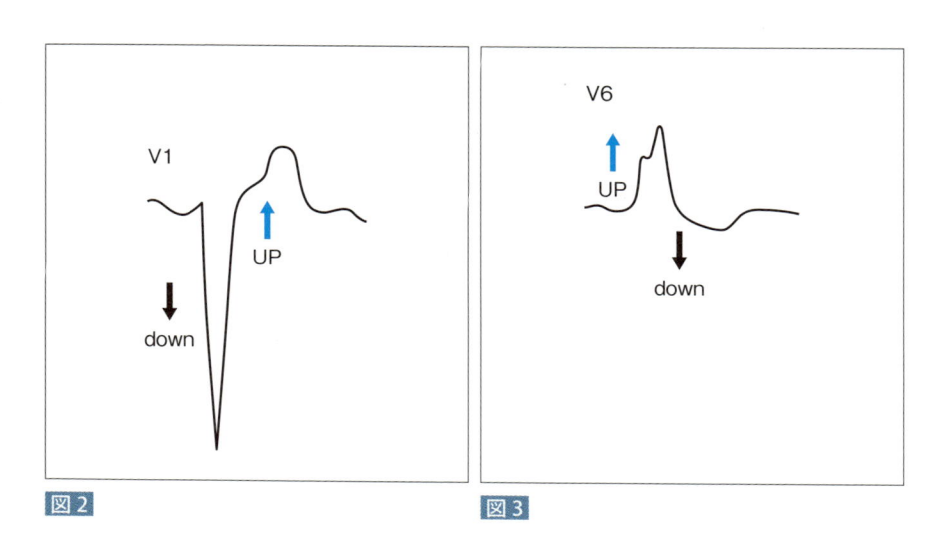

図2

図3

　図 2 は虚血のない左脚ブロックの V1 誘導です．下向きの QS パターンの QRS 波に続き ST は上がっています（down UP パターン［→解説］）．この ST 上昇は一見 STEMI と言いたくなりますが，**虚血変化がなくても左脚ブロックでは通常所見**になります．虚血でなくても ST 変化が出てしまった STEmimic です．

　図 3 は虚血のない左脚ブロックの V6 です．ウサギの耳のような上向き二峰性の R 波に続き ST が低下しています（UP down パターン［→解説］）．この ST 低下も**虚血によらず左脚ブロックでは通常所見**になり STEmimic です．救急隊がここまで知らずに ST 変化が異常と判断するのはさすがに仕方ないですね．

[解説] 極性について

QRS と ST が向かう上下方向のベクトルは極性と表現されます．左脚ブロックでは V1，V2 や V5，V6 誘導で QRS と ST の極性が上下逆になります．これを"極性が逆"と表現します．

図 4 は左脚ブロック心電図ですが，down UP または UP down と"極性が逆"です．英語では『discordant』という表現もします．

一方，QRS と ST が同じ向きになっている時は"極性が同じ"と言います．図 5 のような down down や UP UP となるパターンです．英語では『concordant』と言います．

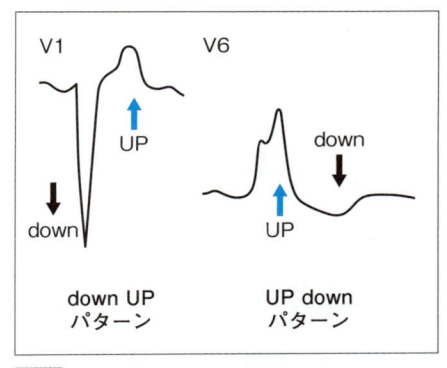

図4 極性が逆（discordant）

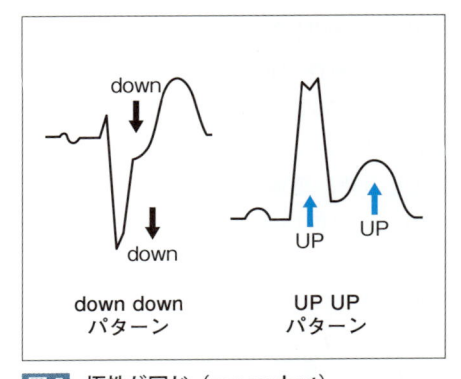

図5 極性が同じ（concordant）

●Sgarbossa criteria

左脚ブロックでは，広範囲の伝導障害のため，ST変化が虚血でなくても出現してしまうので，虚血評価を迫られると，ST変化が脚ブロックで2次的に**出現してしまったのか**，虚血で**ほんとに出現している**のかとても迷います．しかし，すべての臨床医がその判断は非常に困難とあきらめていたのは過去の事実．そこへ一石を投じたスペインの女性医師がいました．

スペインのSgarbossa（スガルボッサ）先生は，1996年に左脚ブロックについて虚血の判定基準を報告しました[6]（図6）．

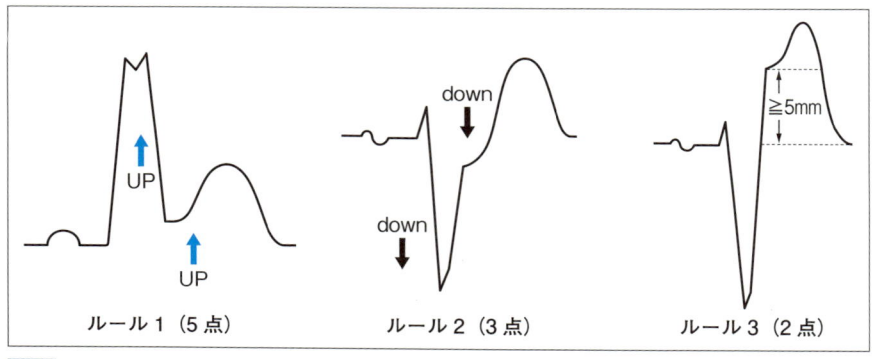

図6	Sgarbossa criteria（スコア3点以上で虚血ありと判断）

ルール1：QRSが上向き（UP）の誘導でST上昇が1mm以上（UP）　　　　＜5点＞
ルール2：V1〜V3のQRSは下向き（down）でST低下が1mm以上（down）＜3点＞
ルール3：QRSは下向きの誘導でST上昇が5mm以上　　　　　　　　　　＜2点＞

虚血変化がない場合（図2，3）と比較してください．もともと左脚ブロックではQRSとSTの**極性が逆向き（discordant）**になります（UP downまたはdown UP）．しかし**極性が同じ向き（concordant）**になる時（UP UPまたはdown down）は虚血変化が起きていると判断するのがSgarbossa criteriaです（図6）．

このルールは3点以上の時，**感度36%，特異度96%**と特異度が高く，心筋梗塞であることのrule inに使います．QRSが上向き（up）でST上昇（up）のルール1（UP UP）は5点，ルール2（V1〜V3でdown down）が3点で，どちらかのルールの所見が1つでもあればすぐに循環器科を呼ばないといけませんので覚えておきましょう．特にルール1はUP UPと文字どおり患者さんは心筋梗塞で"アップアップ"しているので緊急事態です．なお，ルール3は2点なので，これだけでは判断できないことになります．

その後，このSgarbossa criteriaは追試がなされ，その有用性が証明されました（図7）．

陽性尤度比は7.9と高く，やはり診断には有用です．一方，陰性尤度比は0.81とかなり低く，除外には使えません．ERで10年以上このルールを利用していますが，rule inできる時は「今日は幸運だな…」と思わず口にしてしまいます．と言うのもSgarbossaが3点以上になることは実はかなり少ないのです．左脚ブロック心電図を何十枚もとってせいぜい1枚程度…．結局のところ，Sgarbossa criteriaを知っていても，大多数の左脚ブロックの心電図症例は虚血が"ない"とははっきり言えず，振り出しに戻ってしまいます．

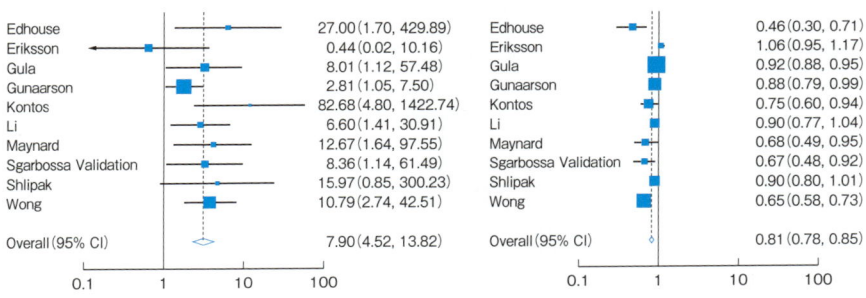

Edhouse		27.00 (1.70, 429.89)
Eriksson		0.44 (0.02, 10.16)
Gula		8.01 (1.12, 57.48)
Gunaarson		2.81 (1.05, 7.50)
Kontos		82.68 (4.80, 1422.74)
Li		6.60 (1.41, 30.91)
Maynard		12.67 (1.64, 97.55)
Sgarbossa Validation		8.36 (1.14, 61.49)
Shlipak		15.97 (0.85, 300.23)
Wong		10.79 (2.74, 42.51)
Overall (95% CI)		7.90 (4.52, 13.82)

Edhouse		0.46 (0.30, 0.71)
Eriksson		1.06 (0.95, 1.17)
Gula		0.92 (0.88, 0.95)
Gunaarson		0.88 (0.79, 0.99)
Kontos		0.75 (0.60, 0.94)
Li		0.90 (0.77, 1.04)
Maynard		0.68 (0.49, 0.95)
Sgarbossa Validation		0.67 (0.48, 0.92)
Shlipak		0.90 (0.80, 1.01)
Wong		0.65 (0.58, 0.73)
Overall (95% CI)		0.81 (0.78, 0.85)

図7 Sgarbossa criteria 追試での陽性尤度比（左）と陰性尤度比（右）[7]

●上がってんの？　下がってんの？　皆はっきり言っとけ！

**七転び　浮き沈み　up & down　何べんだってやってんだ（中略）
上がってんの　下がってんの？　皆はっきり言っとけ！（上がってる！）**

左脚ブロックのUP & downが，虚血によるST上昇か低下かをはっきり言えることは少なく，Sgarbossa適応症例はレアケースです．上がってるか，下がっているか"皆はっきり言う"ことはできないのが実臨床なのです．

でも，除外に使うよい知恵はないか…．Rokosは，左脚ブロックでも臨床的に安定しているならトロポニンの結果を待った方がよいのではないかと提案しました[8]．しかし，本章の目標は『左脚ブロックの時に**心電図だけ**で虚血変化を判断する』です．心電図1枚勝負でなんとかする方法が長い間望まれてきました．

● Smith のルール

　そんな折，2012 年に Smith らが，modified Sgarbossa rule（Smith のルール）という感度が高い除外目的のルールを提唱しました[9]．

　まず，Sgarbossa のルール 1，2 がともに当てはまらないことを前提とします．次に極性が逆向き（down UP や UP down）の誘導で ST 上昇や低下が 1 mm 以上ある時に ST と QRS の高さの比を取ります．比率が 0.25 以下であれば虚血なし，0.25 より大きい場合は虚血ありと判断されます（図 8，9）．

　このルールは，特異度 90％，感度 91％，陽性尤度比 9.0，陰性尤度比 0.1 と Sgarbossa より感度が向上し，除外目的の criteria になっております．比率をとって割り算する作業が面倒なのが泣き所ですが，まずはチャレンジ，計算してください．なお，複数の誘導で ST が上昇していればこの比がいちばん大きい誘導を評価の対象とします．

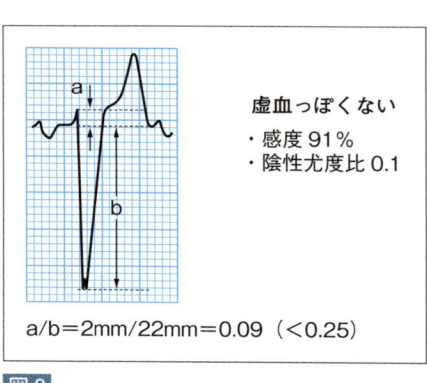

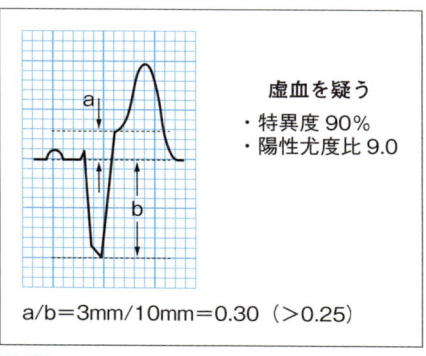

図 8　虚血っぽくない
・感度 91％
・陰性尤度比 0.1
a/b＝2mm/22mm＝0.09（＜0.25）

図 9　虚血を疑う
・特異度 90％
・陽性尤度比 9.0
a/b＝3mm/10mm＝0.30（＞0.25）

Chapter 12 はっきり言えない心電図

●2つのルールを使ってみる

さて，この2つのルールを使って，実際に今回の心電図の虚血評価をしてみましょう．

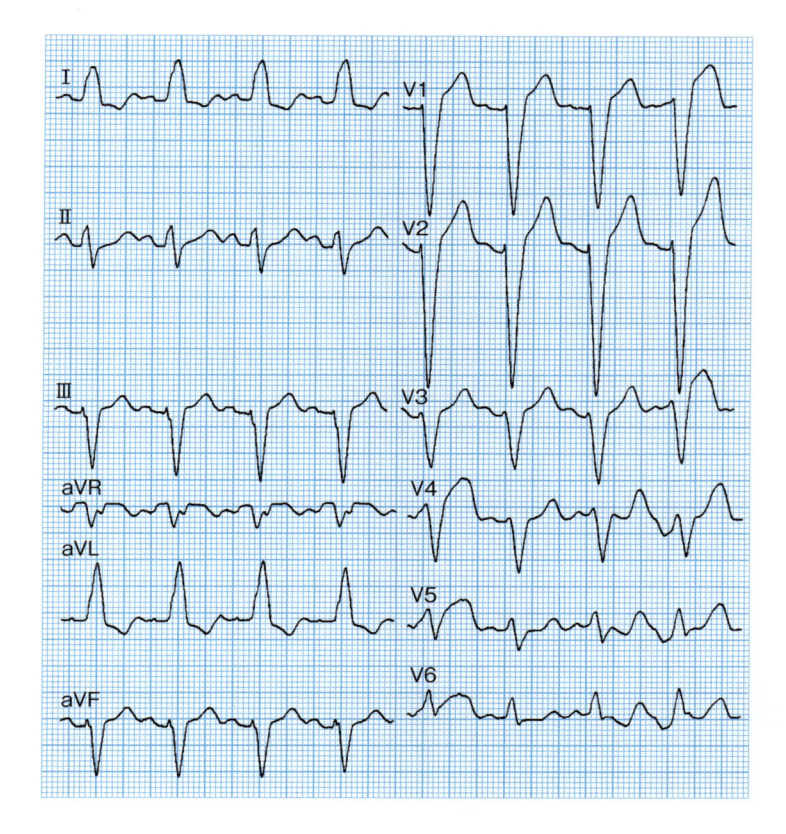

　まず，Sgarbossa criteriaのルール1，2を満たすUP UPやdown downのパターンはありません．ルール3のV1～V3のdown UPパターンでは，ST上昇が3 mm前後で0点です．そこでSmithのルールを適用してみます．最も比率が大きそうな誘導はV1なので，ここで比率を計算します（図10）．比率はa/b=3 mm/21 mm=0.14と0.25未満なので，虚血がないと判断されます．

　今回の症例心電図は，2つのルールから虚血なしと判断されました【巻末チャート参照】．

a/b=3mm/21mm＝0.14

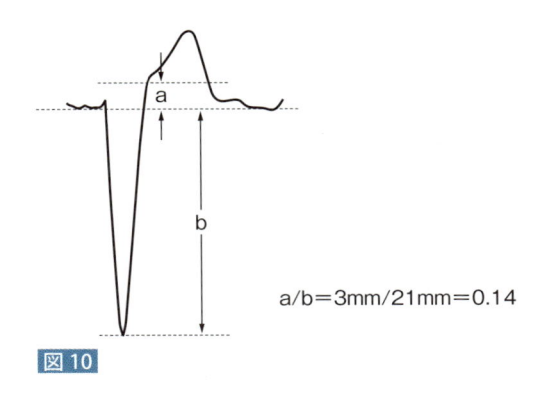

図 10

●スミス先生を過信してはいけない

　本症例では既存のデータから虚血なしが示唆されますが，その後のアクションはどうしましょう？ "心筋梗塞は見逃せない！"という ER の鉄則を考えると，スミス先生の提唱する感度 91％に対するホンネは「100％じゃないなら使えないよ！」になります．『皆はっきり言っとけ！』とうたわれる中で，1 割の心筋梗塞の見逃しは納得できる数字ではありません．

　ただ完璧な除外ルールでなくても，全く判断できないよりはマシです．スミス先生の教えは検査後確率を下げる "便利な道具" と位置づけて，リスク評価や採血，心エコーといった他の道具と併用して虚血を評価するとよいでしょう．

> **まとめ**
> - 左脚ブロックでは，通常でも QRS と ST の極性が反対になり，ST 変化があるように見える．
> - Sgarbossa criteria で QRS と ST の極性が一致していたら，心筋梗塞と診断．
> - Sgarbossa は除外に使えない．除外の情報で唯一あるのが Smith のルール．
> - Smith は極性が逆向きで，ST と QRS の比 0.25 未満で感度 91％（100％ではない）．
> - 完全な除外はできないので，適宜リスク評価や心電図以外の検査も利用して虚血評価すべし．

えっ？　次に左脚ブロックが来るまで待てないって?!　そんなリクエストに応えるべく超実践・練習問題を準備しました．次章はどの本にも載っていない脚ブロックだけの虚血判断心電図ドリルです．本番でパターン認識できるように，ぜひチャレンジしてください．

文献

1) 岡庭 豊，編．イヤーノート 2014：内科・外科編．23 版．東京：メディックメディア；2014. C54-5.
2) Neeland IJ, et al. Evolving considerations in the management of patients with left bundle branch block and suspected myocardial infarction. J Am Coll Cardiol. 2012; 60: 96-105.
3) Neeland IJ, et al. Evolving considerations in the management of patients with left bundle branch block and suspected myocardial infarction. J Am Coll Cardiol. 2012; 60: 96-105.
4) Wackers FJ. Complete left bundle branch block: is the diagnosis of myocardial infarction possible? Int J Cardiol. 1983; 2: 521-9.
5) Fesmire FM. ECG diagnosis of acute myocardial infarction in the presence of left bundle-branch block in patients undergoing continuous ECG monitoring. Ann Emerg Med. 1995; 26: 69-82.
6) Sgarbossa E, et al. Electrocardiographic diagnosis of evolving acute myocardial infarction in the presence of left-bundle branch block. GUSTO-1 (Global Utilization of Streptokinase and Tissue Plasminogen Activator for Occluded Coronary Arteries) Investigators. N Engl J Med. 1996; 334: 481-7.
7) Tabas JA, et al. Electrocardiographic criteria for detecting acute myocardial infarction in patients with left bundle branch block: a meta-analysis. Ann Emerg Med. 2008; 52: 329-36.
8) Rokos IC, et al. Appropriate cardiac cath lab activation: optimizing electrocardiogram interpretation and clinical decision-making for acute ST-elevation myocardial infarction. Am Heart J. 2010; 160: 995-1003.
9) Smith SW, et al. Diagnosis of ST-elevation myocardial infarction in the presence of left bundle branch block with the ST-elevation to S-wave ratio in a modified Sgarbossa rule. Ann Emerg Med. 2012; 60: 766-76.

Chapter 13

練習する価値のある心電図
Sgarbossa と Smith を普段から使えるようにする

> 左手で握手してくれよな．その方がハートに近いだろ．
>
> ジミ・ヘンドリックス

　左脚ブロックの虚血判断ルールは，Sgarbossa も Smith も普段から使い慣れていないとベッドサイドで役立ちません．遭遇率もそれほど低くないので，その都度本書をひっくり返すのでは効率が悪いです．そこで，一度練習しておけば本番で使えるようなトレーニング問題を作りました．ぜひチャレンジしてください．左ページに症例心電図，右ページに解説が出てきます．最初は右ページを隠して，心電図の虚血判断をしてください．

Case 1

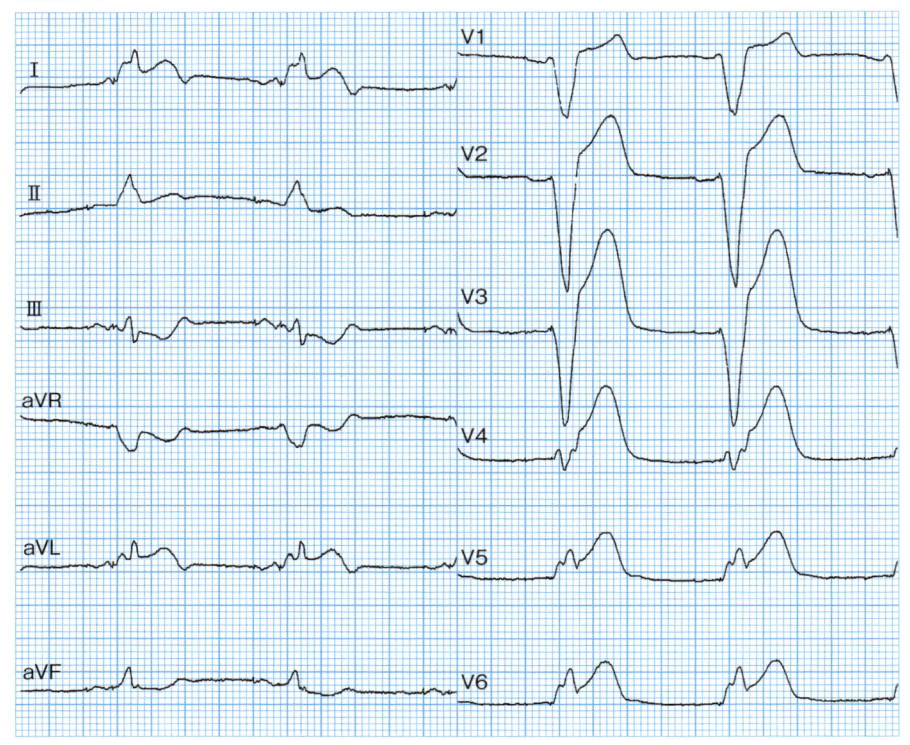

●Case 1 解説

　ⅠLV5V6でUP UPのパターンです（上向きのQRS：upでSTも上昇：up）．Sgarbossaのルール1（5点）にあたります．この時点で循環器科へSTEMI（側壁）疑いでコンサルトです．さらにV3はdown UPのパターンで，ST上昇が5mm以上ありルール3（スコア1点）に適応しますが，5点でも6点でも循環器科コールは変わりません．

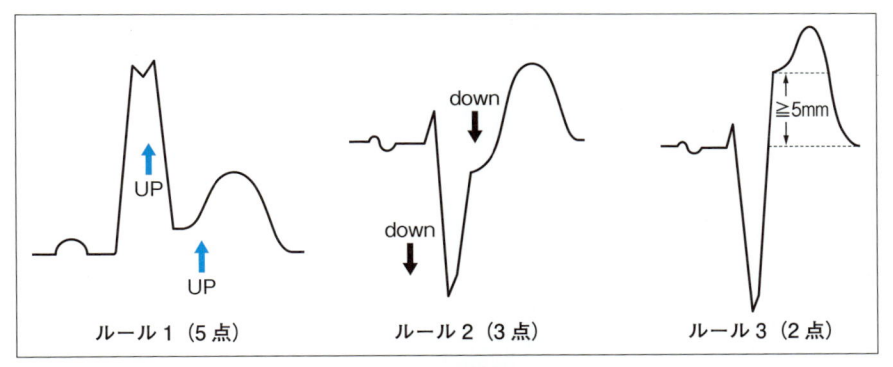

```
    ルール1（5点）        ルール2（3点）        ルール3（2点）
                              down                    ≧5mm
         UP                                   
              UP              down            
```

Sgarbossa criteria（スコア3点以上で虚血ありと判断）
ルール1：QRSが上向き（UP）の誘導でST上昇が1mm以上（UP）　　　　＜5点＞
ルール2：V1〜V3のQRSは下向き（down）でST低下が1mm以上（down）　＜3点＞
ルール3：QRSは下向きの誘導でST上昇が5mm以上　　　　　　　　　　＜2点＞

　ちなみに，私が本症例で循環器医をコールする時は「左脚ブロックの胸痛患者さんですが，心電図でSgarbossaが6点なので，来院して評価と対応をお願いします」とは**絶対に言いません**．ERではガイジン名はタブーでしたね．若手の循環器医ならSgarbossaを知らないかもしれませんし，深夜の場合はあれこれ考えさせるコトは省いてスピードアップした方が患者さんの予後をよくします．「**STEMIです．至急対応お願いします**」とシンプルに伝えるのが吉です．

　　＜解答＞　Sgarbossaルール1陽性で側壁梗塞疑い

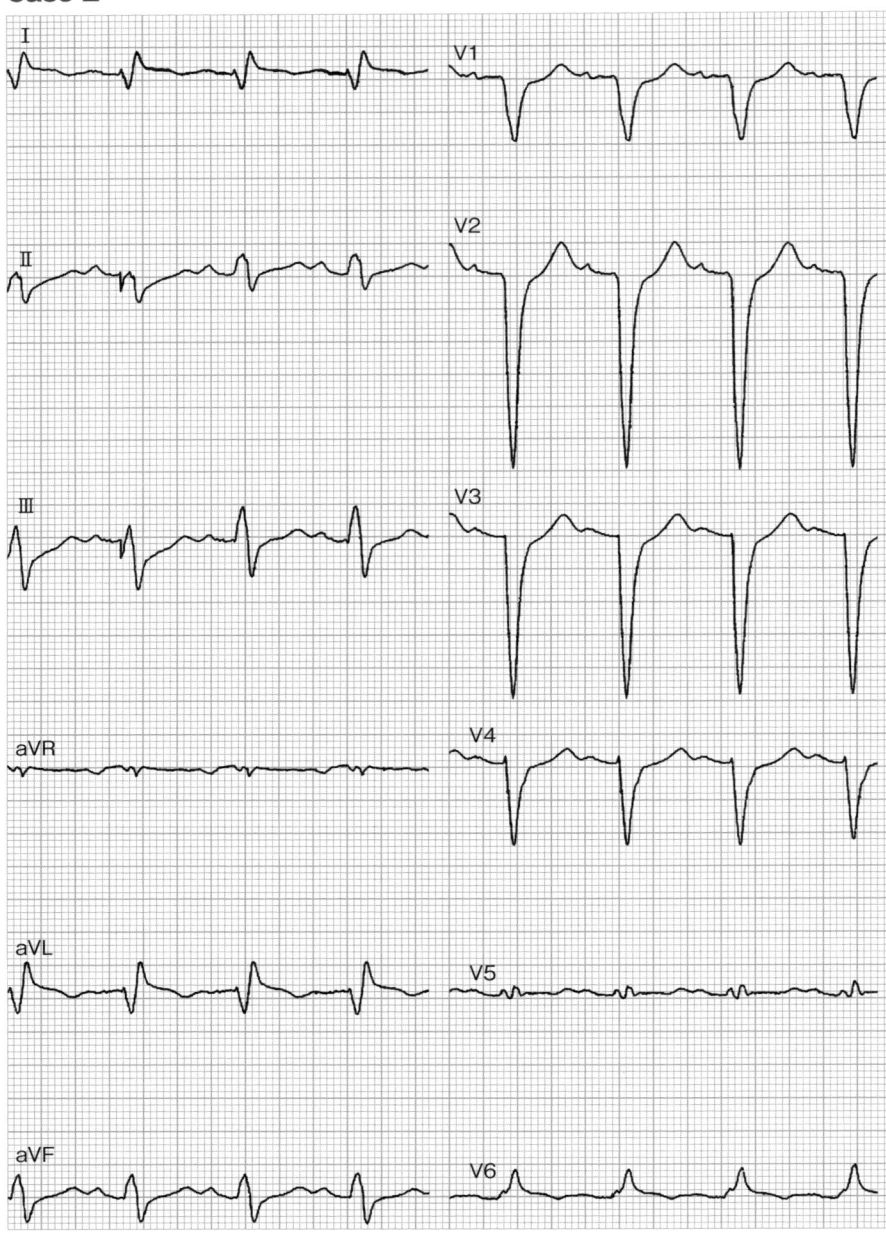

Part II ●胸痛が主訴で虚血かどうか迷う心電図（STEmimic ハンター編）

Case 2

●Case 2　解説

　こちらも左脚ブロックの心電図ですが，UP UP しているところはなさそうです．しかしよく見てみると V1 から V3 は QRS が下向き：down で ST 低下：down を認めております．ビミョーと思っても，普通は左脚ブロックで QRS が下向きなら ST はガツンと上向きですから，これぐらいでも down down パターンと認識します．それならルール 2 を適応…と，ちょっと待ってください．実はルール 2 は **V1～V3 誘導でのみ適応**となり他の誘導では使えませんので慎重に対応してください（UP UP はどの誘導でも適応です）．

　今回は V1～V3 での down down，所見のある誘導を確認後にルール 2 を適応となり，虚血性心疾患として循環器医をコールします．やはりコンサルト時は「ACS 疑いの患者さんです！　至急対応お願いします」と私は言っています．

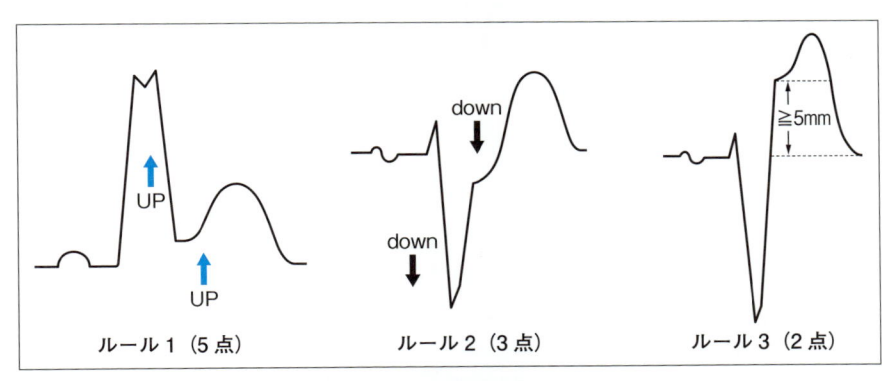

ルール 1（5 点）　　ルール 2（3 点）　　ルール 3（2 点）

Sgarbossa criteria（スコア 3 点以上で虚血ありと判断）
ルール 1：QRS が上向き（UP）の誘導で ST 上昇が 1 mm 以上（UP）　　<5 点>
ルール 2：V1～V3 の QRS は下向き（down）で ST 低下が 1 mm 以上（down）　<3 点>
ルール 3：QRS は下向きの誘導で ST 上昇が 5 mm 以上　　<2 点>

<解答>　Sgarbossa ルール 2 陽性で前壁梗塞疑い

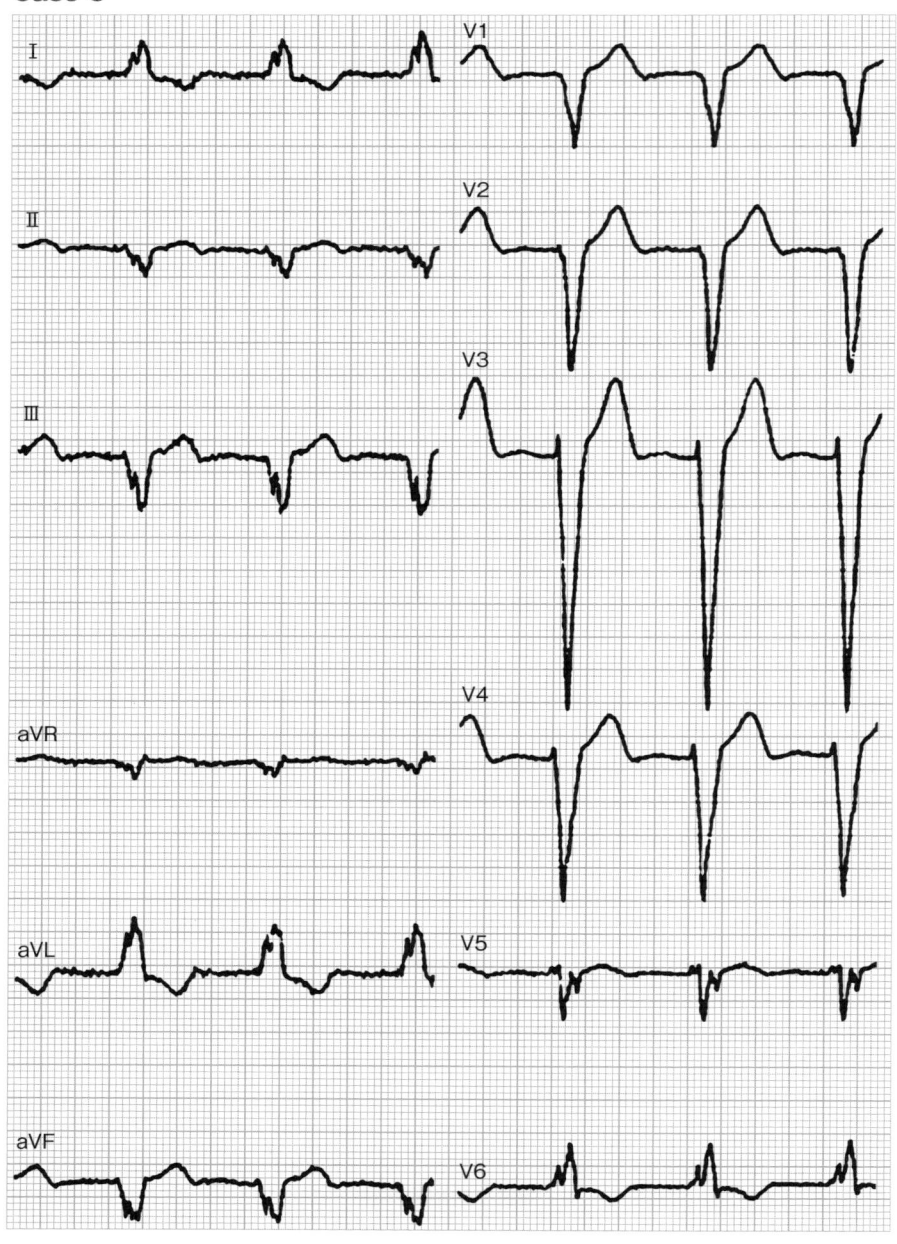

Part II 胸痛が主訴で虚血かどうか迷う心電図（STEmimic ハンター編）

Case 3

I, II, III, aVR, aVL, aVF, V1, V2, V3, V4, V5, V6

● **Case 3 解説**

　今回はSgarbossaのルール1 UP UPやルール2 down downはすべてなさそうです．ルール3についても5mm以上のST上昇所見はなく，スコア0点となります．このような時は，どれだけ虚血っぽくないか，除外を目的にmodified Sgarbossa criteria（Smithのルール）を当てはめてみましょう．
　STの高さとQRSの深さを取るのはST変化が1mm以上あった個所になりますので，今回はV1からV4で測定してみます．

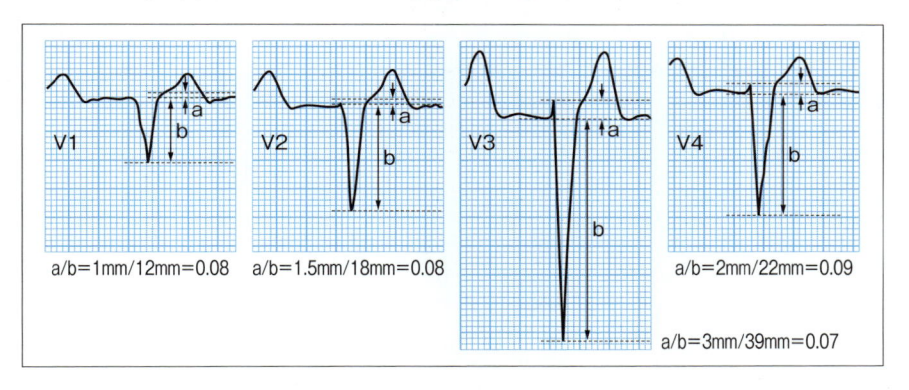

V1	V2	V3	V4
a/b=1mm/12mm=0.08	a/b=1.5mm/18mm=0.08	a/b=3mm/39mm=0.07	a/b=2mm/22mm=0.09

　いちばん大きい数字で判断するのでV4になりますが，0.25未満なので虚血っぽくないと解釈されます．計算が面倒に感じる人は何度か試してみることです．必ず慣れてきて，今回のように明らかに0.25未満の時は，細かい計算なしでも"見た目"で違うなとわかるようになります．今回は4誘導とも計算していますが，1誘導だけ計算した数字と"見た目"で他の3誘導でも0.25未満，と判断するのもOK．食わず嫌いせず，まずは使ってみてください．
　さて，本心電図から次なるアクションはどうしましょう．ST変化が出ているのは左脚ブロックの影響だけの可能性は高いですが，Smithのルールも感度91%なので，完全に除外できるわけではありません．さらなる介入が必要かどうかは，病歴やリスクから判断します．そもそもどの程度虚血性心疾患を疑っているかがやはり大切です．本当に疑うなら，心電図1枚からでは判断が難しいので，前後の心電図を確認したり，採血やエコーなど心電図以外の検査で評価すべきでしょう【巻末チャート参照】．

> ＜解答＞　Sgarbossa 0点，Smithも陰性　病歴とリスクなどから再評価

Part II 胸痛が主訴で虚血かどうか迷う心電図（STEmimic ハンター編）

Case 4

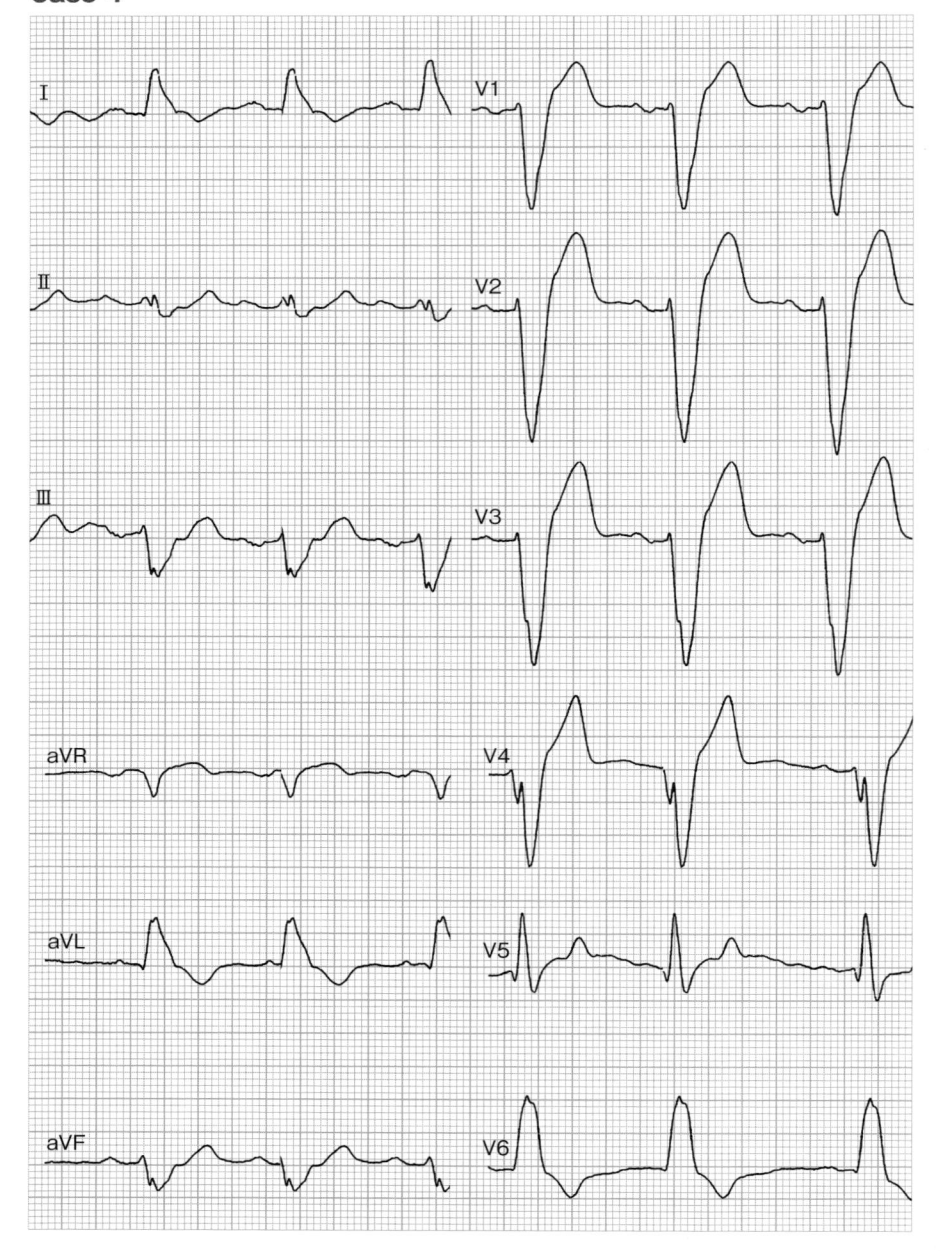

●Case 4　解説

　今回は UP UP や dowm down のパターンは認めません．では Sgarbossa ルール 3 はどうでしょう？　V2 では ST がぎりぎり 5.5 mm 上がって見えますが，V1 は 3.5 mm，V3 は 4 mm と，5 mm に届きません．ルール 3 のみ適応では 2 点なので，虚血ありとは言い切れません（Sgarbossa は 3 点以上で有意となります）．

　そこで，次に Smith のルールに当てはめてみましょう．ST が 1 mm 以上上がっている down UP パターンの V1～V3 に対して，ST と QRS の比を取るのでしたね．

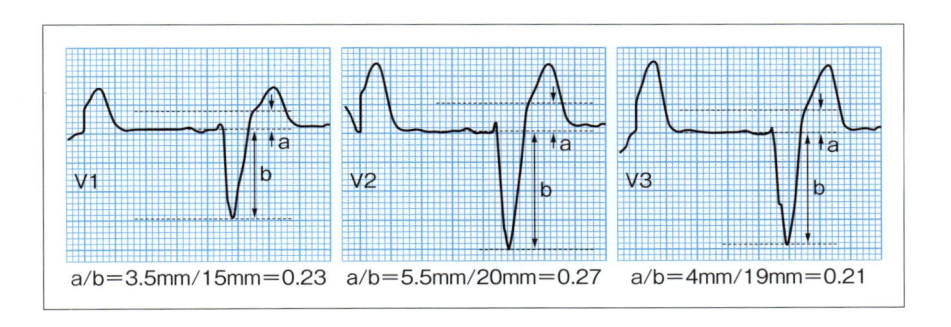

a/b=3.5mm/15mm=0.23　　a/b=5.5mm/20mm=0.27　　a/b=4mm/19mm=0.21

　比はいちばん数字の大きいものを採用するので V2 の 0.27 となります．Smith のルールは 0.25 未満で虚血の除外に使用しますが，今回は 0.27 とあてはまりません．

　一方で Smith は 0.25 以上の時は心筋梗塞に対して特異度 90％，陽性尤度比 9.0 とそれなりに診断に有用であると報告もしております[1]．

　今回は心筋梗塞をしっかり念頭に置いてマネジメントすべきでしょう．病歴やリスクが高ければ循環器医をコールして心電図を一緒に評価，病歴やリスクからはそこまで虚血を疑わず，循環器医にこの心電図 1 枚で説得するのが難しい時は，採血やエコーの検査を加味して相談するのも 1 つの手でしょう【巻末チャート参照】．

> ＜解答＞　Sgarbossa ルール 3 のみ陽性で 2 点，Smith は陽性
> 　　　　　虚血性心疾患疑い

Part II 胸痛が主訴で虚血かどうか迷う心電図（STEmimic ハンター編）

Case 5

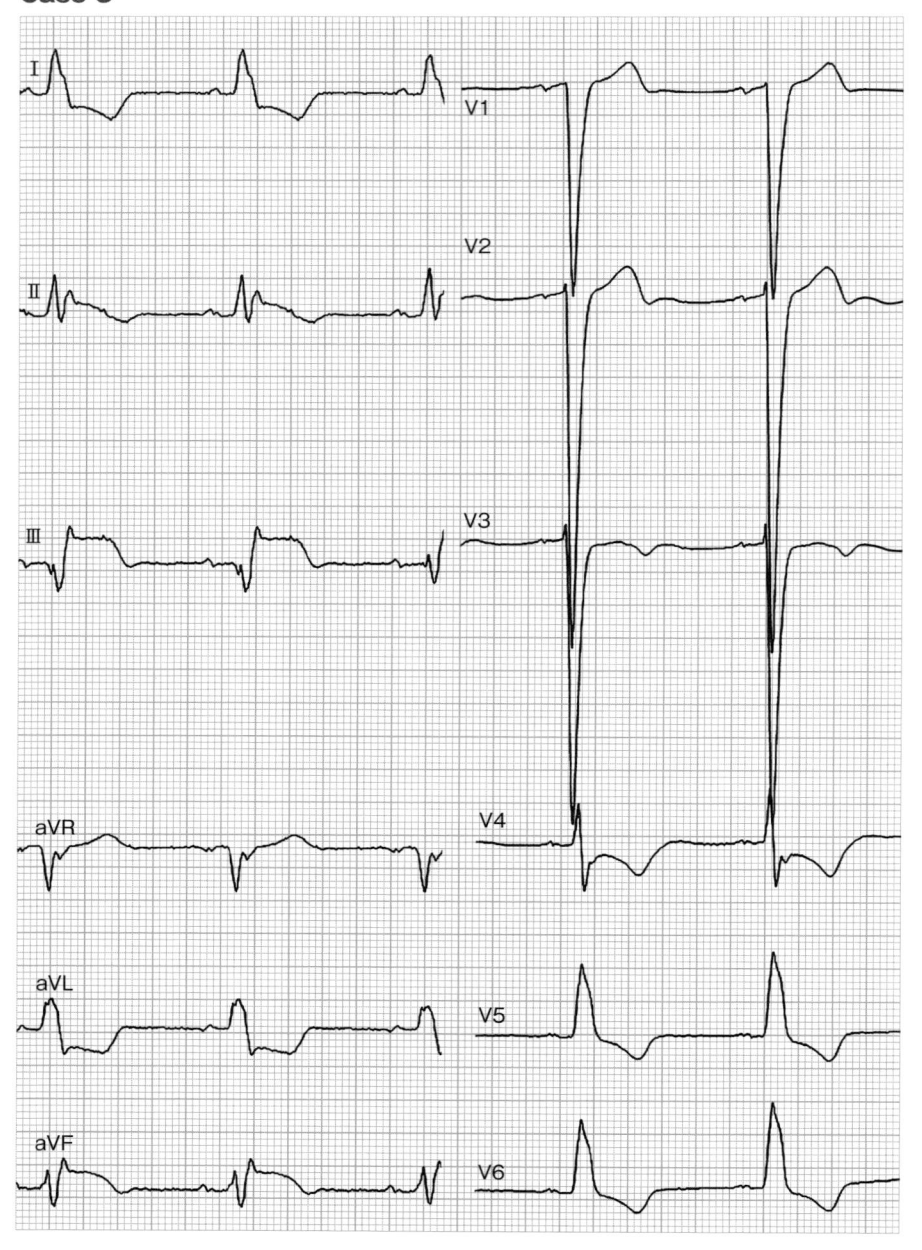

● Case 5　解説

　一見すると UP UP のところはなさそうに見えます．V3 が down down にも見えますが，ちょっと自信がありません．V1 V2 は ST 上昇も低下もないように見えます．ⅡⅢaVF が ST 上昇にも見えます．Down UP のパターンなら左脚ブロックのもともとの変化です．しかし典型的な左脚ブロックであればⅡaVF は QRS は上向きなので（参考心電図を参照），実はⅡaVF で UP UP パターンなのです．連続した誘導という先入観もあるかもしれませんが，Ⅲ誘導も ST 上昇がありそうです．そうすると V1 から V3 はミラーイメージで down UP のパターンになりきれないので，ST がやや下がっているのかもしれません．

　いずれにしろ，今回は左脚ブロックに併発したⅡⅢaVF STEMI として対応すべきでしょう．

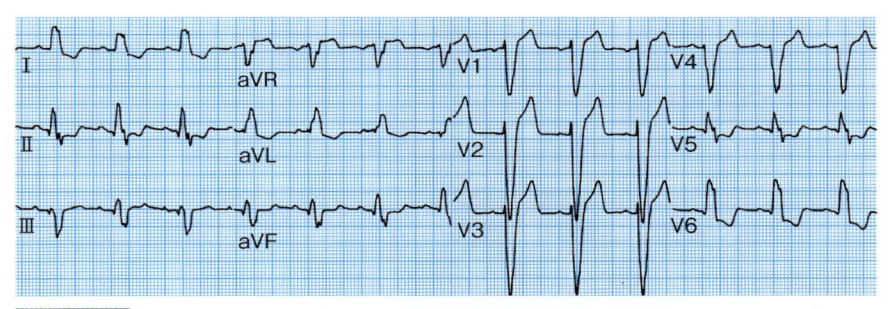

参考心電図　虚血のない通常の左脚ブロックはⅡ，aVF の QRS は上向きになっていることがわかる

<解答>　Sgarbossa ルール 1 陽性で下壁梗塞疑い

左手で握手してくれよな．その方がハートに近いだろ．

　左手の握手も左脚ブロックも，慣れるまでに時間はかかりますが，実践すればよりハートの神髄に近づきますので，今後もトライし続けてください．

文献
1) Smith SW, et al. Diagnosis of ST-elevation myocardial infarction in the presence of left bundle branch block with the ST-elevation to S-wave ratio in a modified Sgarbossa rule. Ann Emerg Med. 2012; 60: 766-76.

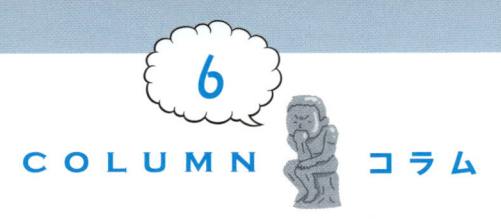

COLUMN 6 コラム
あたらしモノには御用心

　左脚ブロックの心電図が心筋梗塞かどうか，Sgarbossa criteria で診断をつけることはできても，除外は難しいということは Chapter 13 で述べました．本書を読み進めたみなさんが「この時こそ，前の心電図と比較しなくちゃ！」と思えて行動できれば，すばらしい STEMI ハンターになっている証拠です．ただ，そこで新たな問題が起こります．取り寄せた過去の心電図に左脚ブロックがなく，来院時の心電図が左脚ブロックだったら，つまり"新規"の左脚ブロックをどう解釈して対応するかです．ここで伝家の宝刀ガイドラインから，"新規"の左脚ブロックを虚血疑いの心電図で見つけた時のアクションについて確認していきましょう．

左脚ブロックは心筋梗塞になる!?

　2010 年に ACC/AHA から発表された STEMI のガイドライン[1]では"連続する 2 つの誘導での ST 上昇，または**新規の左脚ブロックは STEMI と分類する**"とあります．また 2012 年に ESC から発表された STEMI のガイドライン[2]でも**新規の左脚ブロックは心筋梗塞の 1 つとして分類**されており，臨床的に新規の左脚ブロックと判断されたのであれば，再灌流療法も考慮すべきと記載されています．

　このようにガイドラインが記載されているのは，"新規"の虚血性心疾患により"新規"左脚ブロックが出現するとの報告によります．しかし，目の前の心電図の左脚ブロックが本当に"新規"であることを証明することは救急外来では難しいのです．今回の心電図が左脚ブロックで，取り寄せた 2 年前の心電図にブロックがなくても，1 カ月前ないしは 1 年以上前からすでに左脚ブロックだったかもしれません．毎日心電図をとらない限り，本当は"新規"に出現したと証明することは不可能ですが，ない袖は振れません．

　本当に"新規"であればリスクは高いのですが，問題は"新規"であることの再現性が困難であることにありました．

ACC/AHA ガイドライン 2013 の変更点

　この新規性の問題に対して Larson らは，新規の左脚ブロック"だけ"では虚血に対して偽陽性のことが多く，CAG をしても正常だったと報告しています[3]．Kontos らは左脚ブロックの既往がある患者さんと新規に左脚ブロックを発症したと思われる患者さんを比較した際に，急性心筋梗塞の割合は変わらなかったとしました[4]．Chang らは ACC/AHA ガイドライン 2010 では新規の左脚ブロックを STEMI として扱うべきとしているが，実際に救急外来で新規の左脚ブロック自体は AMI のリスクを上げていないとし，ガイドラインのこの部分は慎重に扱うべきとしました[5]．

　このような臨床研究から 2013 年に発表された ACC/AHA のガイドラインでは『**新規の左脚ブロックと思っても，過去の心電図から今回の心電図までの間でいつ左脚ブロックが発症したかはわからない．そもそも新規と思われる左脚ブロックは頻度が低いものであり，単独では急性心筋梗塞としてはならない**』とされました[6]．

> Q：新規の左脚ブロックは緊急 CAG が必要な新規虚血性心疾患のリスクなのか？
> A：新規の左脚ブロック STEMI として対応（ACC/AHA 2010，ESC 2012 まで）
> 　⇒新規の左脚ブロック単独では急性心筋梗塞としない（ACC/AHA 2013）

脚ブロックなら過去の心電図はいらない!?

　注意してほしいのは，「新規の左脚ブロックだけなら心筋梗塞としないなら，わざわざ前の心電図を取り寄せて新しいか確認しなくてよい」とは**"ならない"**ことです．左脚ブロックはいくつかの criteria があってもやはり虚血評価が難しいです．今回の心電図が criteria は陰性でも，前回取り寄せた心電図と比較して初めて虚血が証明されることもあります．左脚ブロックが新規かどうかではなく，虚血評価が難しい左脚ブロックの比較目的で過去の心電図が必要とされるのです．

新規の右脚ブロックはどうするか？

　左脚ブロックではなく，右脚ブロックが新規発症なら対応はどうしましょうか？Widimsky らは右脚ブロックが**心筋梗塞に併発した時**は予後が悪く，新規の右脚ブロックでも左脚同様に扱うべきとしています[7]．しかし，問題はここでも"新規"を

証明することとなります．右脚が左脚より予後がよく，左脚がそれ単独では心筋梗塞として対応しないのであれば，**新規の右脚ブロックだけでアクションは変えない**というのが現状のガイドラインの方針です．ここでも新規性の検索でなく，比較目的で過去の心電図を取り寄せる作業が必要なのは言うまでもありません．

まとめ

✓ 新規の脚ブロック単独では，現状では急性心筋梗塞として対応はしない．
✓ 前の心電図を探す作業は，むしろ脚ブロックの時こそ実施すべき．

文献

1) O'Connor RE, et al. Part 10: acute coronary syndromes: 2010 American Heart Association Guidelines for Cardiopulmonary Resuscitation and Emergency Cardiovascular Care. Circulation. 2010; 122(18 Suppl 3): S787-817.
2) Task Force on the management of ST-segment elevation acute myocardial infarction of the European Society of Cardiology(ESC), et al. ESC Guidelines for the management of acute myocardial infarction in patients presenting with ST-segment elevation. Eur Heart J. 2012; 33: 2569-619.
3) Larson DM, et al. "False-positive" cardiac catheterization laboratory activation among patients with suspected ST-segment elevation myocardial infarction. JAMA. 2007; 298: 2754-60.
4) Kontos MC, et al. Outcomes in patients with chronicity of left bundle-branch block with possible acute myocardial infarction. Am Heart J. 2011; 161: 698-704.
5) Chang AM, et al. Lack of association between left bundle-branch block and acute myocardial infarction in symptomatic ED patients. Am J Emerg Med. 2009; 27: 916-21.
6) O'Gara PT, et al. 2013 ACCF/AHA guideline for the management of ST-elevation myocardial infarction: a report of the American College of Cardiology Foundation/American Heart Association Task Force on Practice Guidelines. Circulation. 2013; 127: e362-425.
7) Widimsky P, et al. Primary angioplasty in acute myocardial infarction with right bundle branch block: should new onset right bundle branch block be added to future guidelines as an indication for reperfusion therapy? Eur Heart J. 2012; 33: 86-95.

Chapter 14

判断できる心電図
知識とやる気だけでは不十分～使って・実行してなんぼ

> 知ることだけでは十分ではない．それを使わなくてはいけない．
> やる気だけでは十分ではない．実行しなくてはいけない．
>
> ヨハン・ヴォルフガング・フォン・ゲーテ

　左脚ブロック心電図の虚血評価は時に困難ですが，Sgarbossa criteria などを使って判断できる場合があることはすでに述べ，体感してもらいました．一方，今回は右脚ブロックです．右脚ブロックは通常 ST 変化をしてよいのでしたね．

　ただ，知識はあっても右脚ブロック心電図の虚血判断の経験が少ない医師からは，評価に自信が持てないという声を多く聞きます．慣れない右脚ブロックを前にすると，STEMI と言い切るのはハードルが高いと感じるのでしょう．知識とやる気だけでは心電図判断はできません．やはり使って実行してこその虚血判断です．そこで，本章ではいくつかの右脚ブロック心電図症例を出しますので，虚血評価に挑戦してみてください．実はそこまで難しくないことがわかっていただけると思います．

Part II ● 胸痛が主訴で虚血かどうか迷う心電図（STEmimic ハンター編）

心電図症例 1

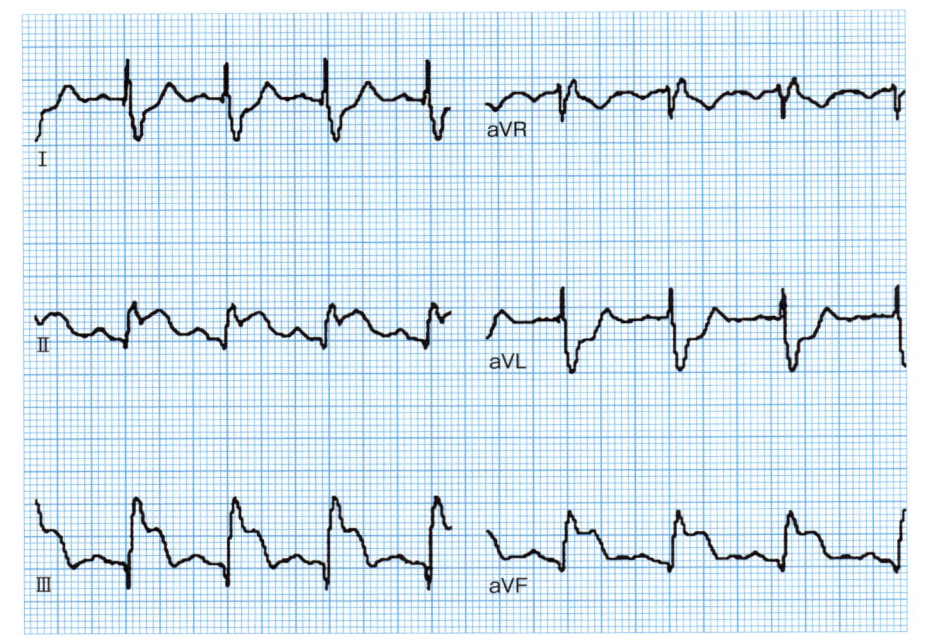

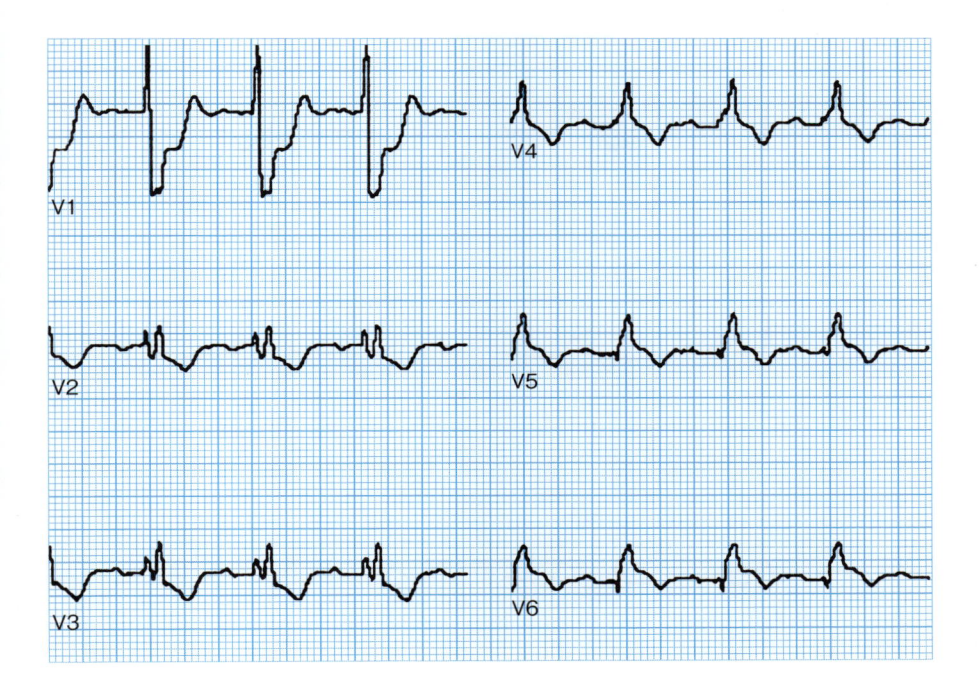

Chapter 14 ● 判断できる心電図

＜解説＞

V2やV3で二峰性のQRSパターンが見られるので，右脚ブロックです．虚血評価に不安を感じても，ⅡⅢaVFでST上昇が読み取れると思います．aVLのST低下がミラーイメージと思えたら完璧です．下壁梗塞疑いのSTEMIとして，自信をもって循環器医をコールしてください．

では，次の心電図はどうでしょう？

Part II 胸痛が主訴で虚血かどうか迷う心電図（STEmimic ハンター編）

心電図症例 2

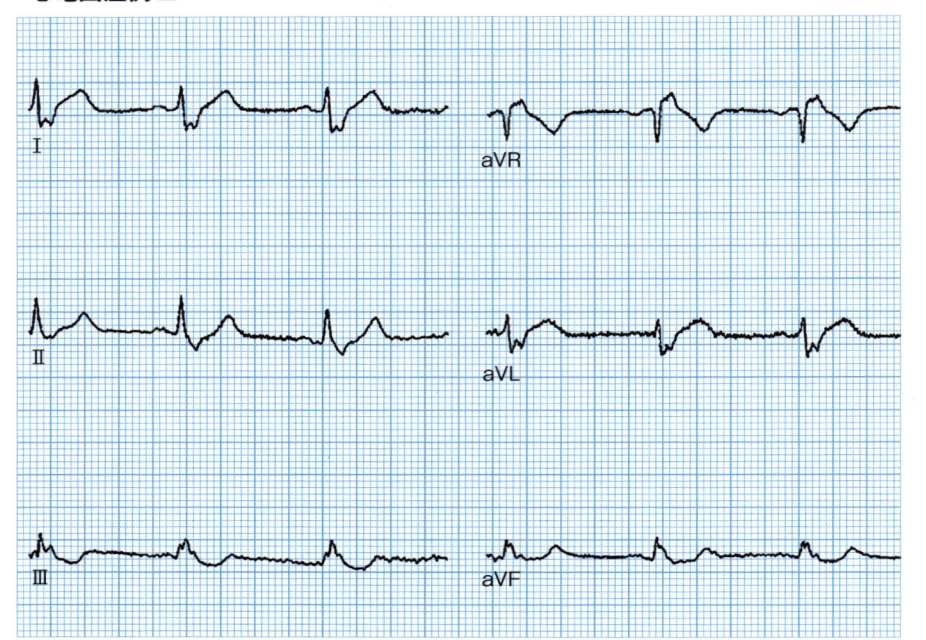

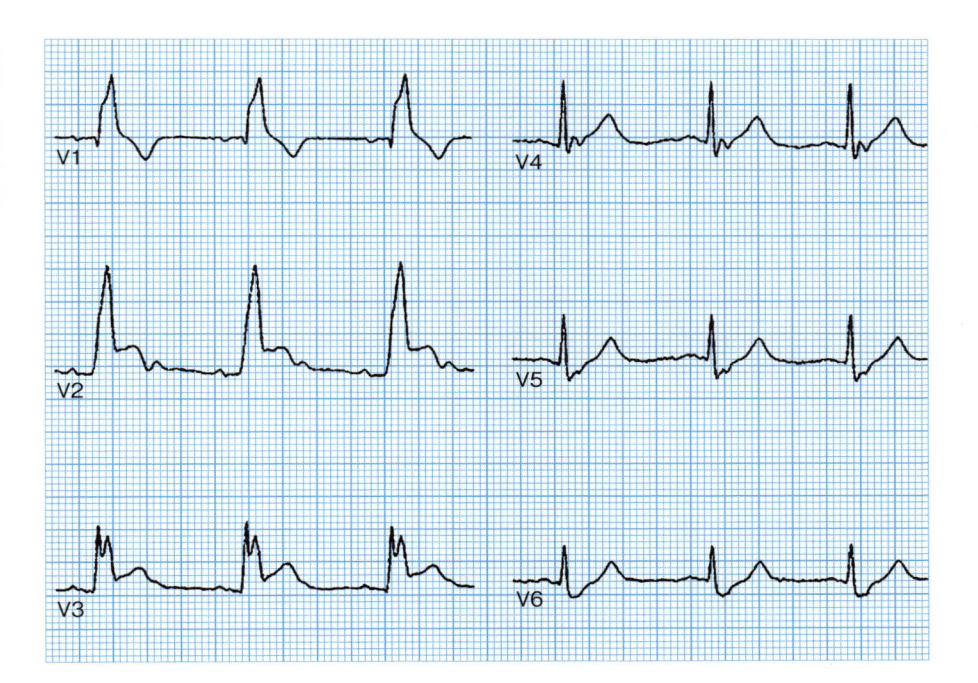

<解説>
　Wide QRS は V3 にウサギの耳がある右脚ブロックです．V2，V3 でガツンとした ST 上昇があります．前壁梗塞疑いの STEMI としてやはり循環器医をコールすべき症例です．

Part II 胸痛が主訴で虚血かどうか迷う心電図（STEmimic ハンター編）

心電図症例 3

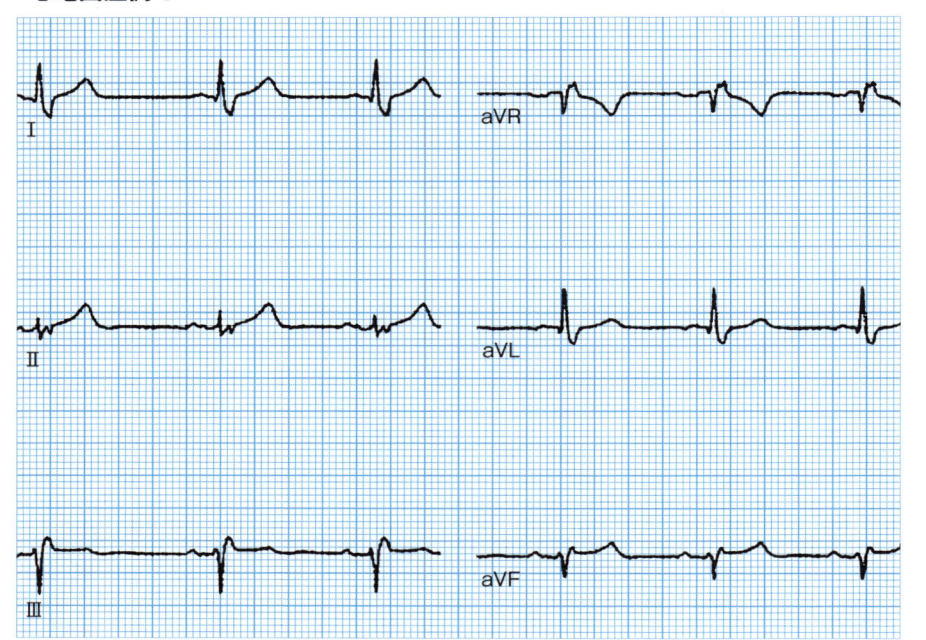

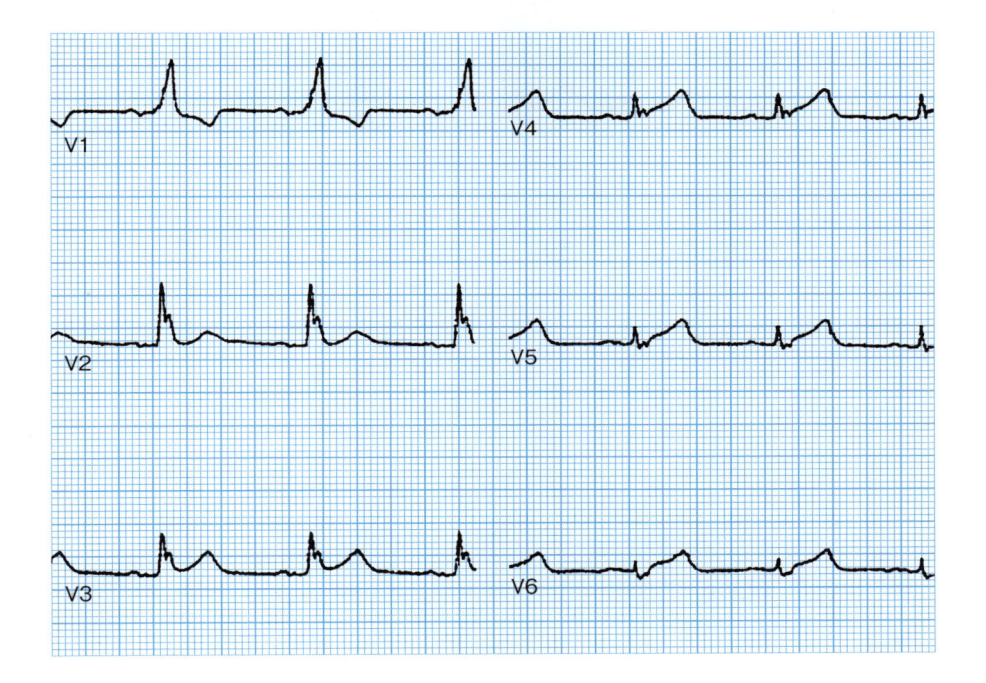

Chapter 14 ● 判断できる心電図

＜解説＞

　V1～V3で二峰性のQRSパターンが見られ，やはり右脚ブロックです．あまりSTが上がっていないようですが…．感じてください！　ⅠとV3～V6で，わずかですがST上昇が読み取れます．側壁のⅠV5V6のSTEMIはSTはガツンと上昇しないのでしたね．不安に思ったら側壁ミラーイメージ（V1Ⅲ）を確認しましょう．V1のSTが下がって見えます．これもSTEMIとして循環器医をすぐにコールすべきです．

　このように，前壁・下壁・側壁でそれぞれST上昇は判断できるので，右脚ブロックでも今までと同様にSTEMIには対応してください．

　では次の症例は？

Part II 胸痛が主訴で虚血かどうか迷う心電図（STEmimic ハンター編）

心電図症例 4

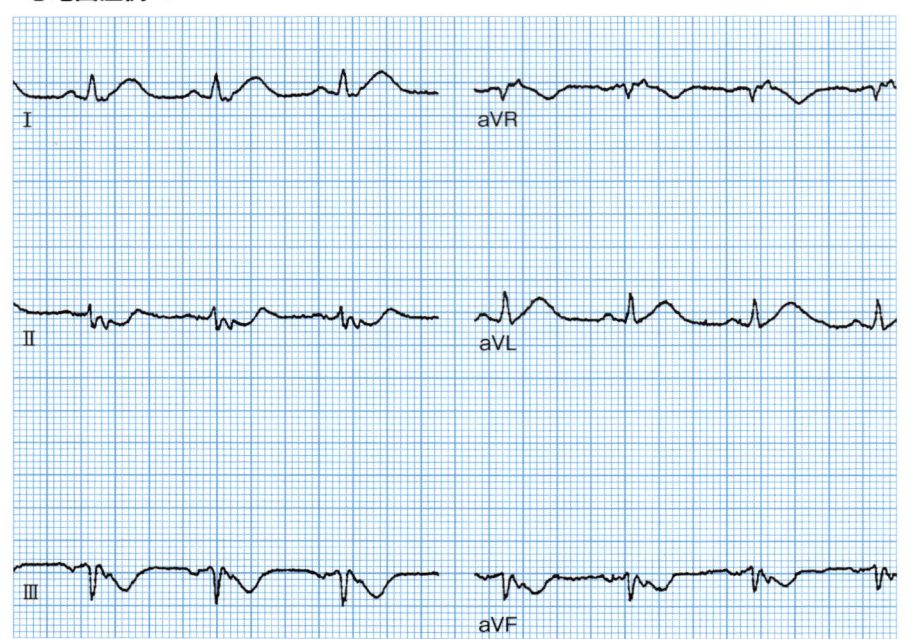

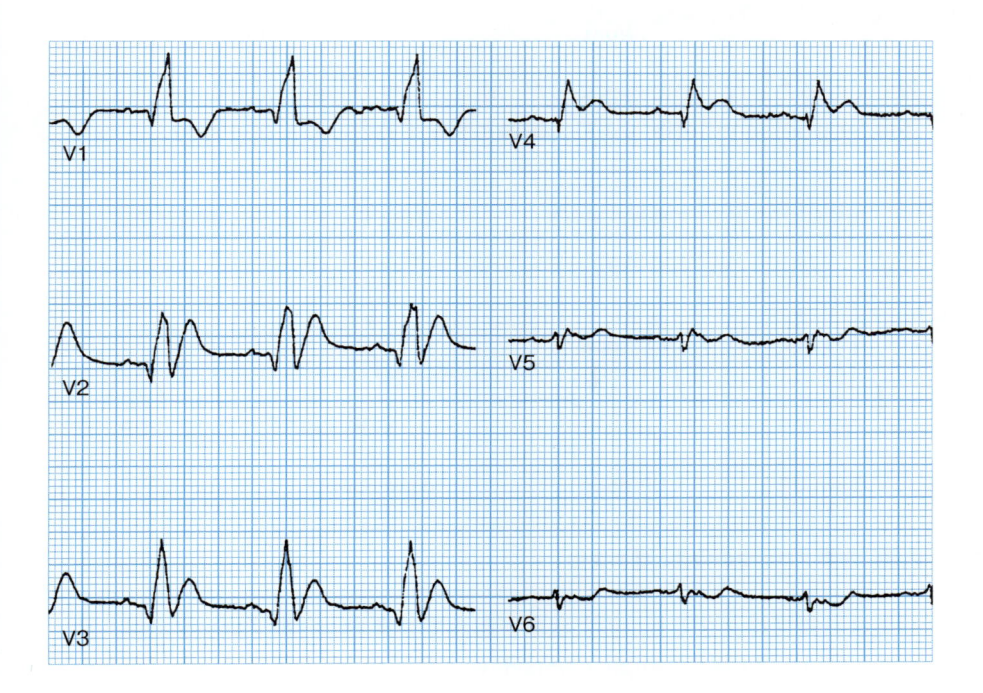

<解説>
　ガツンとした ST 上昇はなさそうに見えます．V4 では ST 上昇に見えますが，連続した 2 つの誘導として V3 は異常なのでしょうか？　自信を持って STEMI と言えるかというと，難しいかもしれません．ここで，右脚ブロックの特徴について，極性という観点から今一度見ていきましょう．

● 右脚ブロックの極性について

　左脚ブロックでは，QRS と ST の極性が逆になり，結果として ST 判断が難しくなることはすでに述べました．逆に，極性が一致した ST 上昇や ST 低下は Sgarbossa criteria により，虚血と判断するのでしたね（図1）．

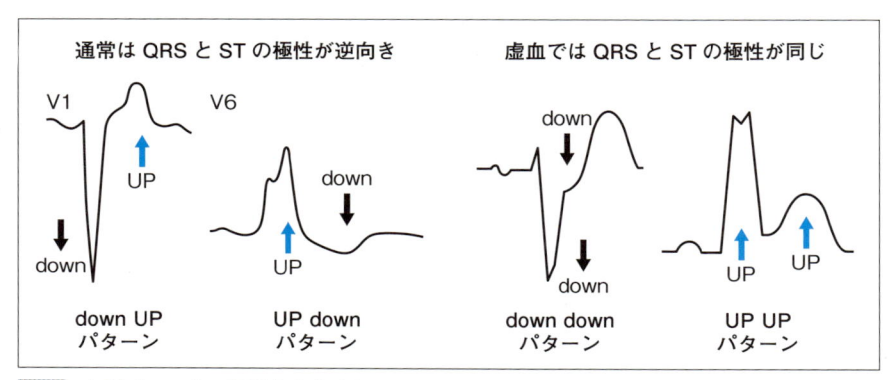

図1 左脚ブロックの極性と虚血変化

　実は右脚ブロックでも，似た現象が起きています．右脚ブロックでは，V1〜V3（V4）で QRS complex が rsR' のように **QRS の最後の波が "上向き"** となる場合は，**T 波は "下向き"** になります．これは **the pseudo-normalization of the negative T-waves** と呼ばれ[1]，右脚ブロックの V1〜V3（V4）で認める陰性 T 波は正常所見と判断することになります．さらに V5V6 や I，aVL では RS' のように，QRS complex の最後が下向きの誘

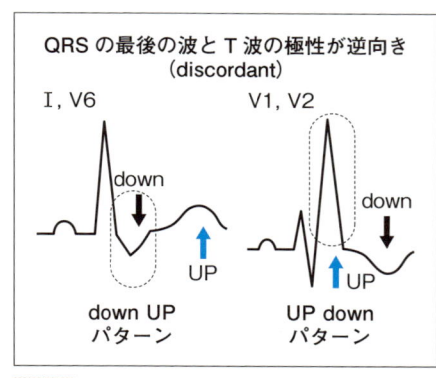

図2a 通常の右脚ブロックの極性 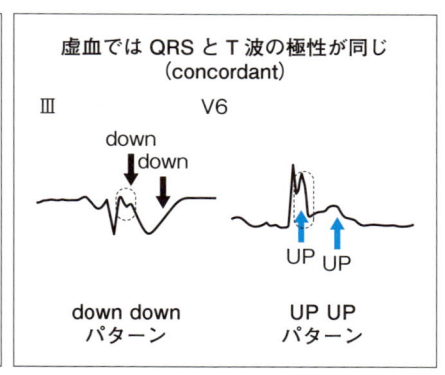　　**図2b** 虚血時の右脚ブロックの極性

導は T 波は上向きになります．

　このように，右脚ブロックは QRS complex の最後が上向きなら T 波が下向き，QRS complex の最後が下向きなら T 波が上向きといった形で極性が逆向き（discordant）になります（図2a）．一方，QRS complex の最後の波形と T 波が同じ向きで極性が一致する場合（concordant）は虚血を疑う所見となります（図2b）．

　これを踏まえて，症例 4 の心電図をもう一度見てみましょう．V2～V4 は QRS の最後が上向きで，本来であれば T 波は下向きになりますが，この症例では上向きです．これは虚血として判断すべき所見です．また Ⅲ と aVF で QRS が QS パターンで下向きのため，本来は T 波が上向きですが，今回は T 波が下向きになっており極性が一致しています．これはミラーイメージとしての ST 低下であり，虚血として有意な所見です

心電図症例 4〔来院時〕（再掲）

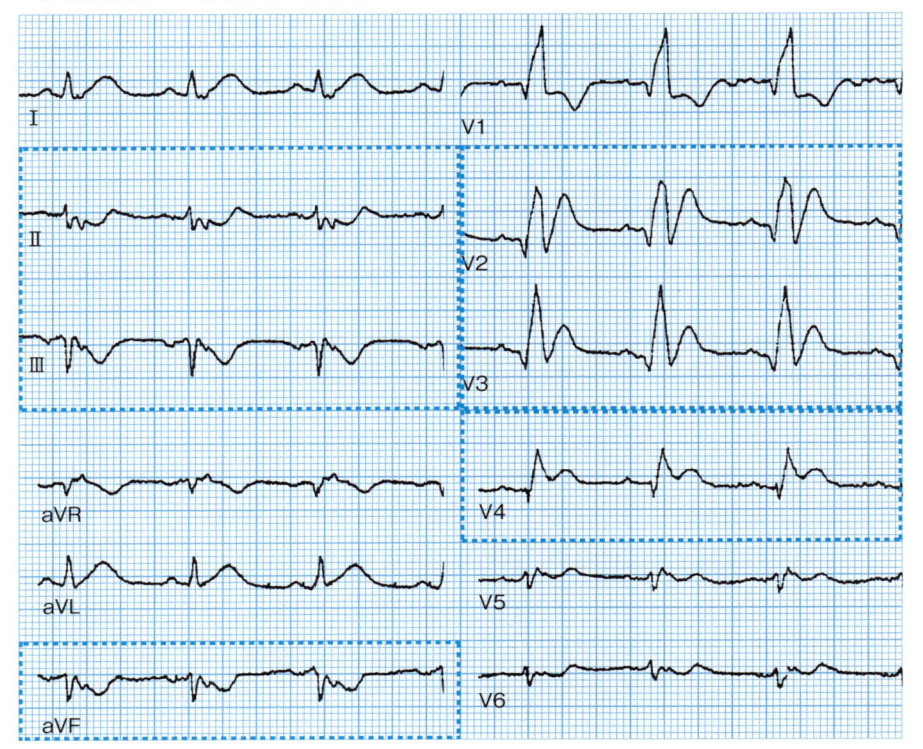

なお，心電図4の30分後に再度心電図をとるとしっかりとST変化が出てきました（心電図4〔来院30分後〕）．今回はV2〜V4でST上昇が明確になりましたが，最初の段階でもV2〜V4の極性が一致し虚血所見があるので，来院時心電図1枚で循環器医をコールすべきでしょう．

心電図症例4〔来院30分後〕

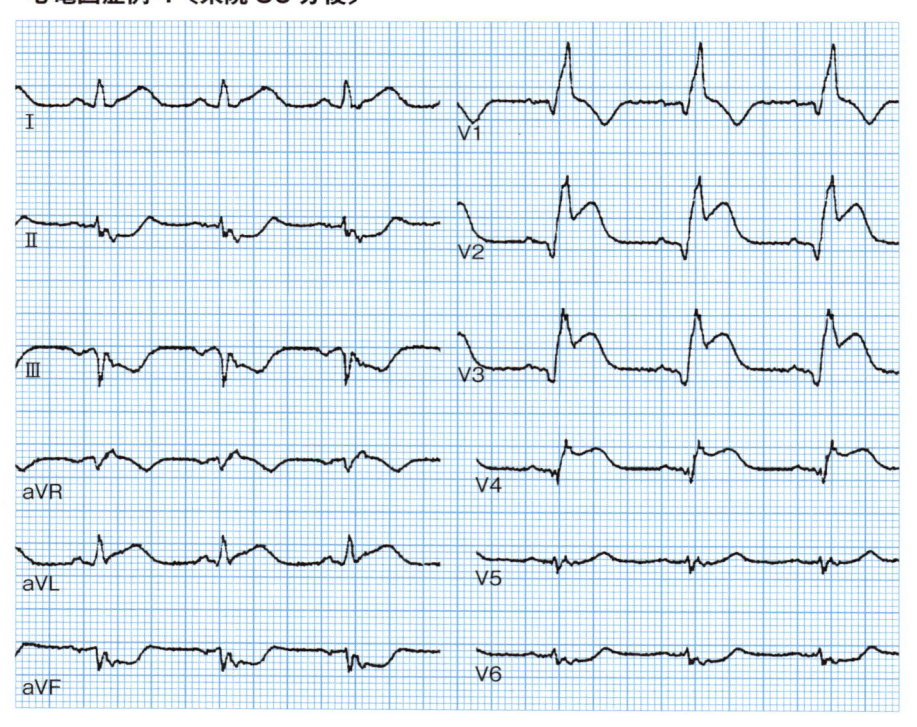

知ることだけでは十分ではない．それを使わなくてはいけない．
やる気だけでは十分ではない．実行しなくてはいけない．

右脚ブロックは左脚ブロックと違い，虚血変化は判断できることを体感してもらいました．明日から，右脚ブロックなら物怖じせずにどんどん虚血判断をしてください．それでは虚血変化がなく右脚ブロック"**だけ**"の場合はどう対応すればよいのでしょうか？

● 右脚ブロックで虚血変化がない時の対応

　右脚ブロックだけの場合，その対応はやはり主訴に立ち返ることです．心電図を実施する主訴で多いのが胸痛と失神の2つです．まず胸痛の時は，心電図変化がなくても虚血性心疾患を疑うのであればNSTE-ACSとして対応します（Chapter 20参照）．一方，失神であれば，心原性失神の可能性がないかワークアップを始めます．特に右脚ブロックは注意が必要で，右脚単独のブロックでは問題がなくても，左脚前枝または後枝ブロックを伴う時は2枝ブロックと呼ばれます．2枝ブロックは心原性失神のリスクが高く，循環器医をコンサルトすべきです．

　それでは実施した心電図で虚血の可能性もなく，2枝ブロックでもないと判断された，本当に右脚ブロック"だけ"の場合はどうすればよいでしょうか？

● 本当に右脚ブロックだけの時

　Wongらは，心筋梗塞に併発した右脚ブロックは予後が悪く，注意が必要としていますが[2]，今回知りたいのは右脚ブロックだけの場合です．

　Zhangらは，脚ブロックや心室内伝導障害はそれだけで予後が悪く，注意が必要だと報告しました[3]．たしかにwide QRSとなる心電図をひとくくりで考えれば予後が悪いのは頷けますが，私たちの疑問には，右脚ブロックだけのサブグループで判断する必要があります．

　van Hemelらは，右脚ブロックが左脚ブロックより予後はよいとしており[4]，同じ脚ブロックでも区別した方がよさそうです．もし左脚ブロックを偶発的に見つけたなら，緊急でなくても一度は心エコーで評価し，循環器医へ診察依頼するのは悪くなさそうですが，右脚ブロックなら具体的にどこまですればよいのでしょうか？

　エキスパートオピニオンとして村川裕二先生は「**右脚ブロックのみでは専門医に紹介しないし，精査も行わない**」と述べています[5]．一方でBussinkらはデンマークのコペンハーゲンで大規模な右脚ブロックの疫学調査を実施しました[6]．この臨床研究は右室負荷がかかる疾患は交絡因子として除外しています．結果は，右脚ブロック単独でも死亡率と心臓死のリスクがわずかに高くなるというものでした（図3, 4）．問題は，この"わずか"をどうとるかです．

　"わずか"をオーバートリアージし，右脚ブロックだけでコンサルトしても，循環器医が何かアクションを起こさなかったのであれば，あとで患者さんも循環器医も非循環器医も「わざわざ受診しなくてもよかったのでは？」と思って

しまいそうです．みなさんが相談する循環器医が右脚ブロック単独に対して"わずか"な心予後の増悪という理由でだけテコ入れしないならば，エキスパートオピニオンに従い経過観察するというのが非循環器医のとるべきベッドサイドマネジメントだと思います．

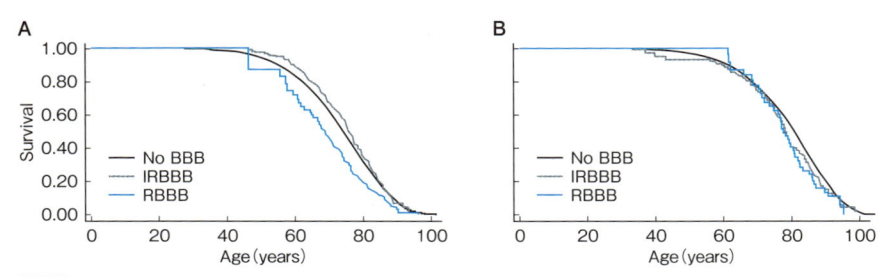

図3 The Kaplan-Meier survival curves regarding all-cause mortality in men（A）and women（B）by right bundle branch block at the baseline[6]

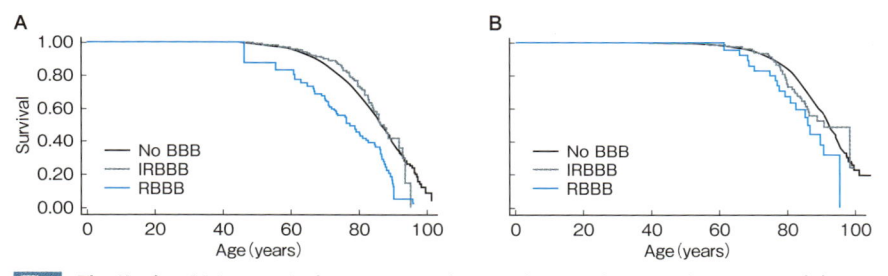

図4 The Kaplan-Meier survival curves regarding cardiovascular mortality in men（A）and women（B）by right bundle branch block at the baseline[6]

まとめ

- 右脚ブロックの場合は，虚血によるST変化は判断可能．
- 右脚ブロックではQRSとT波の極性は通常逆向き．同じ向きなら虚血かも．
- たまたま見つけた右脚ブロックでも，外来で可能な範囲で，虚血と心原性失神の評価はしておくことは悪くない．問題は循環器医にコンサルトするかどうか．
- 右脚ブロックだけなら経過観察で対応してよいかどうかは，コンサルトする循環器医に事前に確認しておくとよい．

文献

1) Di Chiara A. Right bundle branch block during the acute phase of myocardial infarction: modern redefinitions of old concepts. Eur Heart J. 2006; 27: 1-2.
2) Wong CK, et al. Prognostic differences between different types of bundle branch block during the early phase of acute myocardial infarction: insights from the Hirulog and Early Reperfusion or Occlusion (HERO)-2 trial. Eur Heart J. 2006; 27: 21-8.
3) Zhang ZM, et al. A wide QRS/T angle in bundle branch blocks is associated with increased risk for coronary heart disease and all-cause mortality in the Atherosclerosis Risk in Communities (ARIC) Study. J Electrocardiol. 2015; 48: 672-7.
4) van Hemel NM. Left is worse than right: the outcome of bundle branch block in middle-aged men. Eur Heart J. 2005; 26: 2222-3.
5) 村川裕二. あなたが心電図を読めない本当の理由. 東京: 文光堂; 2008. p.23.
6) Bussink BE, et al. Right bundle branch block: prevalence, risk factors, and outcome in the general population: results from the Copenhagen City Heart Study. Eur Heart J. 2013; 34: 138-46.

COLUMN　コラム

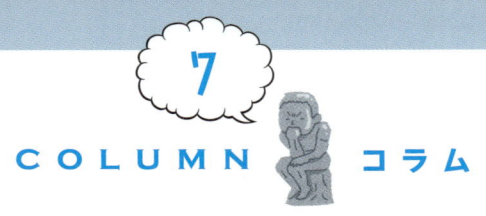

7

ウサギがいない時

　きれいにウサギの耳が出ていない非二峰性の wide QRS の時は，脚ブロックかどうか迷います．たとえば 130〜131 頁の症例心電図はどうでしょう．
　しかし，ベテラン循環器医に私たちが迷った心電図を見せると，「これは右脚ブロックだね」と自信満々で言われてしまいます．これはある『法則』を知っているかどうかの違いなのです．ちょっとしたコツなのですが，知っていると便利なのでお伝えします．

　まず QRS の形と呼び方を確認しましょう（図 1）．極性にかかわらず，大きな波は大文字で，小さな波は小文字で表します．大小の基準は，細かいルールを覚えるより感覚で対応します．また 2 つめの波が同じアルファベットの時は『'』をつけます．たとえばみなさんがよく目にする右脚ブロックのパターンの 1 つが rsR' となりますね（図 1）．
　この点を踏まえて，実際の右脚ブロックの V1 誘導だけを何種類か集めたのが図 2 です．こう見ると，バリエーションが様々で，アルファベットの記載方法は 8 種類もあります．一部ウサギ耳の二峰性でない時はあり，その際は自信をもって右脚ブロックと言えないというのもうなずけます．しかし，ここに一定のルールがあります．V1 誘導の最後が必ず R 波（r' や R'）であることです．この**右脚ブロックは V1 誘導の wide QRS の最後が R 波になること**が『法則』となります．種明かしをすると，右脚ブロックでは右の伝導路が障害されており，左室→右室の順で脱分極します．V1 では左室の脱分極は rs 成分となりまず出現，遅れた右室の脱分極する成分が R 波となり，V1 では常に最後が R の wide QRS が完成します．多くは **V1 や V2 に二峰性のウサギの耳で右脚ブロックと判断し，そうでない時も『V1 の最後が R の wide QRS』**という法則を覚えておけば，右脚ブロックの判定に柔軟に対応できると思います．

　この法則は左脚ブロックにも同様に使えます．多くは V5 や V6 で二峰性のウサギ

図1 QRSの呼称

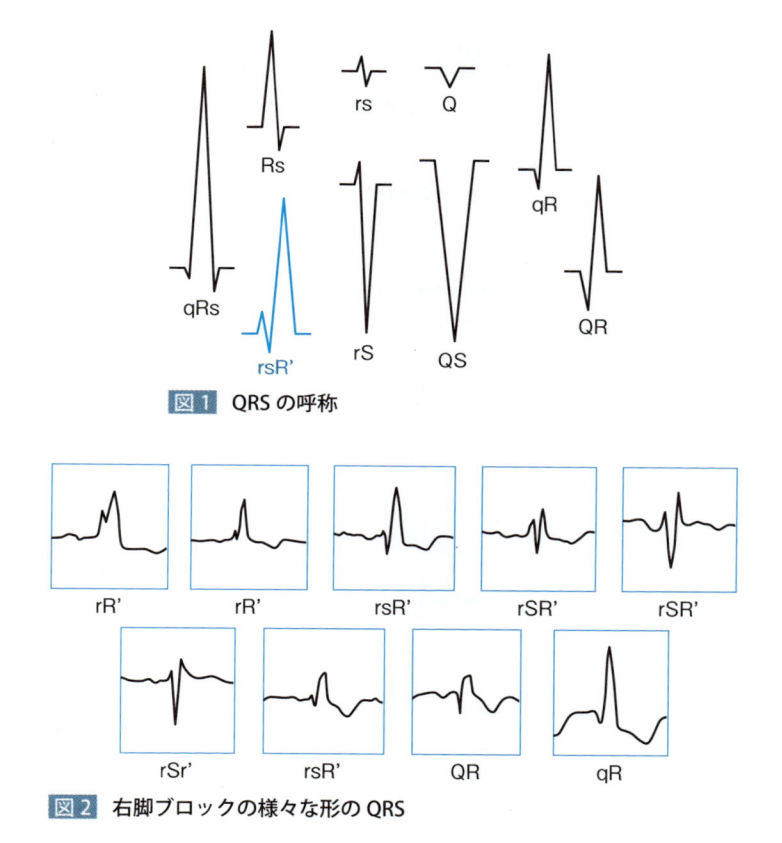

図2 右脚ブロックの様々な形のQRS

の耳になりますが，そうでない時も『V6の最後がRのwide QRS』という法則を覚えておけば対応できます．ウサギがいなくても脚ブロックかどうかは言えるわけです．

文献
1) Bouthillet T. Right Bundle Branch Block — Part 1. EMS 12-Lead. June 19, 2009. http://www.ems12lead.com/2009/06/19/right-bundle-branch-block-part-i/

Chapter 15

何もしない心電図
コンサルト〜ある時は御法度，ある時は必須

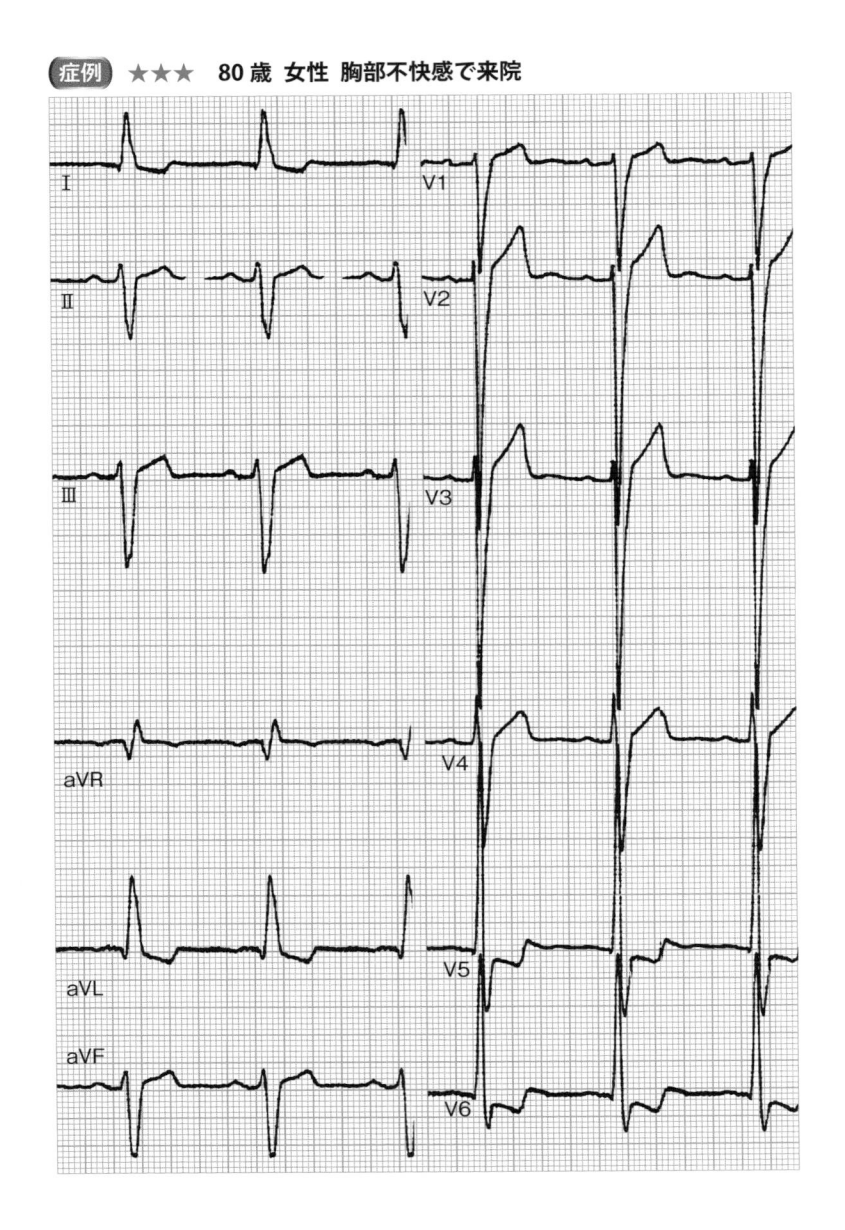

症例 ★★★　80歳　女性　胸部不快感で来院

Chapter 15 何もしない心電図

> 最も重要な決定とは，何をするかではなく，何をしないかを決めることだ．
> スティーブ・ジョブズ

　来院時の血圧は 180/120 mmHg とかなり高いですが，他のバイタルサインは安定しています．既往を確認すると，「健康なので検診には行かないし，病院は 30 年以上かかってない」とのこと．いつものように 10 秒でアクションを決めてください．

　これはストレイン・パターンという心電図．左室肥大を反映した ST-T 変化で，文字通り"パターン"認識する心電図の一発診断症例です．やや特徴のある ST 変化ですが，多くは虚血とは無関係のため，**ストレイン・パターン"だけ"で循環器医へ虚血コンサルトすることは御法度**です．しかし，よくある研修医の失敗は，ストレイン・パターンを虚血と誤解して循環器医コールしてしまうこと．STEmimic だけに呼ばれた循環器医からは"これだけで呼ばないでヨ！"と突っ込みが入ります．

最も重要な決定とは，何をするかではなく，何をしないかを決めることだ．

　ストレイン・パターンを見た時に重要なのは，あれやこれやと"何かする"ことより，『それだけでは循環器医へコンサルトしない』と決めることです．

● 遭遇率 No.1 の STEmimic

　ストレイン・パターン（左室肥大）はとても遭遇率の高い心電図変化です．Brady らによると，胸痛でとられた ST 上昇型の心電図のうち心筋梗塞は 15% にとどまり，残りの 85% が STEmimic とされます[1]．その内訳でいちばん多かったのがストレイン・パターンである左室肥大（25%）で，脚ブロック（25%），そして早期再分極（15%）と続きます（図 1）．

　本当によく見る心電図だけにストレイン・パターンで全例コンサルトされると待機の循環器医は体がもちません．オーバートリアージを避けるためにもストレイン・パターンをパターン認識できるようになりましょう．

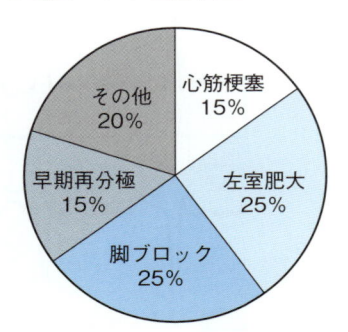

図1　胸痛 & ST 上昇の原因疾患
（文献 1 より改変）

- 心筋梗塞 15%
- 左室肥大 25%
- 脚ブロック 25%
- 早期再分極 15%
- その他 20%

●ストレイン・パターンをパターン認識する

では，今回の心電図にストレイン・パターンを書き込んでみましょう（図2）．ポイントは"どこに"，"どんな形で"出るかの2点になります．

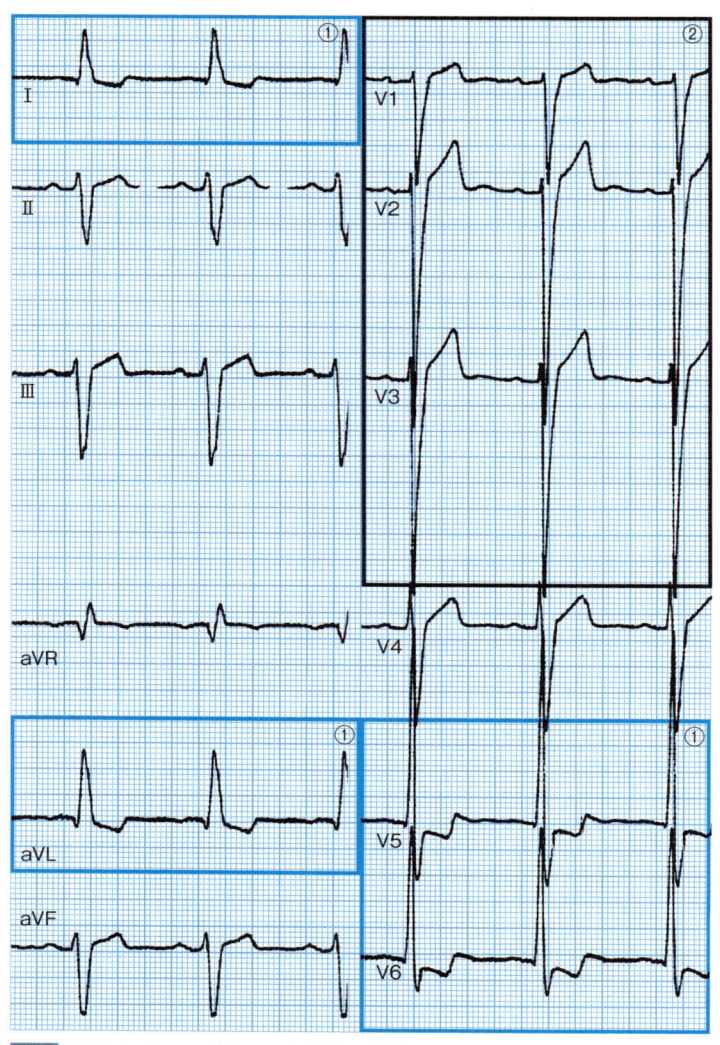

図2 ストレイン・パターン心電図の特徴
① Ⅰ V5V6（側壁）：高いR波，ST低下と陰性T波
② V1～V3（前壁）：深いS波，STの軽度上昇

"どこに" →前壁領域（V1〜V3）と側壁領域（ⅠⅤV5V6）の2か所に注目．
"どんな形"→それぞれでQRSとSTの極性が逆向きの所見がある．

極性が逆向きなのは左脚ブロックのdiscordanceと似ています．
また，『これぞストレイン』というパターンがあるので図3に示します．

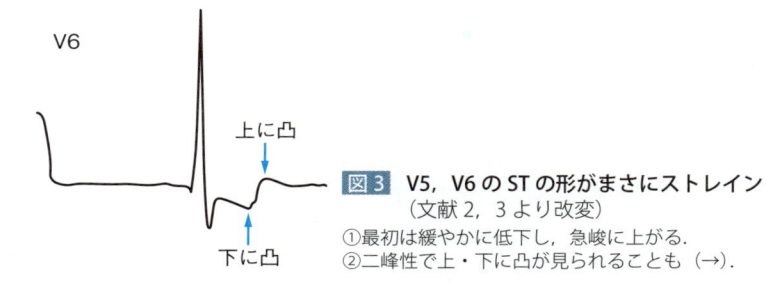

図3 V5，V6のSTの形がまさにストレイン
（文献2，3より改変）
①最初は緩やかに低下し，急峻に上がる．
②二峰性で上・下に凸が見られることも（→）．

さて，なぜストレインという名前になったのかには諸説ありますが，もともと慣習的な呼び方なのであまり深く考える必要はありません．でも一応，"Strain"を辞書で引くと，『1（ぴんと）張る，引っぱる．2（体の一部を）精いっぱい働かせる…』などとあります．精いっぱい頑張ってきた心筋のイメージと，結果的に上下に引っ張られて極性が逆向きになったQRSとST部分にストレインを感じてもよいのかもしれません．

●なぜストレイン・パターンになるのか？

ストレイン・パターンの心電図変化が前壁や側壁に出現するのは，左室心筋肥大の所見が解剖学的に前壁や側壁で反映されやすいからと言われています．また，その特徴的なST変化のメカニズムは，
・一時的変化：心室肥大→心内膜下の相対的心筋虚血，肥大心筋の再分極過程の遅延
・二次性変化：脱分極過程の変化
…とされますが，これは難しいので覚えられなくても結構です．
本書は，心電図の電気生理学よりも心電図パターンからのアクションに重きを置いていますので，実際に大切なのは以下の2点です．
・**特徴的な心電図変化を見て，ストレイン・パターンを認識できる**
・**ストレイン・パターンのST-T変化は肥大が原因であり，多くは虚血ではないので急がない**

ベッドサイドでは病態生理より，パターン認識してアクションが取れるかが大切です．
　左室が肥大する背景には，長期間続く高血圧や，大動脈弁疾患など左室が頑張らないといけない基礎疾患がまず間違いなくあります．Sallesらは，ストレイン・パターンの心電図患者は難治性の高血圧と関連があると報告しています[4]．実際，高血圧症など左室が"マッチョ"になる理由を長期間抱えた高齢者に多く，心疾患の既往がない若い人にはあまり見かけません．このストレイン・パターンの高齢者は，筋肉がなくやせ細っていても，心エコーをすると心筋がマッチョであることが確認できます．Ogahらによると，ストレイン・パターンの左室肥大に対する特異度は89.8～100％と高く[5]，心電図1枚から超音波の肥大心筋を予測することができます．この特徴的な心電図所見にはストレイン・パターン以外にも"strain型"とか"肥大型心電図"，はたまた"左室肥大所見"など，近似的な表現がいくつもあります．本書では，国内のベッドサイドで使われることが最も多いであろう"ストレイン・パターン"という表現で話を進めていきます．

●ストレイン・パターンを診たら何を"する"か，"しない"か？

　外来でとった心電図でストレイン・パターンかなと思った時は，病歴で長期の高血圧や大動脈弁狭窄（AS）などのエピソードを確認してみる，可能ならエコーで心肥大や弁疾患を確認してみるというのは悪くないアクションです．おそらく何か見つかるでしょうし，病状次第でこれら慢性疾患への介入が必要なこともあります．ですが…

　　最も重要な決定とは，何をするかではなく，何をしないかを決めることだ．

　忙しい救急外来では，見つけた心電図のストレイン・パターンに"何をするか"はあまり重要ではありません．慢性疾患管理に手を付けても悪くはないのですが，それよりも"何をしないか"が重要な決定です．大事なメッセージは…

　　ストレイン・パターンで最も重要な決定とは，
　　何をするかでなく，それだけでは循環器医を呼ばないと決めることだ．
　　　　　　　　　　　　　　　　　　　　　　　　マスイ・ノブタカ

　しかしです．もし胸痛で心筋梗塞疑いの患者さんの心電図がストレイン・パターンだったらどうでしょうか？　今回の症例がまさにそうです．もう一度最

初の心電図を見てください．おそらく何十年と無治療の高血圧が背景にあり，心エコーでも左室肥大があるでしょう．ただ，そんな慢性病態よりも問題なのは，胸痛を訴えるこの患者さんが虚血性心疾患かどうかです．それだけでは"何もしない"ストレイン・パターンですが，目の前の ST 変化が虚血の判断を迫ってきたらどうすればよいのでしょうか？

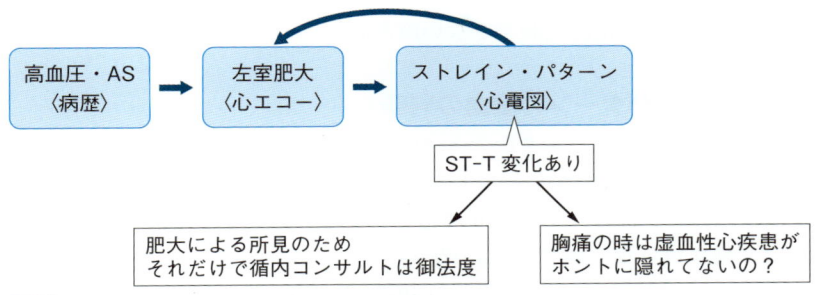

```
高血圧・AS      →   左室肥大    →   ストレイン・パターン
〈病歴〉           〈心エコー〉        〈心電図〉
                                    ↓
                                ST-T 変化あり
                        ↙               ↘
            肥大による所見のため         胸痛の時は虚血性心疾患が
            それだけで循内コンサルトは御法度    ホントに隠れてないの？
```

図4 ストレイン・パターンを見た時の思考

●ガイドラインとストレイン・パターン

そこで伝家の宝刀，ガイドラインの登場です．ST 上昇型心筋梗塞の心電図変化について，ストレイン・パターン（左室肥大）の但し書きつきで，次のように記されています．

Diagnostic STE <u>in the absence of LVH</u> or left bundle-branch block（LBBB）is defined as…
ST 上昇の診断は左脚ブロックと<u>左室肥大がなくて</u>，次のように定義され…
　　　　　　　　　　　　　　　ACC/AHA（米国心臓病学会/米国心臓協会）
　　　　　　　　　　　　　　　ST 上昇型心筋梗塞のガイドライン 2013[6]

Typically, ST-segment elevation in acute myocardial infarction, measured at…<u>in the absence of LVH</u> or left bundle branch block.
典型的な急性心筋梗塞の ST 上昇は…である（ただし，左脚ブロックや<u>左室肥大がないこと</u>）．
　　　　　　　　　　　　　　　ESC（欧州心臓病学会）
　　　　　　　　　　　　　　　ST 上昇型心筋梗塞のガイドライン 2012[7]

左室肥大を示唆するストレイン・パターンの心電図では一見 ST が上昇して見えるけど，STEMI じゃないよ，つまりは STEmimic なんだよってことはガイドラインのお墨つきです（そして，ストレインだけでは虚血での循環器コ

ンサルトは御法度！という心の声も聞こえてきます）．左脚ブロックがそうであるように，ストレイン・パターンのST変化はSTEMIではないわけです．

ただ，胸痛で来院した患者さんの心電図がストレイン・パターンの時，私たちはST部分を睨みつけてベッドサイドでこう叫びたくなります….

「ストレイン・パターンの人がSTEMIになったら心電図はどうなるんだよ!!」

左脚ブロックで心電図判断できない時と同じ悩みにぶつかってしまいます．

●ストレイン・パターンの虚血の判断

本書で最もチャレンジングなテーマ…ストレイン・パターンの虚血判断．救急心電図の大家Bradyさんもストレイン・パターンのST変化の原因が肥大か虚血か迷う時があり，その判断はとても難しいとコメントしております[1]．これは左脚ブロックに対するSgarbossa criteriaのようなルールがストレイン・パターンにはなく，どのような変化があれば肥大や虚血かを区別できるかというエビデンスに乏しいためです．

それでも遭遇率No.1のSTEmimicのストレイン・パターンですから，私も研修医からその判断をどうするかよく質問を受けます．その答えは…

> いかにストレイン・パターンでも，
> ホントに虚血性心疾患を疑うなら循環器科コンサルトする．

心電図で判断できないなら無理をしてはいけません．ただ，実際はストレイン・パターンでも虚血かな？と思う時があります．そこでいくつかの文献と私の経験も加えて現場で実際にどうしているかを記載（というか白状）します．

まず最初に，気をつけている心電図ポイントを3つ上げます．

> ①偽物ストレインを意識する
> ②Sgarbossaを応用する
> ③病歴とエコーは必ずチェック

では，それぞれのポイントについて解説していきます．

Chapter 15 何もしない心電図

●ポイント① 偽物ストレインを意識する

次の心電図の患者さんが胸痛できたら？[8] 10秒で考えてください．

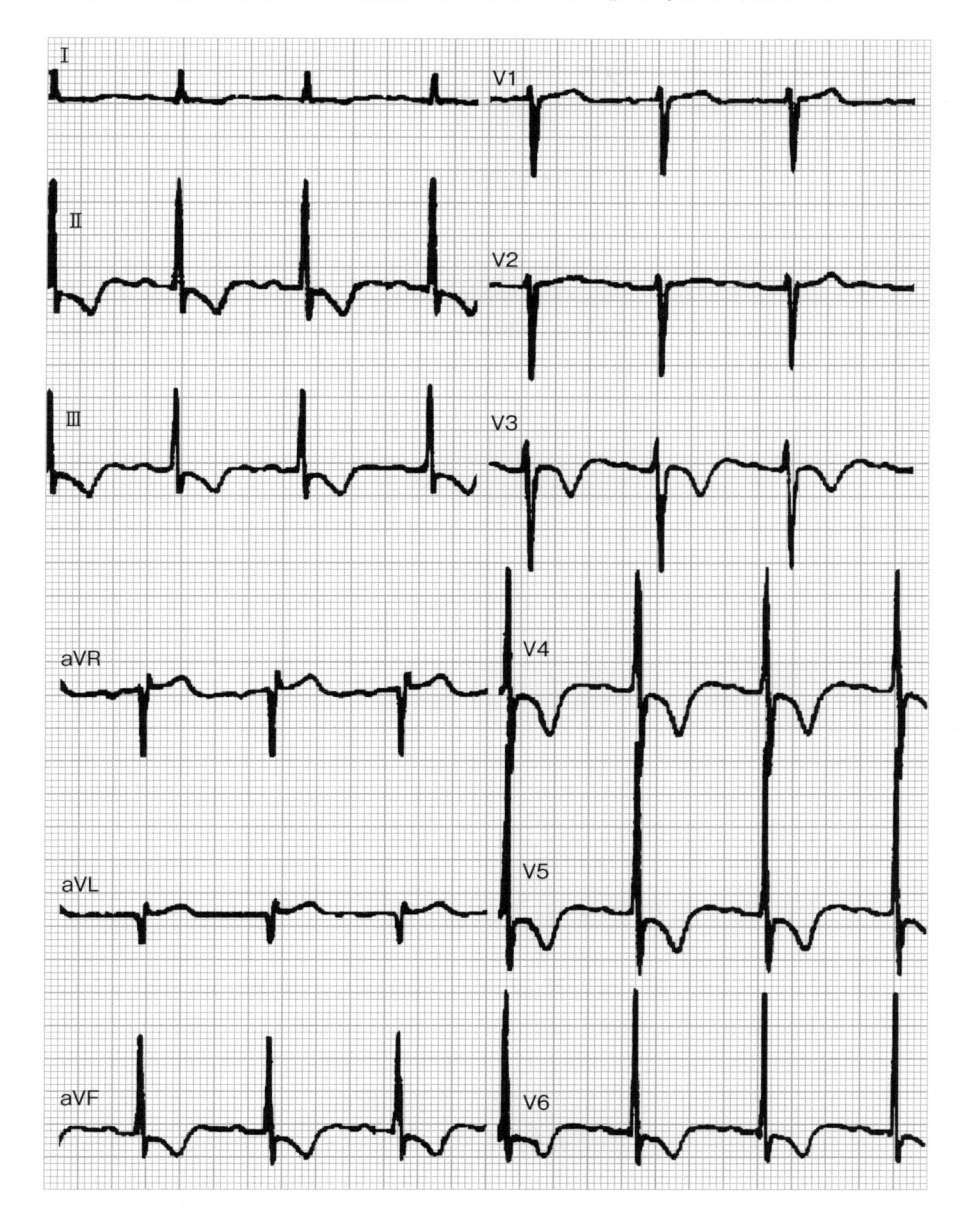

Part II 胸痛が主訴で虚血かどうか迷う心電図（STEmimic ハンター編）

　V5，V6 では高い R 波と ST 低下，陰性 T 波もあり，ストレイン・パターンのようにも見えます．V2，V3 では深い S 波があります．左室肥大としてよいでしょうか？

　答えは No．

　ストレイン・パターンの特徴的な**場所と形**がこの症例には当てはまりません．
　まず，今回のような，ⅡⅢaVF や V3 にも ST 低下や陰性 T 波をきたす場合はストレイン・パターンではないとした方がよいです[8]．典型的には側壁に ST 低下と陰性 T 波をきたすので，今回は場所が違います．また陰性 T 波の形もストレイン・パターンでは二峰性ですが（図 5），今回は典型的なストレインの形とは異なります（図 6）．

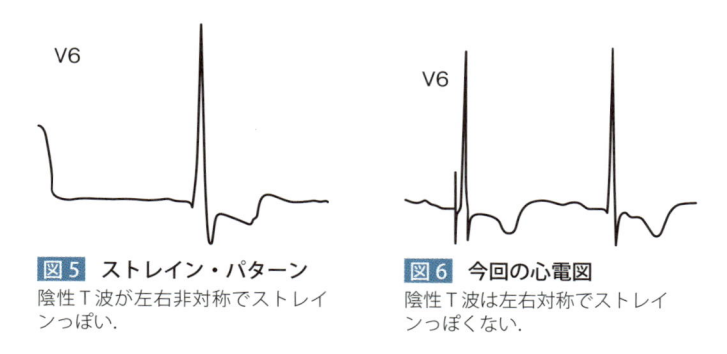

図5　ストレイン・パターン	図6　今回の心電図
陰性 T 波が左右非対称でストレインっぽい．	陰性 T 波は左右対称でストレインっぽくない．

　図 5，6 のような"っぽい"とか"っぽくない"とかは，繰り返し心電図を見ていくと身につく感覚的なものです．「それがわかれば苦労しないヨ！」という突っ込みが聞こえますが，ストレイン・パターンだけに，この辺りはやはりパターン認識．感覚で表現するしかないので許してください．

　Birnbaum らは左室肥大の患者さんでも**全般性の ST 低下**と **aVR や V1 の ST 上昇**で登場したら心内膜の虚血で ACS かもしれないので左室肥大と片付けないほうがよいのではないかとしています[2,9]．確かにストレイン・パターンは左冠動脈主幹部病変（LMT）でも心内膜の虚血であれば ST 低下をきたしますが，LMT の時はより広範な ST 低下と aVR の上昇があり，こちらは左室肥大には一般的に認めない所見です（Chapter 5 の症例心電図参照）．

Chapter 15 ● 何もしない心電図

> **次の所見は偽物ストレインかも！**
> ・ST 低下や陰性 T 波の形がストレインっぽくない.
> ・側壁以外にも ST 低下がある.
> ・aVR や aVL/V1 で ST がわずかに上昇している.

●ポイント②　Sgarbossa criteria ルール 3 を当てはめてみる

　ストレイン・パターンは極性が逆向きで上下に引っ張られた QRS と ST…どこか見覚えがあると思ったら，左脚ブロックと似ています[10]．V1～V3 は極性が逆向きで，軽度 ST 上昇がありますが，これが STEMI かどうか迷う時は Sgarbossa ルール 3 を当てはめてみます．図 7B，図 7C のように ST がガツンと上がると STEMI を疑います．

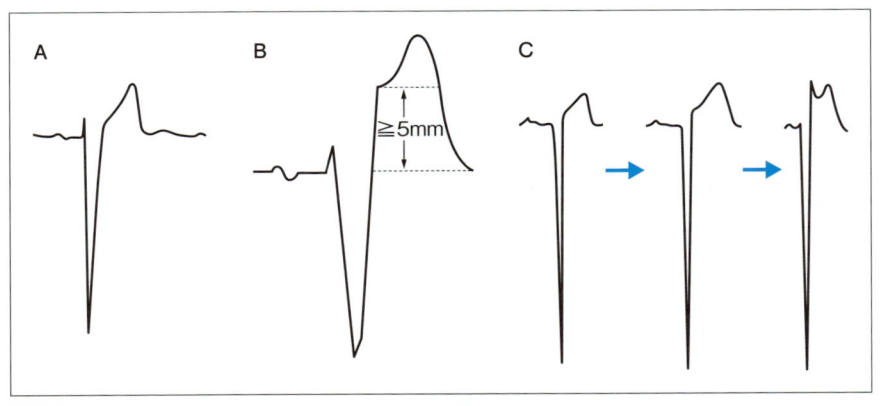

図7　ストレインで V1～3 がガツンと上がれば虚血かも
A：ストレインパターンなら深い S 波＋ST の軽度上昇．
B：Sgarbossa ルール 3 のようにガツンと上がれば STEMI かも．
C：ST の上昇の判断が難しければ時系列で判断するのも作戦の 1 つ．

　さて，図 7C の心電図が ST 上昇と認識できるのは，時系列で追いかけて並べたからです．心電図 1 枚勝負ではかなりつらいです．やはり，普遍的な戦略として，泥臭く前の心電図を探す，何度も心電図検査を繰り返すといった行動が，このようなエビデンスの少ない心電図の解釈には役立ちます．

●ポイント③　病歴とエコー・採血は必ずチェック

　ストレイン・パターンで虚血を疑う時は，病歴とエコーで必ず高血圧やAS，左室肥大所見といった経年性変化をチェックします．もしストレイン・パターンであれば，このような所見がまず間違いなく見つかりますが，もしなければ，新規の虚血変化によるST変化をストレイン・パターンと誤解している可能性があります．実際にいくつかの文献でも指摘があるピットフォールです[11-13]．

　ストレイン・パターン"だけ"では何もしないとも述べましたが，虚血が疑われた時点でこの条件づけは解除され，病歴の洗い出しと心臓エコー検査を追加します．

ストレイン・パターンの心電図虚血判断

ポイント1　形：左右対称性の陰性T波は虚血かも
　　　　　　場所：側壁以外のST低下，aVR/aVL/ⅠでST上昇は虚血かも
ポイント2　V1～V3でガツンとST上昇なら虚血かも（Sgarbossaルール3を参考）
ポイント3　病歴とエコーで肥大の証拠がなければ虚血かも

●ストレイン・パターンは心電図だけで戦わない

　心電図の本なので心電図の鑑別点を書きましたが，ストレイン・パターンの心電図判断は難しいのが正直なところです．有意な所見があればラッキーですが，エビデンスも乏しいので，心電図判断にこだわりすぎてはいけません．

　また，上記のポイント3では，心電図の鑑別なのに心電図以外の情報を使うのはずるいという声も聞こえそうですが，心電図で迷った時こそ，採血で心筋酵素を確認する，リスクファクターを評価するなど心電図以外の物差しでの評価をすべきです．アウトカムはあくまで患者さんの予後であり，心電図だけでカッコよく診断することではありません．

　心電図判断ができない時がいつか，心電図の限界がどこかを知り，判断できない時は他の戦略も検討することが大切です．ストレイン・パターンの虚血心電図判断で迷ったら，他の情報をできるだけ集めて循環器医と一緒にどうするかを決めていくのがベッドサイドで病気に向き合う正しい非循環器医の姿勢でしょう．

> **まとめ**
> - ストレイン・パターンをパターン認識する.
> - ストレイン・パターンは高血圧などによる左室肥大が原因であることもあるので,"それだけ"では急がない.
> - ストレイン・パターンだけなら虚血コンサルトは御法度.
> - ストレイン・パターン心電図の虚血判断は難しい.
> - ストレイン・パターンで虚血判断が迫られたら,心電図以外の情報も集め,循環器医と一緒に方針を決めるべし.

文献

1) Brady WJ, et al. Cause of ST segment abnormality in ED chest pain patients. Am J Emerg Med. 2001; 19: 25-8.
2) Birnbaum Y, et al LVH and the diagnosis of STEMI--how should we apply the current guidelines? J Electrocardiol. 2014; 47: 655-60.
3) Brady WJ. Electrocardiographic left ventricular hypertrophy in chest pain patients: differentiation from acute coronary ischemic events. Am J Emerg Med. 1998; 16: 692-6.
4) Salles G, et al. Importance of the electrocardiographic strain pattern in patients with resistant hypertension. Hypertension. 2006; 48: 437-42.
5) Ogah OS, et al. Electrocardiographic left ventricular hypertrophy with strain pattern: prevalence, mechanisms and prognostic implications. Cardiovasc J Afr. 2008; 19: 39-45.
6) O'Gara PT, et al. 2013 ACCF/AHA guideline for the management of ST-elevation myocardial infarction: a report of the American College of Cardiology Foundation/American Heart Association Task Force on Practice Guidelines. Circulation. 2013; 127: e362-425.
7) Steg PG, et al. ESC Guidelines for the management of acute myocardial infarction in patients presenting with ST-segment elevation. Eur Heart J. 2012; 33: 2569-619.
8) Carey MG, et al. Differentiating ST-segment strain pattern from acute ischemia. Am J Crit Care. 2006; 15: 321-2.
9) Knotts RJ, et al. Diffuse ST depression with ST elevation in aVR: Is this pattern specific for global ischemia due to left main coronary artery disease? J Electrocardiol. 2013; 46: 240-8.
10) Nable JV, et al. Chameleons: Electrocardiogram imitators of ST-segment elevation myocardial infarction. Emerg Med Clin North Am. 2015; 33: 529-37.
11) Atar S, et al. Usefulness of ST depression with T-wave inversion in leads V(4) to V(6) for predicting one-year mortality in non-ST-elevation acute coronary syndrome (from the Electrocardiographic Analysis of the Global Use of Strategies to Open Occluded Coronary Arteries IIB Trial). Am J Cardiol. 2007; 99: 934-8.
12) Barrabes JA, et al. Prognostic significance of ST segment depression in lateral leads I, aVL, V5 and V6 on the admission electrocardiogram in patients with a first acute myocardial infarction without ST segment elevation. J Am Coll Cardiol. 2000; 35: 1813-9.
13) Nikus KC, et al. ST-depression with negative T waves in leads V4-V5-a marker of severe coronary artery disease in non-ST elevation acute coronary syndrome: a prospective study of Angina at rest, with troponin, clinical, electrocardiographic, and angiographic correlation. Ann Noninvasive Electrocardiol. 2004; 9: 207-14.

Chapter 16
とる前に読む心電図
効率よく読むためのスイッチの入れ方

　既往は特になく冠危険因子もありません．BP 120/75，HR 100，RR 16，BT 37.0 とバイタルサインは安定しています．
　さあ，次はどうしましょう？　10秒でアクションを決めてください．

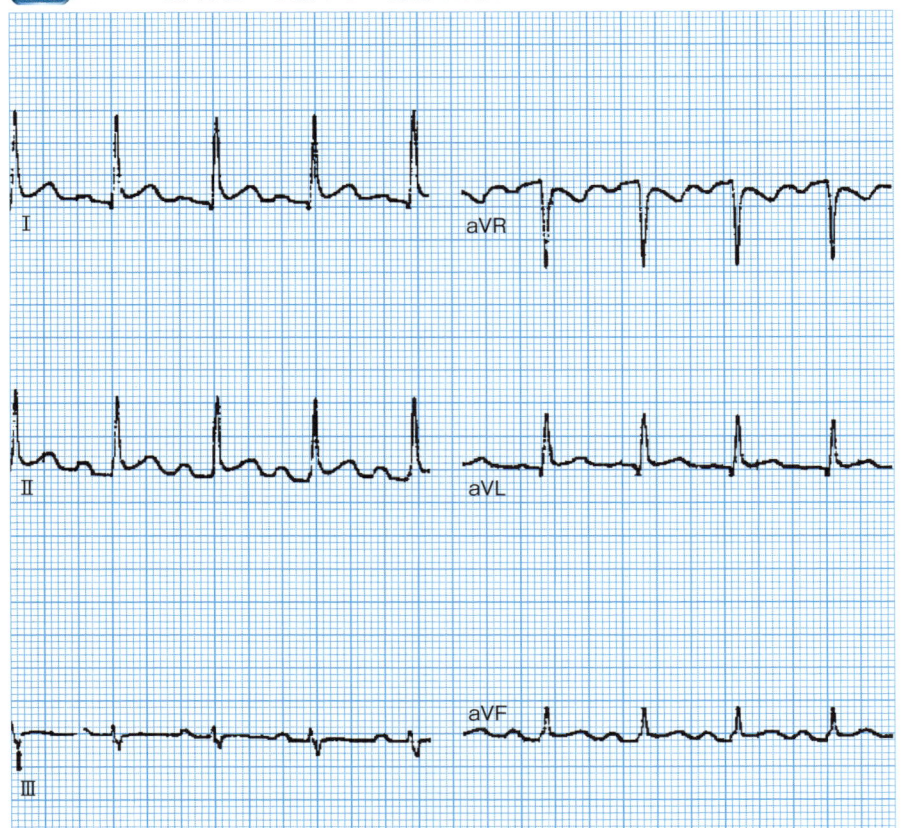

> **症例** ★　30歳 男性 2日前からの胸痛で来院

> トライアスロンほど練習量が素直に結果へ反映されるスポーツはない．
> 12時間以上動き続けるアイアンマンディスタンスでさえ，
> 完走できるかどうかはスタートラインに立った時すでに決まっているのだ．
>
> 宮塚英也（トライアスロン指導者）

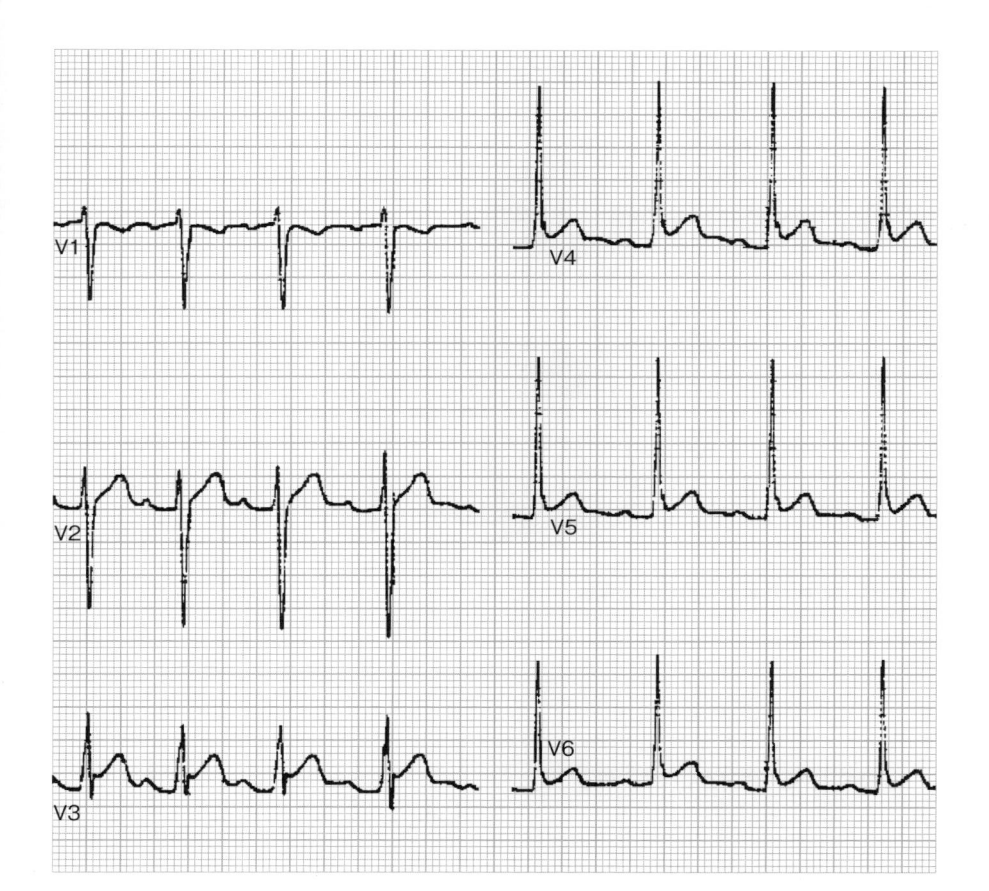

今回は結論から言うと，診断は急性心外膜炎でした．難しく感じたかもしれませんが，診断のためには2つのポイントがあります．1つめは『**特徴的な心電図所見が判断できること**』，2つめは『**急性心外膜炎を疑えること**』です．

● 急性心外膜炎の特徴的な心電図所見

心筋梗塞が限局的な心室の血流障害なのに対して，急性心外膜炎は心臓全体の炎症障害です．心電図異常が起こるメカニズムが違うため，心電図も特徴的であり注意が必要です．急性心外膜炎の心電図変化をイメージして理解するために，今一度コップ心電図に登場してもらい図説します．

図1 急性心外膜炎の特徴的心電図

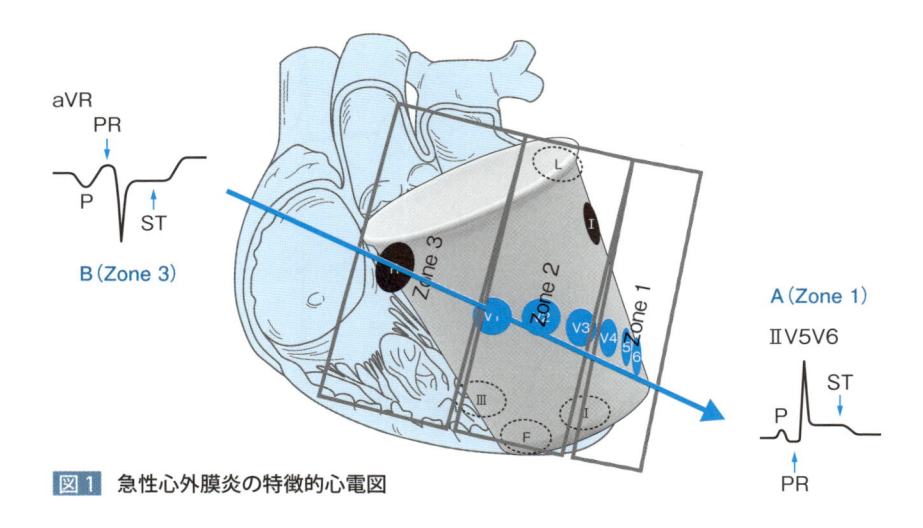

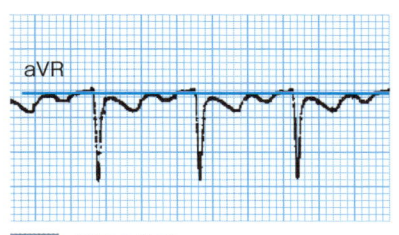

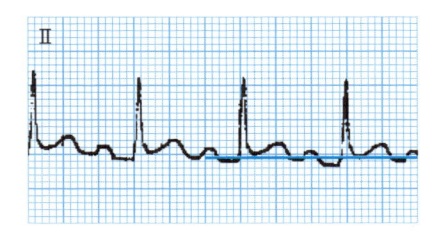

図2 基線の位置

まず，コップの上から下へ（aVR から V6 へ）串刺しにし，Zone 1 から 3 に分けます（図 1）．串先の Zone 1（Ⅱ V5V6）では ST が上昇し（図 1A），対側の串元 Zone 3（aVR）は ST が低下します（図 1B）．ST 変化は心外膜直下で心筋が炎症を起こすためとされます．ST 上昇は 5 mm 未満で，STEMI ほどガツンとは上がりません．

さらに炎症で心房が傷つくと PR が変化します．心房と心室は反対側のため，Zone 1 では PR 低下（図 1A），Zone 3 では反対に PR 上昇を起こします（図 1B）[*1]．Zone 1 と Zone 3 はちょうどミラーイメージの関係のように，ST・PR で上昇/低下が串元と串先で反対になるのが特徴です[1]．なお，ST・PR の上昇/低下は，**T 波の最後から次の P 波の最初まで**を結んだ基線を基準に判断します（図 2）．最初は Zone 1 の変化が大きくわかりやすいですが，真ん中の Zone 2 にあたる誘導でも ST 上昇や PR 低下が見えてくると，広範囲で ST 上昇がある典型的な急性心外膜炎のできあがりです．このような心電図所見が出現する理由は，急性心外膜炎が冠動脈とは関係なく心臓全体の炎症が外側から起こるからとされています．

●急性心外膜炎の心電図が見逃される理由 その 1

Zone 1〜3 すべてに所見がある典型的な急性心外膜炎心電図なら複数箇所の誘導で ST 上昇があり，新米研修医も診断に至らずとも『何かおかしい…』と誰かに相談することができます．しかし Zone 1 のみのわずかな変化の時は見逃しやすく，注意が必要です．

STEMI が，**V1〜V4，Ⅱ Ⅲ aVF，Ⅰ V5V6** といった 3 グループの"連続した誘導"のどこかで ST 上昇があるのに対し，微妙な急性心外膜炎は **Zone 1（Ⅱ V5V6）+α** と"連続しない一部の誘導"のわずかな ST 上昇なので，疑って探さないと見逃してしまいます．また対側変化が aVR でいつも確認がおろそかになる誘導であり，ヒントとしては難易度が高いです．加えて，ST はいつも確認しますが，PR は意識しないと評価されません．

（*1）PR の変化は実は心筋梗塞でも心房虚血で起こることがあり，急性心外膜炎の専売特許ではありません．

● 急性心外膜炎の心電図が見逃される理由 その2

　急性心外膜炎に特徴的なこの ST・PR 変化はしばらくすると消えてしまうことが見逃しを助長する2つめの理由となります．この消えゆく心電図とその時間経過は急性心外膜炎の大切なポイントなので確認していきましょう．

　図3に急性心外膜炎の心電図変化を時系列で並べました．誘導は変化がわかりやすい Zone 1（今回はⅡ誘導）で追っていきます．まず，発症から数時間～数日は ST 上昇と PR 低下を認めますが＜Stage Ⅰ＞，1週間もすると ST と PR は基線に戻ってきます＜Stage Ⅱ＞．その後2週間もすると T 波は陰転化し＜Stage Ⅲ＞，最後に正常化していきます＜Stage Ⅳ＞[2]．

Stage Ⅰ （数時間～数日）	Stage Ⅱ （1～2週間）	Stage Ⅲ （2～3週間）	Stage Ⅳ （3週間以降）
PR 低下と ST 上昇あり	PR 低下と ST 上昇は 消失し平坦化する	陰性 T 波出現	心電図は正常化

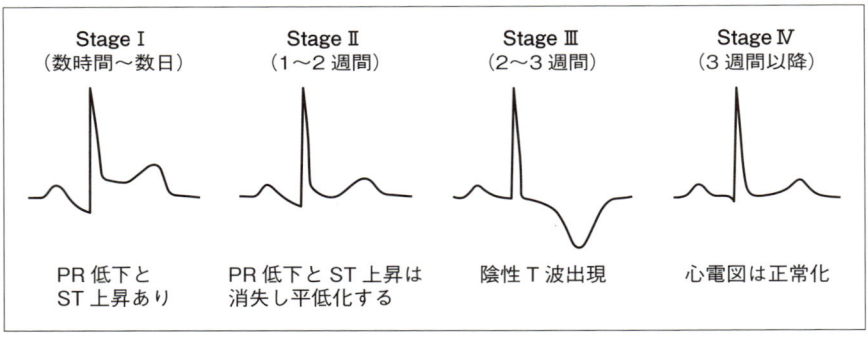

図3　急性心外膜炎の心電図の時系列変化

　Stage Ⅰのタイミングで心電図がとられ広範囲でガツンと ST 上昇があれば診断は難しくないです．一方 Stage Ⅱ前後で ST・PR がわずかに変化しているだけだと見逃してしまいそうです．Hooper らは，急性心外膜炎で ST 上昇は69.3％，低下は49.2％で認めるに留まると報告しており[3]，理由はこのような時系列変化による所見が一時的にしか出現しないからだと思われます．また Imazio らは，このような Stage ごとの典型的な ST 変化は60％に留まるとしており[2]，非典型例があることも意識しておくべきでしょう．

Chapter 16 とる前に読む心電図

〈虚血性心疾患のグルーピングとミラーイメージ〉

	ST 上昇	ST 低下
下壁梗塞	ⅡⅢaVF	aVL
前壁梗塞	V1〜V4	ⅡⅢaVF
側壁梗塞	ⅠV5V6	ⅢV1

※PR 変化はない

ミラーイメージ

グルーピングが違う

〈急性心外膜炎のグルーピングとミラーイメージ〉

ミラーイメージ

	ST 上昇	ST 低下
	ⅡV5V6	aVR

	PR 低下	PR 上昇
	ⅡV5V6	aVR

aVR
PR
P
ST

B (Zone 3)

A (Zone 1)

ⅡV5V6
P ST
PR

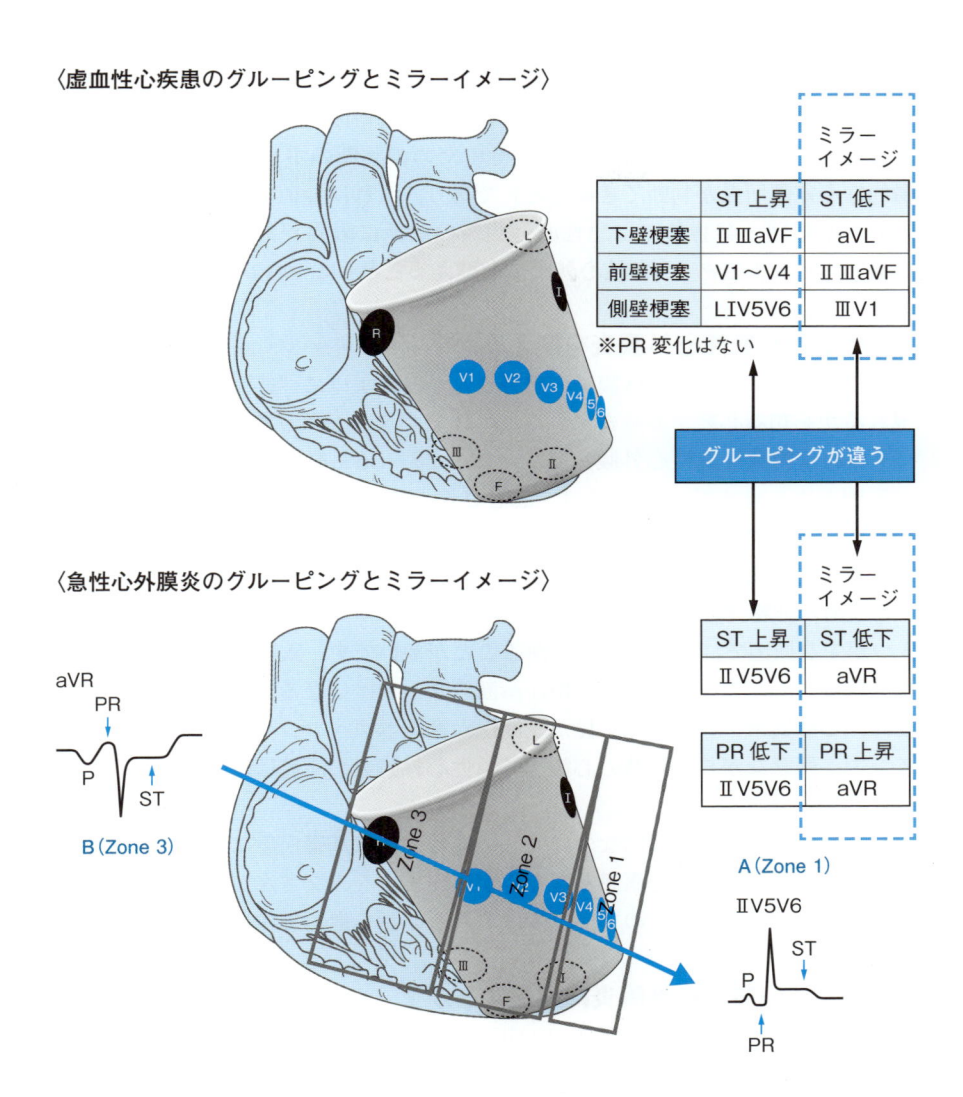

急性心外膜炎の心電図変化のポイント

- ✓ ST 変化は心筋梗塞の3つのグルーピングと違うので注意！
- ✓ ST 上昇と PR 低下を ⅡV5V6＋α に認めるので注意！
- ✓ aVR が ⅡV5V6 のミラーイメージ．ST 低下と PR 上昇を認めるので注意！
- ✓ 心電図は刻々と変化し所見が消えてしまうこともある．

だれが見ても広範囲の ST 上昇で，いずれは循環器医までコンサルトされる典型的な急性心外膜炎の心電図より，わずかな心電図所見でも急性心外膜炎を拾えるかどうかが腕の見せ所です．そのための診断のポイントの 1 つが『**特徴的な心電図所見が判断できること**』であり，これについて記述しました．しかし，心電図一発勝負では急性心外膜炎の診断に限界があります．そこで 2 つめのポイントである『**急性心外膜炎を疑えること**』について次に解説します．

●どうしたら急性心外膜炎を疑えるか？

疑うためには，急性心外膜炎の患者さんがどのように"非"循環器医の前に現れるかを知る必要があります．これには 2 パターンあります．

1 つめは**特発性**急性心外膜炎で，全体の 78〜86％を占め，多くはウイルスが原因とされます[4-6]．特発性は，患者さんが胸痛があっても心臓とは思わないためか，**まず一般内科や，若年なら小児科に受診するのが普通**で，循環器医が初診を見ることは少ない印象です．

2 つめが**非特発性**で，残りの 2 割になります．がん，結核，自己免疫疾患の 3 つが主な原因で，入院中に見つかることが多いです．入院時ルーチン，または入院中の心エコーで心嚢液貯留が診断のきっかけになることは珍しくありません．この異常エコー所見を見た主治医が循環器医へコンサルトという形はコモンで，残念ながら入院時の心電図で急性心外膜炎の所見は確認されていないことが多いです．

特発性が心臓単独の問題なのに対し，非特発性は基礎疾患による多臓器症状の一臓器症状としての心疾患となる点が違います．みなさんが外来でより多く遭遇するのは特発性ですので，以降はこちらの話を進めます．

●どれくらい急性心外膜炎に遭遇するか？

疫学的には，フィンランドの 29 病院で 10 年間に循環器内科に入院した約 67 万人のうち急性心外膜炎の患者さんが 1361 人いたという報告があります[7]．計算すると，大きな総合病院で 1 年間に 4 人ぐらい急性心外膜炎が入院することになり，日本国内でも感覚的に近い数字です．

では，実際に非循環器医が急性心外膜炎に遭遇する頻度はどうでしょう．年に一度という先生もいれば，数年以上見ていない先生もおり，これは外来の頻度と患者層に依存します．Brady によると，ER で STEMI 以外の ST 上昇の 1.4％が急性心外膜炎との報告もあります[8]．STEmimic 心電図の 100 枚に 1

枚が急性心外膜炎というのは"レアキャラ"と表現して支障なさそうです．
　この2つの疫学的研究や私の国内ER勤務経験からすると，1人の循環器医がER経由で急性心外膜炎の心電図コンサルトを受けるのは年に1回未満です．よって，経験の浅い若手循環器医がビミョーな急性心外膜炎の心電図を前に悩むのはよくあること．オンコールの若手循環器医が，コンサルトをかけた熟年総合内科医に急性心外膜炎の講釈を受けるという逆転現象も珍しくありません．希少疾患の診断は亀の甲より年の功．過去の診断経験が専門医資格よりものを言います．

> **急性心外膜炎との遭遇**
> ✓ 多くが特発性で，まず非循環器医の外来へ胸痛主訴で登場する．
> ✓ レアキャラであり，非循環器医も循環器医も遭遇するのは年に1回未満．

●診断方法の問題

　レアキャラ急性心外膜炎は診断が難しいのが泣き所です．胸部症状は95%に認めるも[2]，教科書的な"鋭い"胸痛という典型例は半分しかいないとされ，さらに肩への放散痛も出現することもあるため[3]，症状だけから心筋梗塞や他の胸痛疾患と区別することは難しいです[9,10]．
　そもそも心電図もST上昇は69.3%，低下は49.2%，Stageごとの典型的変化は60%であり[2,3]，所見が拾えないこともあります．そこで他の検査で絨毯爆撃しようとも，心筋酵素が上がるのは急性心外膜炎全体でも32%[3]にとどまり，上がっていても心筋梗塞とは区別できません．心エコーで心嚢液がたまるのは60%に留まり，しかも8割は少量とされます[2]．初診医が自らプローベを当てた際にわずかな心嚢液所見を拾い上げられるかは正直難しいところです．よい診断方法があればいいのですが，決定的診断法がないのです．

> ①心電図の問題：ST変化が特殊でビミョー，出たり消えたりするので見逃すかも
> ②遭遇率の問題：稀な疾患で経験の少ない医師へ受診してしまい見逃すかも
> ③診断方法の問題：確立した診断方法や検査がないため見逃すかも

　さて，こんな急性心外膜炎をどうやって診断すればよいのでしょうか？

> トライアスロンほど練習が素直に結果へ反映されるスポーツはない．
> 12 時間以上動き続けるアイアンマンディスタンスでさえ，
> 完走できるかどうかは，スタートラインに立った時すでに決まっているのだ．

　実は，診断できるどうかかは心電図を手にスタートラインに立った瞬間に準備ができているかで決まっています．急性心外膜炎の心電図診断は出来レース．読み始める前にレースの結果はすでに決まっているのです．

●スイッチ・システム

　ビミョーな急性心外膜炎の心電図判断はその 1 枚を手にした時**急性心外膜炎が鑑別に上がっているからこそ見つけられます**．正直，私なら患者情報がなくポンと渡された心電図がビミョーな急性心外膜炎だったら，何回かに 1 回は見落としそうです．しかし，自分で病歴と身体所見を取っていれば，心電図がビミョーな急性心外膜炎変化でも見落とさない気がします．ベッドサイドで急性心外膜炎患者さんの診察をすると"カチッ"と鑑別スイッチの入る音が聞こえます．これは心筋梗塞と違う鑑別スイッチです．

　この急性心外膜炎スイッチは STEmimic の 100 枚に 1 枚しか使わないので，普段は省エネモードでオフになってしまいます．手抜きだと後ろ指をさされても，ゲシュタルトにマッチする急性心外膜炎の患者さんが来たここ一番のタイミングでスイッチをオンにし，特徴的な心電図を狙って探す方が見逃しが減るのだと私は考えています．これがレアキャラ診断に対する『スイッチ・システム』です．

　ベテラン循環器医の「ST 上昇をバンバン認める急性心外膜炎心電図なら鑑別に上がってなくても"逆算的"に診断へたどり着けないと駄目だ！！」という突っ込みは正論です．でも，そこまで ST 上昇をバンバン認める時は，虚血性心疾患疑いで早々に循環器医へコンサルトされます．Door to balloon time を延長したくないので，初診医が急性心外膜炎か心筋梗塞かの心電図判断をできず，前のめりにコンサルトしてしまっても，大目に見てほしいのが"非"循環器医のホンネでもあります．

　それより問題なのは，微妙な急性心外膜炎心電図を見逃すことをどうリスクヘッジするかです．ここが本書の目標であり，そのためにできあがった習慣がスイッチの切り替え『スイッチ・システム』です．

①血管リスクがある中高年の胸痛時心電図で STEMI を探すスイッチ
②血管リスクがない若年の胸痛時心電図で急性心外膜炎所見を探すスイッチ

普段はスイッチ①を使って STEMI をハンティングし，ここ一番という時にスイッチ②をオンにして急性心外膜炎を狙って探すのです．それでは，いつスイッチ②を入れればよいのでしょうか？

● 急性心外膜炎の"スイッチ"をタイミングよく入れるためには？

まず『こんな患者さんが急性心外膜炎っぽい』というゲシュタルトを自分の中に作れるかが大切です（岩田健太郎先生のゲシュタルト1巻・2巻[11,12]には急性心外膜炎がまだ取り上げられていないのですが，もし3巻で掲載されれば，一読をおすすめします）．急性心外膜炎の患者さんは今回の症例のように若く，冠危険因子がなく，症状も激烈でないので，仕事や学校が終わった頃の時間外外来によく登場します．胸痛が主訴ですが，生活習慣病オーラがないため，心筋梗塞より急性心外膜炎や気胸，胸膜炎，肋軟骨炎，ボルンホルム病も鑑別に上がります．先行感染は攻めて聞かないと拾えません．身体所見は38℃以上の発熱は4％，心膜摩擦音は19.4％[3]と頻度が低く，所見がなくても除外しないことが大切です．経験から構築されたゲシュタルトの患者さんが登場した時は『スイッチ・システム』[*2]が働き，心電図読影の検査前確率をぐっと上げます．

経験がまだ少ない若手医師は，自分で経験値を上げる努力をすることが大切です．同僚や先輩が急性心外膜炎を見つけたら，診断がついた後でも直接病歴を聞きに行ってください．急性心外膜炎の患者さんはうら若き女性や中学生など，心筋梗塞で生活習慣病臭のあるシニアとは違うことが多いです．急性心外膜炎の患者さんと接触したリアルな温度感が，みなさんのゲシュタルトとなり，次に入れる『スイッチ』の糧となります．

✓ 急性心外膜炎はレアキャラなので『スイッチ・システム』で対応．
✓ それっぽいゲシュタルトの時こそ，スイッチを入れ心電図を睨む．
✓ ゲシュタルトを作る努力を怠るべからず．
✓ 急性心外膜炎の心電図が判断できるかはゲシュタルトを感じてスイッチが入るかどうか．読影前から結果が決まっている『出来レース』と認識すべし．

（＊2）スイッチ・システムを使う心電図は本章以外にも，Chapter 6, Chapter 19 にあります．

● 鑑別に迷っても実は困らない"非"循環器医

　最後に，循環器医へコンサルトする際の話をしたいと思います．教科書的にも急性心外膜炎と心筋梗塞は心電図が似ており，鑑別が必要とされますが，これは心電図が独り歩きしているかもしれません．実際に心電図で急性心外膜炎か心筋梗塞か迷ったら，"Time is muscle"なので，時間をかけずに循環器医をコールすべきです．もし診断が心筋梗塞でなく急性心外膜炎でも，治療依頼は循環器医です．後に心筋炎に進展して循環サポートが必要なこともあるからです．現場では，いずれ判断や治療を依頼する循環器医に遅滞なく声をかけることが，二者の鑑別の暗記よりも大切な知識です．"迷ったら早めにコンサルト"が答えなので，"非"循環器医は実は困らないのです．

　しかし，急性心外膜炎か心筋梗塞かを"非"循環器医が迷った症例では，お呼びのかかった循環器医も時に迷います．前述したように，循環器医が若ければなおさらです．まず彼らはその日にCAGをするかどうか判断しないといけません．最初のターニングポイントです．"非"循環器医がCAGをする決定権を持ち合わせていないため立場上は困らないのと対照的です．一方でナプロキセン（ナイキサン®）が急性心外膜炎の再発を15～30％減らすことを知っていても[13]それを選択する権限を"非"循環器医は持ち合わせていません．コールした後は主導権を渡すためちょっと寂しい"非"循環器医ですが，患者さんのことを考えれば，持てる情報は主治医へ提供すべきです．

● 心電図の向こう側

　そんなこんなで急性心外膜炎の患者さんが来た暁には，呼んだ医者と呼ばれた医者に加え，珍し物好きな医者が皆で一緒に心電図と睨めっこすること請け合いです．大の大人が紙切れ1枚を取り囲む画は病院の原風景でしょうか．心電図へ向けられた数多の視線のベクトルが，紙面の向こう側にある患者マネジメントに向いているのは嫌いではありません．

　また，担当となった循環器医と後日談をすることも嫌いではありません．やはり主導権はない"非"循環器医なので出しゃばり過ぎてはいけませんが，初療医として経過がとても気になります．別れた彼女の"その後"へ無意識に目が行くように，入院した後も"その後の心電図"になぜか目が行き，電子カルテで毎日チェックしてしまいます．元カレの愛情として心電図へ向けた視線は，未来に出会う急性心外膜炎へ向かっています．

まとめ

- 急性心外膜炎の診断は『出来レース』．心電図をとる前から結果は決まっている．
- そのためにゲシュタルトを作る努力を怠るべからず．
- スイッチが入ったら特殊心電図波形を意識して心電図を睨むべし．
- ⅡV5V6 の ST 上昇と PR 低下, aVR の ST 低下と PR 上昇をチェック．
- ST 上昇がバンバンある時は，STEMI との鑑別にこだわりすぎず早めのコンサルト．
- "非" 循環器医師と循環器医師が一緒に患者さんをよくする空気感を共有すべし．

文献

1) Allen HD, et al. Moss & Adams' Heart Disease in Infants, Children, and Adolescents: Including the Fetus and Young Adult. 8th ed. Philadelphia: Lippincott Williams & Wilkins; 2012. p.1380.
2) Imazio M, et al. Day-hospital treatment of acute pericarditis: a management program for outpatient therapy. J Am Coll Cardiol. 2004; 43: 1042-6.
3) Hooper AJ, et al. A descriptive analysis of patients with an emergency department diagnosis of acute pericarditis. Emerg Med J. 2013; 30: 1003-8.
4) Permanyer-Miralda G, et al. Primary acute pericardial disease: A prospective series of 231 consecutive patients. Am J Cardiol. 1985; 56: 623-30.
5) Zayas R, et al. Incidence of specific etiology and role of methods for specific etiologic diagnosis of primary acute pericarditis. Am J Cardiol. 1995; 75: 378-82.
6) Imazio M, et al. Indicators of poor prognosis of acute pericarditis. Circulation. 2007; 115: 2739-44.
7) Kytö V, et al. Clinical profile and influences on outcomes in patients hospitalized for acute pericarditis. Circulation. 2014; 130: 1601-6.
8) Brady WJ, Cause of ST segment abnormality in ED chest pain patients. Am J Emerg Med. 2001; 19: 25-8.
9) Spodick DH. Acute pericarditis: current concepts and practice. JAMA. 2003; 289: 1150-3.
10) Troughton RW, et al. Pericarditis. Lancet. 2004; 363: 717-27.
11) 岩田健太郎, 編. 診断のゲシュタルトとデギュスタシオン. 京都: 金芳堂; 2013.
12) 岩田健太郎, 編. 診断のゲシュタルトとデギュスタシオン 2. 京都: 金芳堂; 2014.
13) Imazio M, et al; ICAP Investigators. A randomized trial of colchicine for acute pericarditis. N Engl J Med. 2013; 369: 1522-8.

Chapter 17

決定権のない心電図
心電図でコントロールできること，できないこと

> 自分でコントロールできないことばかりを心配してほとんどの時間を過ごしたら，ますますどうしようもない気分になります．（中略）自分でコントロールできることに目を向けると，実際どうにかすることができるし，心も穏やかになります．
>
> スティーブン・コヴィー（『7つの習慣』）

症例 ★★　70歳 女性　胸痛が2時間前から出現　バイタルは安定

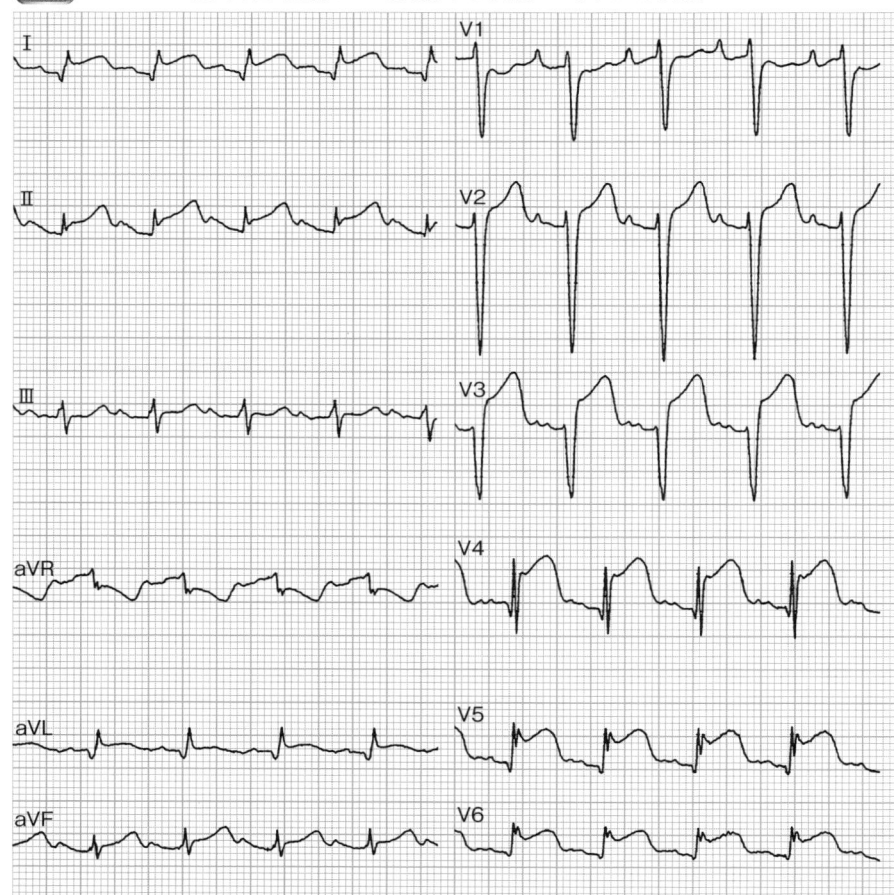

さて，この心電図からどのようにアクションしましょう？　やはり制限時間は 10 秒です．

● 経過

V2〜V4，ⅠV5V6，ⅡaVF と 3 つのカテゴリーでまんべんなく ST が上がっています！　これを見逃すことはないでしょう．急性心外膜炎が鑑別に挙がりつつも，心電図から STEMI と判断し循環器にコンサルトした先生は"まず"正解です．しかし，エコーを見ると，心基部が一生懸命動いているのに心尖部が動いていない…．そう，今回は『たこつぼ型心筋症』を疑うのでした．しかし STEMI が鑑別に挙がったため，すぐに緊急カテ．されど冠動脈はツルツルで全く狭窄なく，たこつぼ型心筋症の確定診断となりました．

● たこつぼ型心筋症とは？

高齢女性が何らかのストレスに曝露されることによって[*1]"冠動脈によらない"虚血変化が起こるというのが典型です．動かない心尖部と対照的に動く心基部がタコツボのようだ，と広島大学の佐藤先生が名づけました[2]．動きは動画を見た方がわかりやすいので，見たことがない読者は一度チェックしてみてください[3]．ちなみに私が短期留学した米国病院でもたこつぼ型心筋症は tako-tsubo（タコチューボ）と呼ばれ，結構認知されていて，世界共通語です．さて，このたこつぼ型心筋症の最大のポイントは，**心筋梗塞が鑑別に挙がり，二者は心臓カテーテル検査（CAG）でのみ区別されること**です．

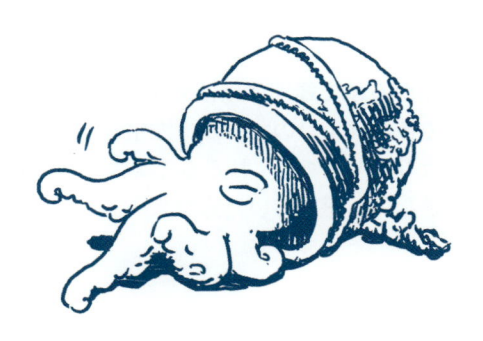

（*1）情動的ストレスが 27.7％，身体的ストレスが 36.0％，28.5％には明らかな要因なしという報告があります[1]．

●たこつぼと心電図

10年以上前，私が研修医の頃です．循環器医が「たこつぼっぽいな…」と言ったら本当にそうだったことが何度かありました．いかにしてわかるのかを聞くと，「何となくいつもと違う心電図だろ!!」としかコメントしてもらえませんでした．その後…"何となく"を言語化したいくつかの臨床試験から，表1のような結果がわかりました．

この中で特に私が気にしているポイントは2つあります．

> ① aVRでST低下がある
> ② V1でST上昇がない

どうしてもSTが上がっているところに目が行きがちですが，変化していないところがヒントになります．今回の心電図でもaVRでST低下を認め，V1でST上昇は認めていません．まさにたこつぼ型心筋症らしい変化で，この点がSTEMIとの鑑別の一助となります．

●結局は心カテ

表1をもう一度見てください．感度も特異度も90％近いものがあり，力強くもあります．しかし90％弱というのは，たこつぼ型心筋症の"あて"はかなりつくものの，相手が心筋梗塞であるかぎり満足できる数字ではありません．100％にするためにはCAGがどうしても必要になります．

心電図以外の検査でも二者を完全に区別するのは難しいことが，結局はCAGに頼らざるを得ない理由です．心筋酵素は，たこつぼ型心筋症でCPKが52％で上昇し，トロポニンTも90％で陽性となりますが，これらは心筋梗塞でも上がるので鑑別には使えません[5]．独特の壁運動からたこつぼ型心筋症と判断できればよいのですが，左室造影検査でさえ両者が鑑別できなかった症例がかなりあります[6]．おそらくエコーでも，疑うことはできても区別は完全にはできないと思っていた方がよいでしょう．

表1 発症早期の心電図によるたこつぼ心筋症と急性心筋梗塞の鑑別[4]

報告者（報告年）	たこつぼ心筋症	急性心筋梗塞	心電図指標	感度	特異度
Ogura ら（2003）	13例	13例	・対側性変化（下壁誘導のST低下）なし	100%	69%
			・異常Q波なし	83%	69%
			・V4〜6誘導のΣST上昇/V1〜3誘導のΣST上昇≧1	80%	77%
Bybee ら（2007）	18例	36例	・V2誘導のST上昇＜1.75 mm かつV3誘導のST上昇＜2.5 mm	67%	94%
			・（3×V2誘導のST上昇）+（V3誘導のST上昇）+（2×V5誘導のST上昇）＜11.5 mm	94%	72%
Jim ら（2009）	8例	27例	・Ⅱ誘導のST上昇≧1 mm	63%	93%
			・下壁誘導の2誘導以上でST上昇≧1 mm	50%	93%
Kosuge ら（2010）	33例	342例	・−aVR誘導のST上昇＞0.5 mm	97%	75%
			・V1誘導のST上昇＞1.0 mmなし	94%	71%
			・−aVR誘導のST上昇＞0.5 mm かつV1誘導のST上昇＞1.0 mmなし	91%	96%
Tamura ら（2011）	62例	280例	・V3誘導のST上昇≧1.0 mm かつV1誘導のST上昇≧1.0 mmなし	68%	81%
			・V3〜4誘導のST上昇≧1.0 mm かつV1誘導のST上昇≧1.0 mmなし	73%	80%
			・V3〜5誘導の1誘導以上でST上昇≧1.0 mm かつV1誘導のST上昇≧1.0 mmなし	74%	80%
			・前胸部誘導の連続2誘導以上でST上昇≧1.0 mm かつV1誘導のST上昇≧1.0 mmなし	69%	80%
Parkkonen ら（2014）	57例	96例	・V1誘導のST上昇なしかつV2誘導のST上昇＜2.0 mm	63%	93%
Vervaat ら（2015）	37例	103例	・Frontal plane ST-vector＞60°	49%	93%

感度が高いと，心筋梗塞を強く疑う．特異度が高いとたこつぼ心筋症を強く疑う．
さまざまな見解があり，1つ1つの所見が覚えにくいのが難点．

●たこつぼ型心筋症の自然経過

　たこつぼ型心筋症は冠動脈に異常がないため，治療は保存的に経過をみます．欧米のデータですが，急性心筋梗塞では入院後の心原性ショックが10.5％，院内死亡率が5.3％なのに対し，たこつぼ型心筋症は心原性ショックが12.4％，院内死亡率が3.7％と，正直あまりいい数字とは言えません[1]．なお，死亡の原因で最も多いのが心破裂とされます．

　心電図とエコーでたこつぼ型心筋症と決めてかかってCAGせずCCUに入院しても，あとでショックになってしまえば結局カテに行かざるを得ません．それなら来院時または待機的にでもCAGをして両者の鑑別をつけて，自信をもって保存的に治療することが確実な対応です．

●たこつぼか心筋梗塞か迷ったら…

　たこつぼ型心筋症か心筋梗塞か迷っても，"非"循環器医は実はあまり困りません．やるべきは循環器医をコールすることであって，CAGをすることではないからです．心電図からたこつぼ型心筋症を強く疑っても，鉄則『絶対にSTEMIは見逃せない』があるため，循環器医を呼ぶことは"まず"正解なのです．ここで迷って時間をかけてはいけません．Door to balloon timeを短くすべく，対抗馬にたこつぼ型心筋症が強くせりだしても，オーバートリアージして『STEMIかも！』とコールすべきです．

　一方，循環器医は両者の鑑別方法が厳密にはCAGしかないため，時に苦渋の選択を迫られます．特に腎機能障害がある場合にはCAGを本当に行うか悩みます．あえて保存でいける患者さんの腎臓を痛めつけてまでCAGをするかどうか…こうした苦悩から表1のような臨床研究が生まれたわけです．

　ところで，循環器医が悩んでいる時に「こんな臨床研究が…（表1）」などと，"非"循環器医は外野から球を投げてはいけません．CAGの決定権を持たない以上，アウトオブコントロールなことへ口出ししないのが"非"循環器医の守るべき立ち位置です．かと言って無関心でいるのはもっといけません．苦渋の選択をしている循環器医へ敬意を払い，彼らが少しでも選択しやすいような情報を集めることは私たちの務めでしょう．

　決定権のない非循環器医と決定権のある循環器医が同じ方向を見ていることが大切で，この辺りは急性心外膜炎と非常に似ています（Chapter 16参照）．

　さて，次の心電図はどうでしょう？

Chapter 17 ● 決定権のない心電図

　呼吸苦で来院した 70 歳の女性です．胸痛はありません．高血圧の既往があります．来院時バイタルサインは BP 200/120, HR 110, RR 30, SpO_2 95%（酸素 10 L）です．

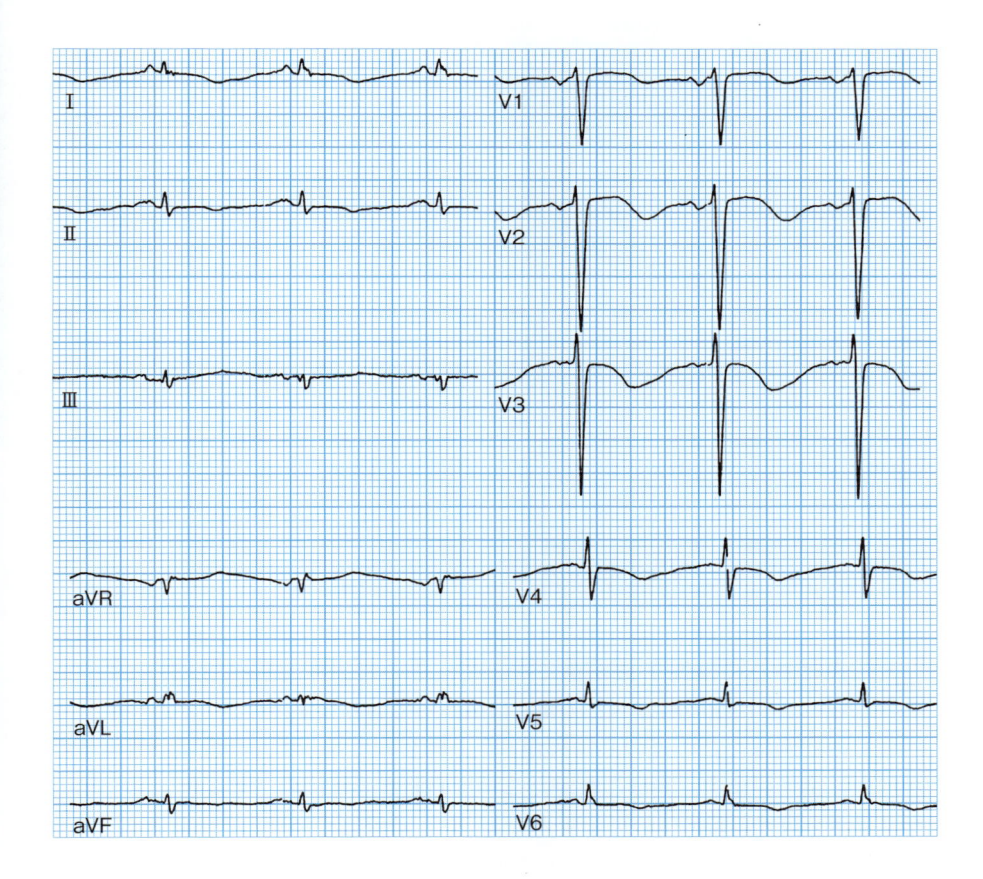

　心電図は V1 から V3 でわずかに T 波が陰転化していますが，STEMI ではなく，虚血が絶対あるとは言えません．呼吸症状があり胸部レントゲンを確認するとバタフライシャドウを認め，高血圧が誘因の心不全（CS1）として治療を開始しました．心不全の原因検索と評価目的で心エコーをあてると…たこつぼ様ではありませんか！　ほどなく循環器医が来院し，虚血が背景にある可能性を考慮されて緊急 CAG をしましたが，明らかな虚血はなく，たこつぼ心筋症の確定診断で CCU に入院しました．

入院後のフォローアップ心電図を，初回心電図と比較してみましょう．

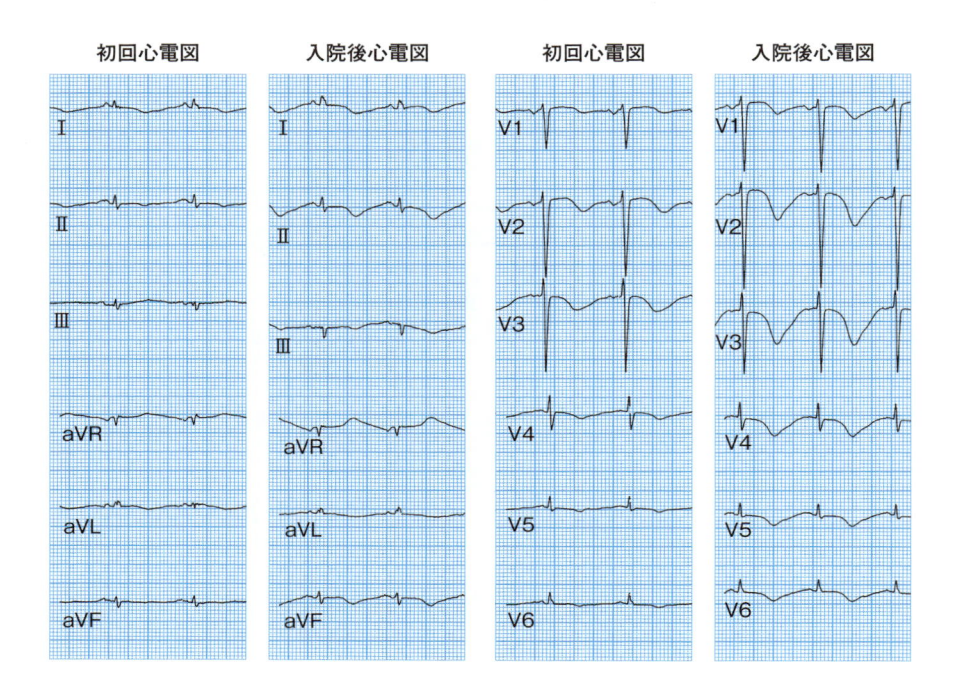

入院後はさらに陰性 T 波が深くなって，その範囲も V1～V3 だけでなく V4～V6，さらに四肢誘導へと広範囲に広がっております．

最初の症例はたこつぼの心電図が ST 上昇なのに対して，今回は陰性 T 波が前面に出ています．実はこれがたこつぼ心筋症心電図の"七変化"．タコがタコツボを抜ける時に体の形を変えるように，心電図が時間とともにどのように変化するかを知ると，たこつぼ心電図の理解が深まります．

●タコの七変化

たこつぼ心筋症の心電図を時系列に並べてみます（図 1）．

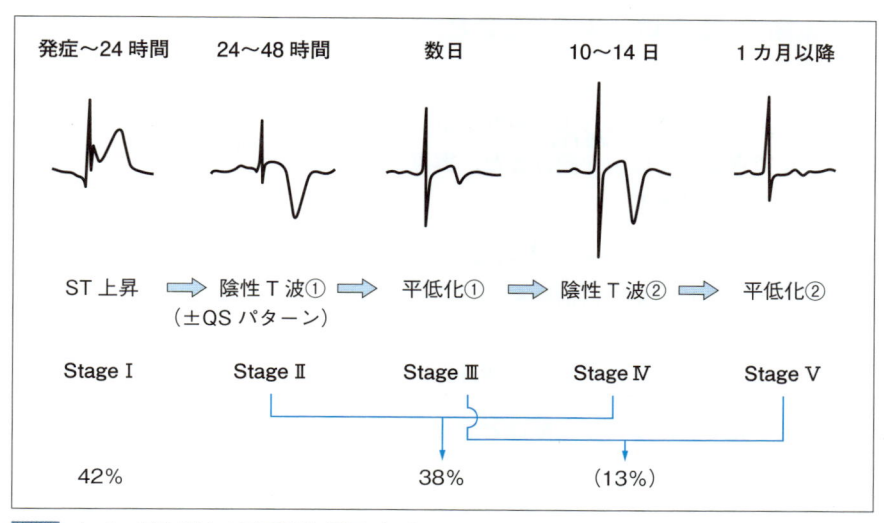

発症〜24時間	24〜48時間	数日	10〜14日	1カ月以降
ST上昇	陰性T波①（±QSパターン）	平低化①	陰性T波②	平低化②
Stage I	Stage II	Stage III	Stage IV	Stage V
42%		38%	(13%)	

図1 たこつぼ心筋症の時系列心電図（V3）

Stage Iにあるように，最初にST上昇を認めますが，24〜48時間ぐらいでQSパターンと陰性T波が出現します（Stage II）．陰性T波は数日は認めますが，1週間前後で消失・平低化します（Stage III）．しかし10〜14日ほどで再度陰性T波が出現します（Stage IV）．1カ月ほどすると陰性T波も平低化・消失し，心電図は正常化します（Stage V）．

ポイントは，Stage II・IVと陰性T波が二相性に出現し，その間のStage IIIでは心電図が正常化することです．実際に初診時のたこつぼ型心筋症の心電図はST上昇が42%，T波陰転化が38%，ST低下2%，新たなLBBB 1%で，心電図異常がないのが13%とされ[5]，時間によって変化します．このような変化が，表1のように，虚血との鑑別を難しくしている理由の1つにもなります．

今回の心電図は陰性T波があります．そこでたこつぼ型心筋症以外にも虚血性心疾患で遅れMI（Chapter 9参照）の鑑別を迫られます．この鑑別もやはりCAGとなります．

なお，最初のST上昇型のたこつぼ型心筋症症例と，2つめの陰性T波型のたこつぼ型心筋症症例の違いはCAGをするタイミングにあります．ST上昇なら緊急ですが，陰性T波なら緊急か待機かは意見が分かれます．

● 心電図でコントロールできること，できないこと

自分でコントロールできないことばかりを心配してほとんどの時間を過ごしたら，ますますどうしようもない気分になります．（中略）自分でコントロールできることに目を向けると，実際どうにかすることができるし，心も穏やかになります．

今回出てきた3枚の心電図をもう一度眺めてください．すべてたこつぼ型心筋症です．これを見て自信をもって"たこつぼ"と言い切れるか…．答えを知っていても正直難しいです．常に虚血性心疾患が鑑別に挙がる以上は，たこつぼ型心筋症で"非"循環器医が博打を打つ必要はありません．

> 心電図を見てたこつぼ型心筋症と思ったら，シンプルに循環器医を呼ぶ

これが自らコントロールできることです．

> CAGをするか？　するならいつか？
> そもそも心電図からどれくらいの確率でたこつぼ型心筋症なのか？

これらはコントロールの外であり，力を注いでも無力感が押し寄せます．それでも何か自らコントロールできることが1つあるとすれば，循環器医と一緒に悩み，苦楽を共にする姿勢なのでしょう．

まとめ

- たこつぼ型心筋症の心電図にはST上昇と陰性T波の2パターンがある．
- 前者が『STEMI』，後者が『遅れMI』との鑑別になる．
- 全般的なST上昇＋V1でST上昇がなく，aVRでST低下があればたこつぼ型心筋症かも．
- 疑うことは必要だが，STEMIや遅れMIとの鑑別にこだわりすぎない．
- 両者の鑑別は原則CAG！　カテをできない非循環器医が口を出しすぎないこと．
- ただし無関心でいてはダメ！　苦渋の選択をしている循環器医に敬意を払い，彼らが少しでも選択しやすいような情報を集めるべし．
- 決定権のない非循環器医と決定権のある循環器医が同じ方向を見ていることが大切．

文献

1) Templin C, et al. Clinical features and outcomes of takotsubo (stress) cardiomyopathy. N Engl J Med. 2015; 373: 929-38.
2) 佐藤　光. 多枝 spasm により特異な左室造影ツボ型を示した stunned myocardium. In：児玉和久，他編．臨床からみた心筋細胞障害―虚血から心不全まで．東京：科学評論社；1990. p.56-64.
3) medicaldump. Takotsubo Cardiomyopathy-Transthoracic Echocardiogram (TTE). https://www.youtube.com/watch?v=tphyRnumxhQ（2016年8月17日閲覧）
4) 栗栖　智，他．たこつぼ心筋症の診断や治療に心電図をどう活用するか？ Heart view. 2016; 20: 42-9.
5) Eitel I, et al. Clinical characteristics and cardiovascular magnetic resonance findings in stress (takotsubo) cardiomyopathy. JAMA. 2011; 306: 277-86.
6) Chao T, et al. Can acute occlusion of the left anterior descending coronary artery produce a typical "takotsubo" left ventricular contraction pattern? Am J Cardiol. 2009; 104: 202-4.

Part III
STEmimicではない胸痛心電図判断の話

Chapter 18
売れてる心電図
診断学から心電図の使い方を考えてみる

> 売れているものが良いものなら
> 世界一うまいラーメンはカップラーメンになっちゃうよ．
>
> 甲本ヒロト

症例 ★ 45歳 男性 主訴：胸痛，呼吸苦 バイタル：BP 120/80，HR 120，RR 20，SpO₂ 95%

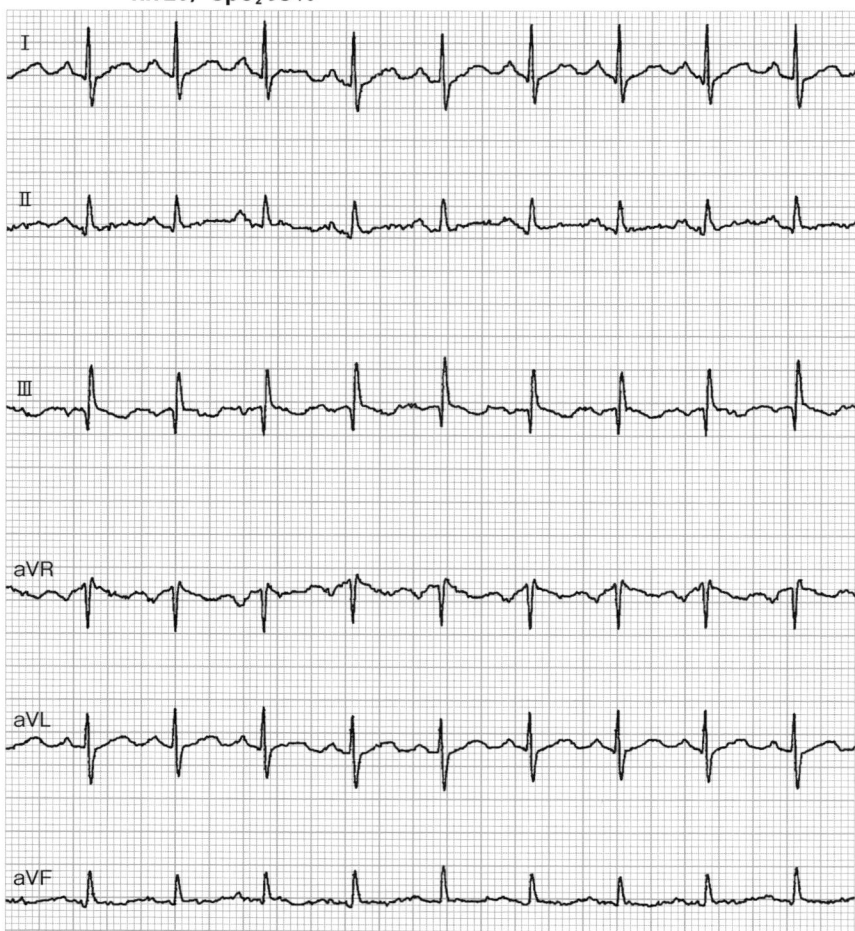

Chapter 18 ● 売れてる心電図

　今回は研修医による症例検討会の心電図です．私が当直明けの朝にカンファレンスルームへ入りました．開始30分後の途中参加です．プロジェクターの画面がパタパタと戻り，ちょうど下の心電図まで戻ったところで，参加していた循環器医が言いました．

「その心電図でストップ！　これで○○（病名）だろ！　見つけないとだめだ！」

　何だろう…と思い，ホワイトボードに目をやると症例の年齢・性別・主訴・バイタルサインが書いてあります．さて，○○（病名）は何でしょうか？　さらに，次のアクションは何でしょうか？　10秒で決めてください．

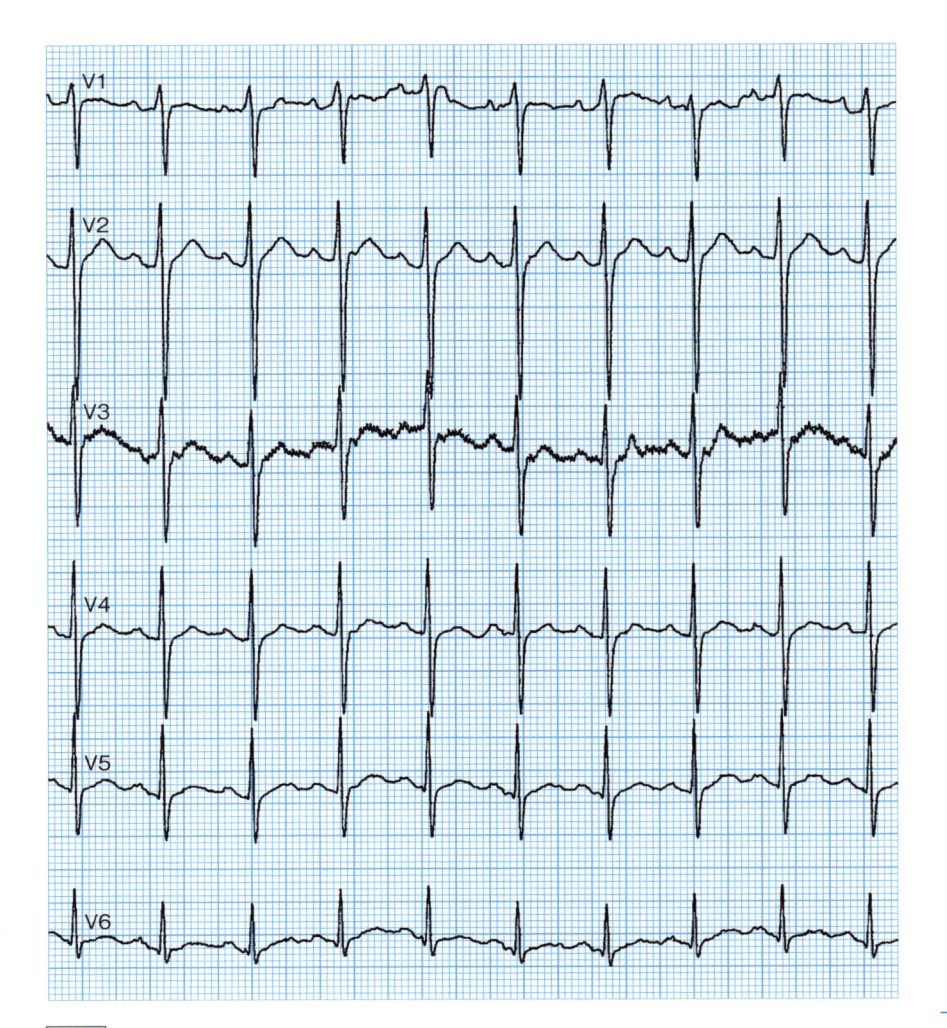

●循環器医のテイクホームメッセージ

　心電図を見てみましょう．胸痛が主訴であり STEMI を検索しますが，それらしい ST-T 変化はありません．他に何かないかと言われれば，少し頻脈があるぐらいでしょうか．もう一度，病歴と身体所見を見ると，呼吸苦があり，RR 24，SpO_2 95％と軽度の呼吸症状があります．この点を踏まえて I 誘導とⅢ誘導をもう一度みるとどうでしょう？　そう，**ＳⅠＱⅢＴⅢ**があります！循環器医の指摘した『○○（病名）』は『肺塞栓』なのでした．

　症例検討会の流れは，病歴・身体所見と心電図や採血で迷いながらも，最後に造影 CT をとったら肺塞栓が見つかったというものでした．診断がついてからですが，心電図を後ろ向きに振り返ると肺塞栓の所見，ＳⅠＱⅢＴⅢがあったのです．
　循環器医が 1 つだけ残したテイクホームメッセージは次のものでした．

> 『肺塞栓の心電図所見ＳⅠＱⅢＴⅢを次は見つけるように！』

　このメッセージ，間違っていませんが**教育的にはあまり正しくありません**．
　なぜかわかりますか？　それに答えるために，ＳⅠＱⅢＴⅢについて復習しましょう．

●ＳⅠＱⅢＴⅢとは？

　ＳⅠＱⅢＴⅢは，1935 年に McGinn と White によって報告された古典的な肺塞栓の心電図所見です[1]．これが研修医や内科医にも馴染みのある所見なのは，医学部で教えてくれることに加えて，その独特の音階にあると思います．「えすいち・きゅーさん・てぃーさん」．何だか耳に残ります．響きすぎた語呂が先行し，実際の心電図波形をイメージしにくくしているかもしれません．覚えるべきは語呂でなく波形イメージ．もう一度症例心電図を確認しましょう．

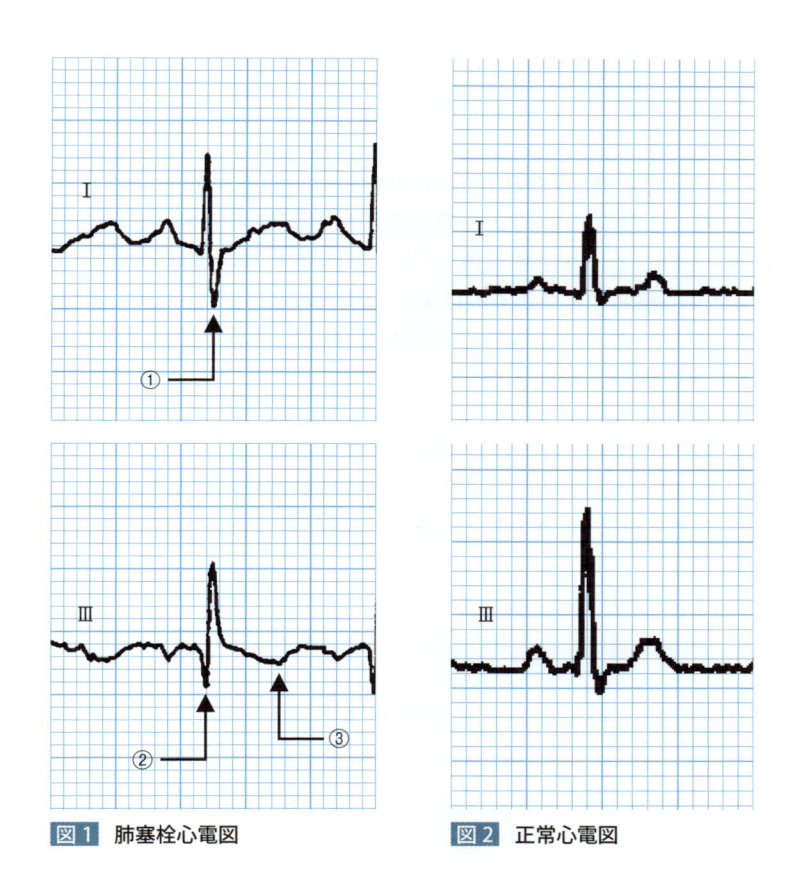

図1　肺塞栓心電図　　　　　図2　正常心電図

　今回の心電図のⅠ誘導とⅢ誘導を拡大します（図1）．比較できるように正常心電図を横に並べます（図2）．まず肺塞栓症例ではⅠ誘導でS波が出現しています（図1矢印①）．さらにⅢ誘導でQ波（図1矢印②）と，陰性T波（図1矢印③）があります．これがSⅠQⅢTⅢの所見．肺塞栓に2次的に起きた右心負荷を反映するとされています．

● 『SⅠQⅢTⅢ⇔肺塞栓』という公式が臨床で使えるかを検証する

　授業で『SⅠQⅢTⅢ⇔肺塞栓』と覚えた公式．これにあてはまる本症例の心電図は，教科書的な肺塞栓心電図とも言えます．しかし，実臨床はそれほど単純ではありません．この公式『SⅠQⅢTⅢ⇔肺塞栓』はどれくらいの頻度で役立つのか，そもそも**診断に使うのか，除外に使うのか？**　このあたりを

知って，初めて公式が臨床の道具として使えるようになります．ここで登場したクリニカルクエスチョンをまとめると，

Q1　肺塞栓心電図でＳⅠQⅢTⅢはどれくらい認めるか？
— 10回に1回なら便利なものです．100回に1回ならまだしも1000回に1回なら，稀すぎて使う時には見当たらない道具です．
— また，心電図がとられるのは胸痛の鑑別のためです．では，肺塞栓心電図より広くとらえた胸痛心電図ならば，ＳⅠQⅢTⅢはどれくらいの頻度で認めるのでしょう？

Q2　ＳⅠQⅢTⅢは肺塞栓の診断や除外に使えるか？
— ＳⅠQⅢTⅢがあればどれくらいの確率で肺塞栓と言えるのでしょうか？
— 逆に，ＳⅠQⅢTⅢがなければ肺塞栓はどれくらい否定できるのでしょうか？

このシンプルな問いにみなさんは答えられますか？

●ＳⅠQⅢTⅢにどれくらい遭遇するか？

まず，ＳⅠQⅢTⅢの遭遇率から話を始めます．Chanは過去の肺塞栓の心電図における臨床研究を集め，まとめました[2]．これによると肺塞栓で多く見られる所見は，①頻脈（8〜69％），②右脚ブロック（8〜67％），③ST変化（44〜70％）の3つになります．一方でＳⅠQⅢTⅢは11〜28％と1割〜3割弱というところでした．

では次に，胸痛心電図でのＳⅠQⅢTⅢはどれくらいの頻度で出会うかを考えてみましょう．この問いに特化した疫学研究は見当たりませんが，Haasenritterらは11の論文のreviewから胸痛患者6500人の疾病の内訳をまとめており，参考になります[3]．胸痛の13.8〜16.1％が心血管疾患でACSやAMIは1.5〜3.6％と報告しており，肺塞栓はこれよりずっと少ないので1％未満でしょう．現場の感覚としても胸痛の数百人に1人ぐらいが肺塞栓で，そのうちＳⅠQⅢTⅢは1〜3割とすると，胸痛の心電図を1000枚以上とってやっと肺塞栓のＳⅠQⅢTⅢと遭遇する計算になり，これが上のQ1に対する答えになります．

ちなみに別の臨床研究ですが，肺塞栓で全く心電図変化がないものは10〜

25％という報告があります[4,5]．何だか心電図から肺塞栓を診断するのは難しそうですが，所見があった時の実際の有用性はどうなのでしょう？ そこで次に肺塞栓心電図の感度・特異度を見ていきます．

● ＳⅠＱⅢＴⅢの感度・特異度

Marchickらは，肺塞栓における各心電図所見の感度・特異度を報告しました[6]（表1）．

表1 肺塞栓における心電図の感度・特異度（文献6より改変）

ECG Feature	N	感度(%)	特異度(%)	LR＋（95％CI）	OR（95％CI）
不整脈	577	24.5	85.5	1.7（1.3-2.2）	1.9（1.3-2.7）
頻脈	550	28.6	86.4	2.1（1.7-2.6）	2.5（1.8-3.6）
不完全右脚ブロック	97	4.6	97.6	1.9（1.0-3.6）	1.9（0.8-3.9）
完全右脚ブロック	68	3.1	98.3	1.8（0.8-4.0）	1.8（0.6-4.3）
Ⅰ誘導でS波	560	25.5	86.0	1.8（1.4-2.3）	2.1（1.5-3.0）
Ⅲ誘導でQ波	524	23.5	86.9	1.8（1.4-2.3）	2.0（1.4-2.9）
Ⅲ誘導で陰性T波	674	35.2	83.4	2.1（1.7-2.6）	2.7（2.0-3.7）
ＳⅠＱⅢＴⅢ	96	8.7	97.8	4.0（2.4-6.5）	4.3（2.3-7.5）
ST変化	262	9.7	93.3	1.5（0.9-2.2）	1.5（0.9-2.5）
V1で陰性T波	1364	37.2	64.5	1.1（0.9-1.3）	1.1（0.8-1.5）
V1〜V2で陰性T波	286	11.7	92.8	1.6（1.1-2.4）	1.7（1.0-2.7）
V1〜V3で陰性T波	131	8.7	96.9	2.8（1.7-4.5）	2.9（1.6-5.0）
V1〜V4で陰性T波	60	6.6	98.7	5.1（2.8-9.2）	5.4（2.6-10.4）

まず，感度の高い所見は1つもなく，心電図では肺塞栓は除外できません．特異度はＳⅠＱⅢＴⅢがLR＋4.0，陰性T波（V1〜V4）はLR＋5.1であり，ものすごく高いわけではありません．文献の考察では『心電図は参考になるが，診断にはあまり有用でなく，他の所見で肺塞栓を診断するべき』とされています．

● クリニカルクエスチョンに戻りその先を考える

先ほどの2つのクリニカルクエスチョンとその答えをまとめます．

Q1　肺塞栓でSⅠQⅢTⅢの頻度は？　胸痛という括りでの遭遇率は？
A1　肺塞栓心電図ではSⅠQⅢTⅢは10枚に1〜2枚で，胸痛心電図全体では1000枚に1枚ぐらい．

Q2　SⅠQⅢTⅢはどの程度，診断や除外に使えるか？
A2　SⅠQⅢTⅢの特異度はやや高いが，それだけで診断できるほどではない．また感度は低く，心電図から肺塞栓は除外できない．

このように，肺塞栓診断において心電図はあまり役に立たないようです．それでも実臨床では肺塞栓の診断前に心電図がとられるわけです．肺塞栓とわかる前にその心電図をどう使うか？　このSⅠQⅢTⅢの頻度や特異度を踏まえて，胸痛で来院した患者さんが心電図をとり肺塞栓診断に至る過程を今一度考えてみましょう．

● 胸痛で心電図をとった時の思考過程をもう一度考える

"胸痛"という『症候』の観点からSⅠQⅢTⅢを考えてみましょう．肺塞栓の44％が胸痛で，73％が呼吸苦で登場します[7]．これらの主訴で登場した時は，肺塞栓も大切ですが，ACSをまず考えます．疾患頻度がより高いうえに，カテまでの目標時間が決められていて，初診医の持ち時間も限られているからです．心電図をとり，STEMIハンターとして所見があれば虚血性心疾患として行動します．

一方，所見がなければ，ST変化のない虚血性心疾患やそれ以外の4 killer chest pain（ACS，肺塞栓，大動脈解離，気胸）を想定するでしょう．そこで心電図を再度見直します．大動脈解離や気胸は心電図で見つけるのは難しいですが，肺塞栓のSⅠQⅢTⅢを一度はチェック．見つけられれば肺塞栓へ診断が傾きます．ただ胸痛心電図全体でSⅠQⅢTⅢは千載一遇，稀なので『スイッチ・システム』（Chapter 16参照）を使います．病歴や身体所見から肺塞栓の検査前確率が高ければSⅠQⅢTⅢを探すスイッチを入れますが，普段はoffです．

●肺塞栓という『疾病』の観点で心電図診断をもう一度考える

前項では"胸痛"という『症候』の観点からＳⅠＱⅢＴⅢを考えましたが，今度は"肺塞栓"という『疾病』の観点からＳⅠＱⅢＴⅢを見てみましょう．そもそも**肺塞栓という『疾病』を診断・除外するツールは造影CT**です．しかし全例で造影CTをとるわけにいかないので，NPVが95％以上もあるWells, Geneva などの prediction rule とD-dimer で除外を試みます[8]．ここに心電図は全く入ってきません．つまり，ここは大切なところで**肺塞栓を診断や除外する上で心電図はよい道具ではないのです**．

●俯瞰的な胸痛診断からＳⅠＱⅢＴⅢを考える

胸痛で心電図をとった患者さんは，その前後に集まる病歴，既往歴，身体所見とベッドサイドの情報から肺塞栓らしさが決まっていきます．心電図はこれらベッドサイド情報とほぼ同じ時相で集まる情報です．胸痛心電図でＳⅠＱⅢＴⅢがあれば肺塞栓の診断に傾きますが，1000回に1回しか使えません．それなら病歴，既往歴，身体所見などいつも使える道具を大事にしながら，prediction rule や D-dimer を確認，最後に造影CTを考慮するのが一般的な対応となります．

教科書で心電図の勉強をすると，心電図である程度，時には何でもわかるような錯覚にとらわれがちです．しかし，検査としての心電図はその病態に対してどこまで有用でしょうか？ 他の検査でもっとよいものはないでしょうか？ さらに，患者さんが他に抱える鑑別疾患はありませんか？ 各論を勉強する時こそ，より俯瞰的な見方をするべきです．その心電図情報が，実は患者さんにとっては細かすぎる，重箱の隅をつつくような話であることもあるからです．

●ＳⅠＱⅢＴⅢはカップラーメンか？ それとも1等星か？

売れているものが良いものなら
世界一うまいラーメンはカップラーメンになっちゃうよ．

医学部の講義で教わり，試験で回答し，循環器医がカンファレンスでお墨付きをつけたＳⅠＱⅢＴⅢ．売れに売れまくっていますが，売れているからといっていちばんうまい情報とは限りません．

肺塞栓の心電図診断というカテゴリー限定ならＳⅠＱⅢＴⅢは夜空に輝く1等星．臨床の舵取りが深夜なら，その星を目標にして船首を進めます．しかし

よく周りを見渡せば Wells criteria，D-dimer，造影 CT という太陽が出ています．もはや深夜ではありません．そうなればＳⅠQⅢTⅢはもはや霞んでしまい，わざわざ見えにくい星を探す必要はありません．ＳⅠQⅢTⅢは心電図という限られた世界の一等星なのを強く意識する必要があります．

> 『肺塞栓の心電図所見ＳⅠQⅢTⅢを次は見つけるように！』

かの循環器医の発言は間違っていませんが，研修医教育としてはあまりよくありません．なぜなら，次にＳⅠQⅢTⅢを見つけるまで，研修医が 1000 回以上にわたりこの言葉を心に刻み，胸痛心電図を読み続けるのは至難の業だからです．それより病歴や身体所見から肺塞栓の検査前確率を上げる意識と努力の方が患者さんによい医療ができそうです．また，心電図以外の prediction rule，D-dimer，造影 CT という情報の使い方をキチンと押さえた方が，本当の肺塞栓の患者さんをより多く見つけられるし，安全に除外ができます．

心電図が簡単に最初にとれるという理由だけで，いちばん売れているＳⅠQⅢTⅢをあまり独り歩きさせてはいけないのです．

まとめ

- ＳⅠQⅢTⅢは肺塞栓に対して，特異度は高いが感度は低いことを強く意識する．
- 有名な心電図所見だが，胸痛心電図の 1000 枚に 1 枚しか遭遇しない．
- 肺塞栓をいかに除外するか？ いかに診断するか？ そのために心電図はあまり役立たない．
- 肺塞栓では心電図診断ではなく，臨床診断を意識すべし．
- 売れているものがいちばんよいとは限らない．心電図で各論の勉強の時こそ俯瞰的な見方をして，その検査の患者さんに対する位置づけを強く意識すること．

文献

1) McGinn S, et al. Acute cor pulmonale resulting from pulmonary embolism. JAMA. 1935; 104 :1473-80.
2) Chan TC, et al. Electrocardiographic manifestations: pulmonary embolism. J Emerg Med. 2001; 21: 263-70.
3) Haasenritter J, et al. Causes of chest pain in primary care--a systematic review and meta-analysis. Croat Med J. 2015; 56: 422-30.
4) Panos RJ, et al. The electrocardiographic manifestations of pulmonary embolism. J Emerg Med. 1988; 6: 301-7.
5) Hubloue I, et al. Early electrocardiographic signs in acute massive pulmonary embolism. Eur J Emerg Med. 1996; 3: 199-204.
6) Marchick MR, et al. 12-lead ECG findings of pulmonary hypertension occur more frequently in emergency department patients with pulmonary embolism than in patients without pulmonary embolism. Ann Emerg Med. 2010; 55: 331-5.
7) Stein PD, et al. Clinical characteristics of patients with acute pulmonary embolism: data from PIOPED II. Am J Med. 2007; 120: 871-9.
8) Hendriksen JMT, et al. Diagnostic prediction models for suspected pulmonary embolism: Systematic review and independent external validation in primary care. BMJ. 2015; 351: h4438.

Chapter **19**

予想しない心電図
心電図異常になぜ気付けないか，どう対応すればよいのか

> 自分が全く予想しない球が来た時に，どう対応するか．それが大事です．
> 試合で打ちたい球は来ない．
> 好きな球を待っていたのでは終わってしまいます．
>
> イチロー

症例 ★♪ 70歳 女性 主訴：嘔吐を繰り返す

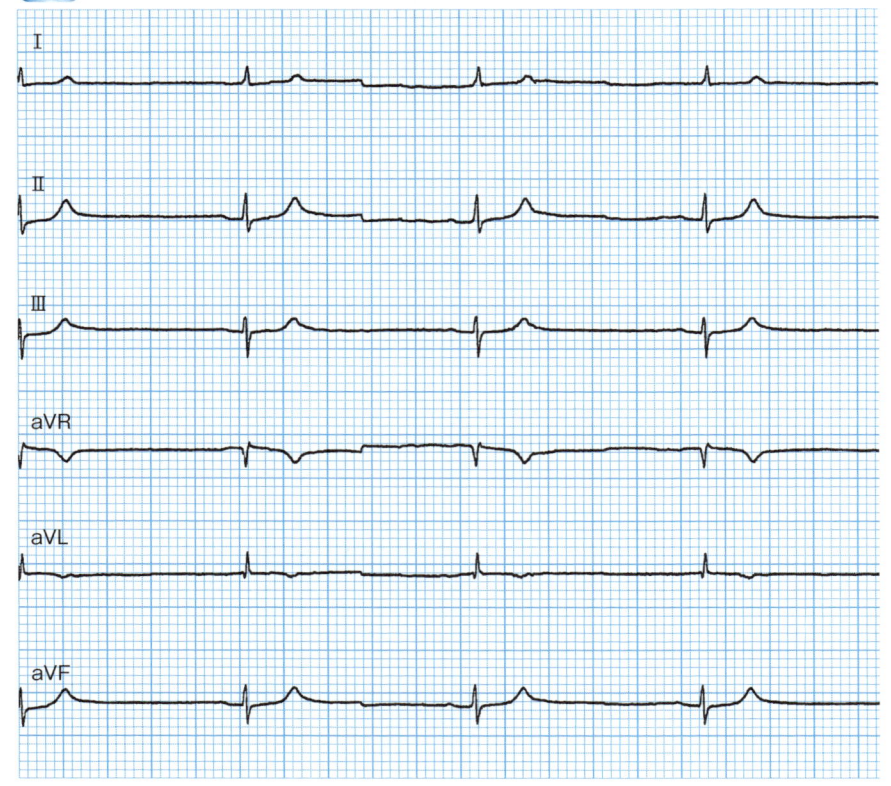

本症例は他院からの紹介患者さん．ペースメーカーの適応があるかと転院搬送されてきて，私と循環器医で初療にあたりました．
　みなさんなら，次のアクションはどうしますか？　10秒で考えてください．

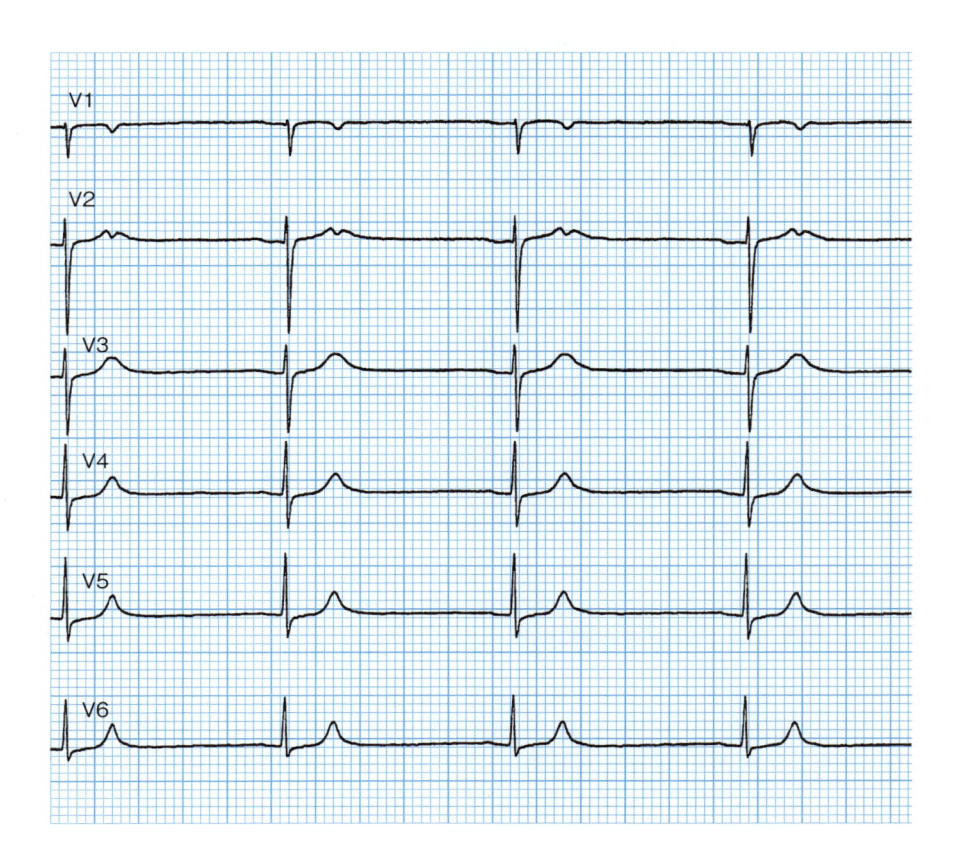

P波がない徐脈で洞不全症候群と判断．私も循環器医もペースメーカー治療のタイミングをどうするか考えていました．ところが血液検査でカリウムが6.1mmol/Lと判明．高カリウム血症による心電図変化を疑い，電解質の治療をすると，P波も出てきて，最後は正常心電図に戻り，ペースメーカー治療はせず患者さんは退院していきました．ちょっとほろ苦い症例です．

●カリウムの値と心電図変化

さて，高カリウム血症を勉強すると，次のような図が載っています．

QRS complex	カリウム値（mmol/L）	心電図所見
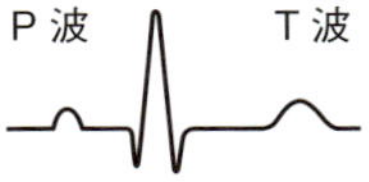 P波　　T波	〜5	正常
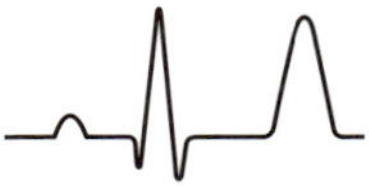	6〜7	テント状T波
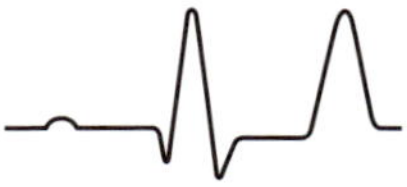	7〜8	P波の平低化 PRの延長 ST低下 テント状T波
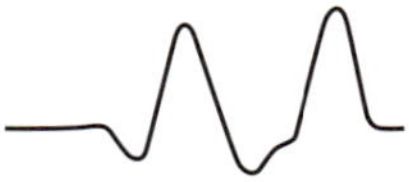	8〜9	P波の消失 QRSの開大 テント状T波の増高
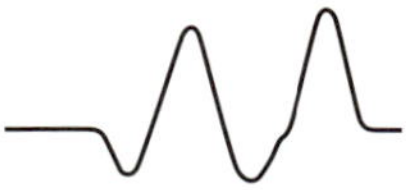	>9	サインカーブパターン

図1 カリウムの値と心電図変化

これだけきれいに並べた上で，どこかに必ず『**カリウムの値と心電図変化は必ずしもパラレルではない**』と記載してあるところに臨床の奥深さを感じます．

さて，上級医が高カリウム血症の心電図をもちだして，「病歴で高カリウムを疑い，心電図ではこんなふうになるので，その時は血液検査をすぐに確認するのだ」と研修医に教えている風景をよく見ます．

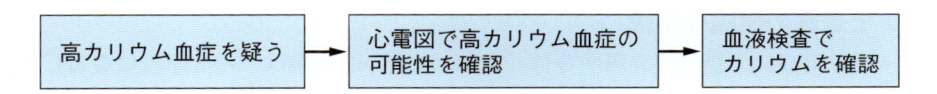

Chapter 19 予想しない心電図

```
[高カリウム血症を疑う] → [心電図で高カリウム血症の可能性を確認] → [血液検査でカリウムを確認]
```

わかりやすい3段論法ですが、実は研修医へのメッセージとしては不適切かもしれません。「これじゃ、高カリウム血症が鑑別に挙がらないと診断は進まないじゃないかぁ！」というのが渦中の研修医の心の声です。

● 高カリウムをどのような患者さんで疑うか？

高カリウム血症を疑っている研修医は最初から苦労しないわけです。彼らが知りたいのは、どのような患者さんで高カリウム血症の可能性を疑うかです。この問いに対してFreemanらは、救急外来に来院した際のカリウム値が6mmol/L以上で治療を受けた患者さんの主訴をまとめています（表1）。

表1 高K血症の患者さんの主訴（n=168）（文献1より改変）

息切れ	19.8%（33人）
脱力	18.6%（31人）
意識障害	7.8%（13人）
失神	5.4%（ 9人）
無反応	4.2%（ 7人）
その他	43.1%（72人）

この研究によると、主訴は呼吸苦、脱力、意識障害、失神の順で多く、「この主訴で毎度もれなく高カリウム血症を鑑別に挙げるの？」と言われると、変化球であり、正直いつも打ち返せるような気がしません。と言うのも、これらの主訴は、高カリウム血症以外の疾患が原因であることが多いからです。ここから見えてくる事実は『高カリウム血症の心電図は、高カリウム血症を疑っていない段階でとられている可能性がかなりある』ということです。

この認識を先ほどの診断ベクトルに付け加えると、このようになります。

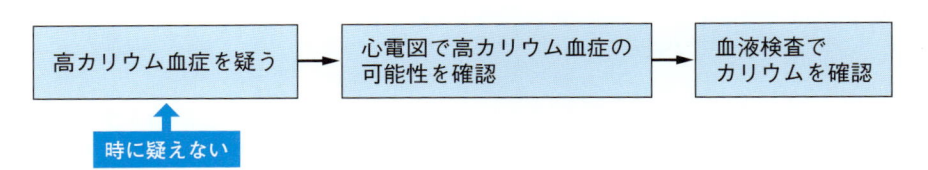

```
[高カリウム血症を疑う] → [心電図で高カリウム血症の可能性を確認] → [血液検査でカリウムを確認]
      ↑
   時に疑えない
```

● 上級医の反論は正論

それでも，上級医の立場からは「『高K血症の心電図はこんなふうになる』というのを知らない研修医がだめなのだ！　主訴で疑えなくても心電図から逆算的に高カリウム血症を疑えないとダメ！」という反論も上がりそうですね．これは正論ですので書き加えましょう．

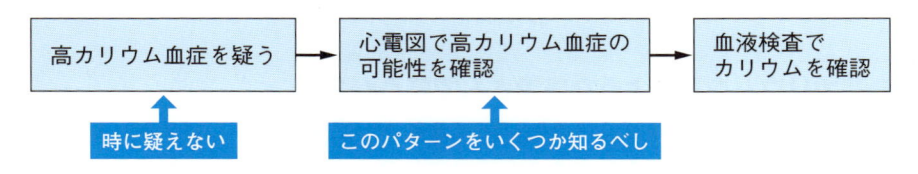

```
┌──────────────┐    ┌──────────────┐    ┌──────────────┐
│高カリウム血症│ →  │心電図で高カリ│ →  │血液検査で    │
│を疑う        │    │ウム血症の可能│    │カリウムを確認│
│              │    │性を確認      │    │              │
└──────┬───────┘    └──────┬───────┘    └──────────────┘
       ↑                   ↑
  時に疑えない      このパターンをいくつか知るべし
```

では，次の心電図はどうでしょう．

● 別の心電図症例

症例　67歳　女性　主訴：嘔吐を繰り返す

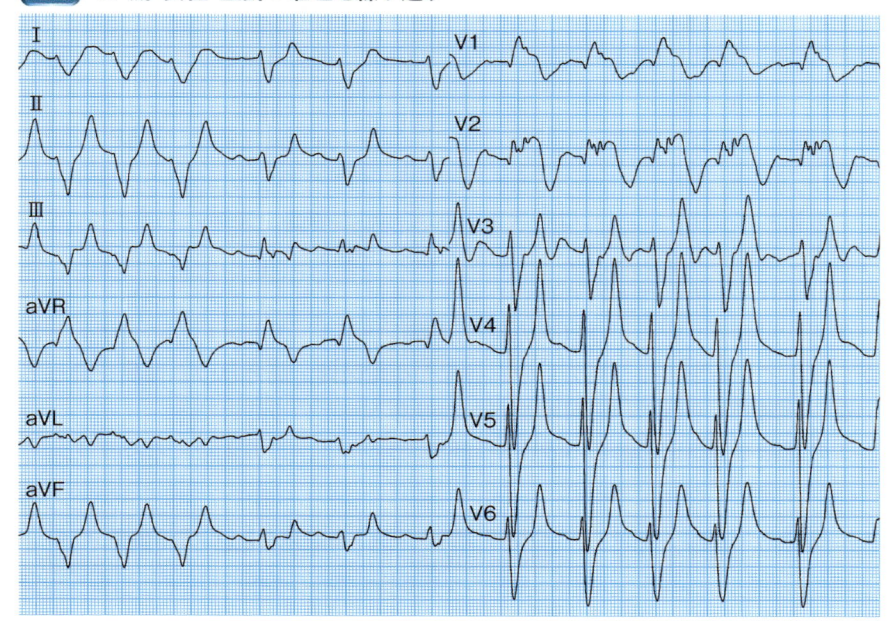

Wide QRS で，V4～V6 ではテント状 T 波もあります．V1 は昔数学で習ったサインカーブのようにも見えます（図2）．この wide QRS のサインカーブは bizarre appearance と呼ばれ，高カリウム血症のパターンの1つ．ちなみに，この心電図の患者さんのカリウムは 9.6 mmol/L でした．

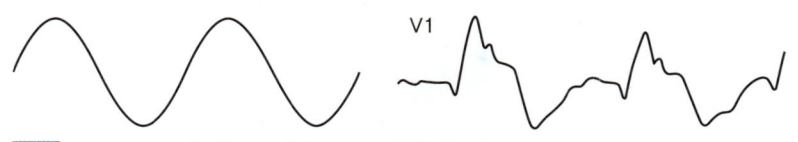

図2　サインカーブパターンと bizarre appearance
サインカーブがあるように見えるため，高カリウム血症を疑う．

●Bizarre（ビザール）

Bizarre（ビザール）とは"風変わりな"という意味です．私がこの言葉を最初に知ったのはエレキギターでした．Bizarre guitar という言葉があり，レスポールやストラトキャスターなど"よくある形"とは違う，"風変わりな形"のエレキギターを指します．椎名林檎さんや，彼女のバンド「東京事変」のリードギターの浮雲さんは bizarre guitar 愛用していました．ギターも心電図も"よくある形"を知っているからこそ bizarre と認識されるわけで，数多く心電図に曝露された上で可能となるパターン認識です．今後はよくある心電図とは明らかに違う bizarre appearance（サインカーブ）を見たら，反射的に高カリウム血症かも？と疑ってください．

では，次の心電図はどうでしょう？

● さらに別の心電図症例

症例 70歳 女性 主訴：嘔吐を繰り返す

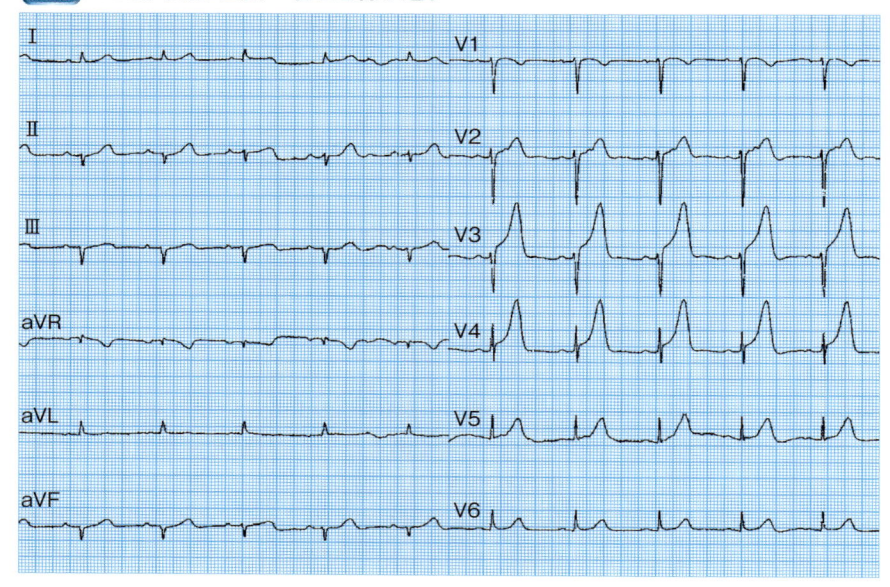

　これはテント状T波…？　高カリウム血症！と思ったかもしれませんが，実は急性心筋梗塞のhyper acute Tです（Chapter 2の症例心電図を再出しています）．知識バイアスが入り間違った人もいるかもしれません．

　ちなみに，高カリウム血症のテント状T波は次図のような感じです．

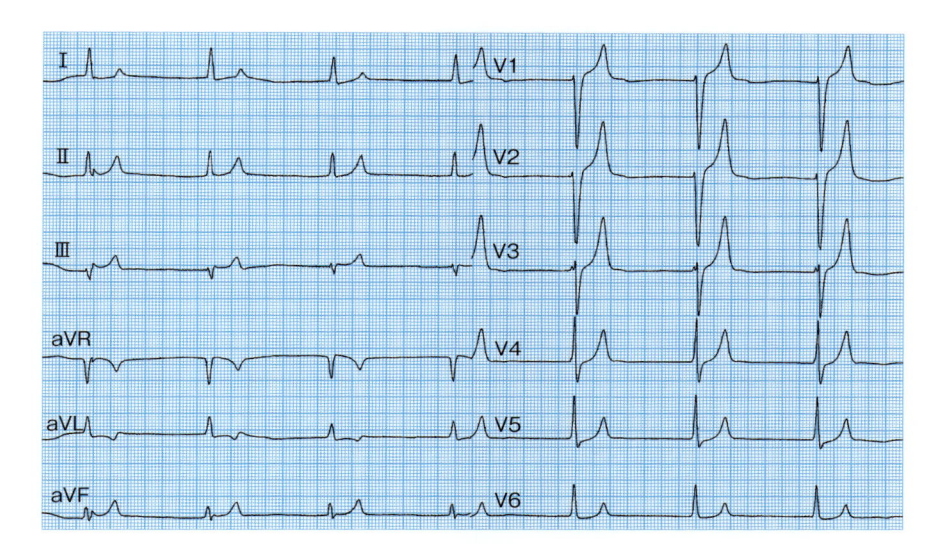

●テント状 T と hyper acute T

　心電図のパターン認識から高カリウム血症に気付けるようになることは大切です．今回の心電図症例のような徐脈，bizarre appearance，テント状 T 波はぜひとも高カリウム血症を疑ってほしい心電図です．もしテント状 T 波に気付かなかった初学者がいれば，「次は見つけるように頑張ろうね」というメッセージを伝えましょう．

　ただ，このこと以上に大切なのはテント状 T 波に気が付いたら，POCT[*1]でカリウムをチェックするのと一緒に，hyper acute T wave の可能性も考えて心筋梗塞もマネジメントすることです．裏を返せば hyper acute T wave を見たら，心筋梗塞だけでなく POCT でカリウムも早めにチェックしようということになります．T 波の形状からどちらかのあたりをつけることは大切ですが（Chapter 1 参照），心電図では 100％判断できないので，POCTでカリウムを確認する，前回心電図も取り寄せる，という 2 つの地道な作業が必須です．この泥臭い 2 つの作業を実臨床で 100％やっているかどうか，自分に問うてください．実は，頭ではわかっていてもやっていない，知識と行動の乖離がかなり大きい所だと思います．

（*1）POCT：Point of care testing の略称．被検者の傍らで医療従事者が行う検査．今回の例にあるように，血液ガス分析装置に付随する生化学検査でカリウムの値が確認できれば，検査室の検査結果を確認する時間の短縮ができ，迅速かつ適切な診療に寄与することができる．

● 高カリウム血症はどのような心電図になるのか？

さて，高カリウム血症の心電図パターンをいくつか見てきましたが，このような心電図パターンはどれくらいの頻度で出現するのでしょう？ 先ほどの臨床研究がこの疑問に答えています（表2, 3）．

表2 初回心電図の評価（n＝168）（文献1より改変）

テント状T	34.5%（58）
非特異的ST変化	33.3%（56）
ST上昇	4.2%（ 7）
1度房室ブロック	16.7%（28）
心室内伝導障害（脈拍＞120）（≒ bizarre appearance）	11.3%（19）
脚ブロック	6.0%（10）
徐脈（脈拍＜50）	4.2%（ 7）
洞停止	1.8%（ 3）

表3 高カリウムが判明した後の心電図評価（n＝168）（文献1より改変）

何らかの高カリウム血症の心電図変化があった	50%　（83）
非特異的ST変化	23.8%（40）
正常心電図	16.7%（28）

やはりテント状Tは有名でいちばん多いのですが，それでも34.5％しか認めません．不整脈はP波のない徐脈から頻脈，bizarre appearanceのようなwide QRSなどバリエーションが多いです．一方で，高カリウム血症を疑う心電図変化がない時が50％もあります（表3）．心電図所見がないから高カリウム血症は考えないというのはいけません．むしろ『**高カリウム血症の半分は心電図所見が出ない**』という認識を持っている必要があるのです．

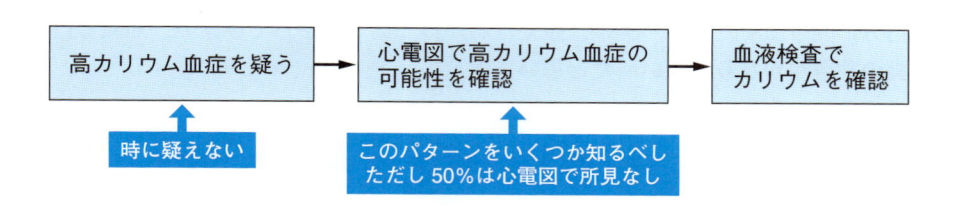

```
高カリウム血症を疑う → 心電図で高カリウム血症の可能性を確認 → 血液検査でカリウムを確認
         ↑                    ↑
      時に疑えない      このパターンをいくつか知るべし
                       ただし50％は心電図で所見なし
```

Chapter 19 ●予想しない心電図

●高カリウム血症を見逃さない奥義

　高カリウムの主訴は玉虫色で，疑うことは時に困難です．また心電図パターンも「まさに！」という典型例から「え!?」という非典型例まで様々です．必ずしもカリウム値と心電図変化はパラレルではないことが診断難易度を変化させます．

　典型的なエピソードの高カリウム血症を見逃したのであれば，大いに反省すべきです．また，多くの医師がパターン認識できた高カリウム血症の心電図を自分が拾えなかった時も悔しがるべきです．それと同時に，非典型例がかなりあることを強く意識しておきましょう．

　それでは，非典型例でも高カリウム血症を見逃さないためにはどうすればよいのでしょうか？　そのための奥義がこれです．

> **高カリウム血症を見逃さない奥義**
> 高カリウム血症を病歴と心電図で疑わなくても，
> 心電図で"何か"変だなと思ったらPOCTでカリウムをチェックする

●「心電図で"何か"変だな」とは？

　この奥義を伝授した研修医から"何か変だな"を教えてください！と突っ込まれるのですが，"何か"は臨床医の能力によって様々です．高カリウム心電図パターンにすぐピンと来る人と来ない人で"何か"は差があるのです．また同じ医師でも高カリウムを気づける勤務帯とそうでない勤務帯があります．外来の混雑具合などの環境や，自身の体調・精神状態など，様々な要素でこの判断能力が変化するからです．今回の心電図症例でも2名のスタッフドクターが同時に騙されかけましたが，他のタイミングなら難なく診断できるかもしれません．

> **自分が全く予想しない球が来た時に，どう対応するか．それが大事です．**
> **試合で打ちたい球は来ない．**
> **好きな球を待っていたのでは終わってしまいます．**

　今回なんとか打ち返せた難しい変化球を，次に来た時に必ず打ち返せるとは限らないのが実臨床です．そこで"何か変だな"というだけでもPOCTのカリウムをチェックするのが『予想しない球』の打ち方．POCTのハードルを

下げることが，予想しない高カリウム血症を早く見つける戦略として大切で，この最終奥義がいざという時に患者さんを救うのです．

> **まとめ**
> - 腎疾患や薬剤から高カリウム血症は疑えるが，主訴から疑うことは時に難しい．
> - 高カリウム血症を疑わずに高カリウム血症の心電図がとられてしまうことがある．
> - 高カリウムの心電図パターンを認識して，心電図から高カリウム血症を疑うこと．
> - テント状T波を見たら hyper acute T を鑑別に挙げ，前回心電図とPOCTでカリウムをすぐに確認すること．
> - 高カリウム血症の50％は心電図変化がなく，血液検査で初めて異常が見つかることも多い．
> - 何か変な心電図だなと思ったら，POCTでカリウムをチェックする習慣をもとう．

文献
1) Freeman K, et al. Effects of presentation and electrocardiogram on time to treatment of hyperkalemia. Acad Emerg Med. 2008; 15: 239-49.

COLUMN 8 コラム

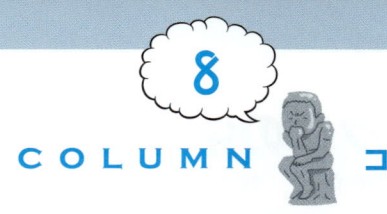

チーム医療

　Chapter 19 の症例は，私と循環器医が洞不全症候群と紹介を受けて対応した患者さんです．来院後に POCT は提出していましたが，患者さんを目の前にして早くも一時ペースメーカーの準備をしかけていました．すると…「**カリウム 6.1 でーす**」と，3 m ほど離れた血液ガス装置からナースの声がしました．

　To err is human とはよく言ったものです．断っておきますが，この循環器医はとても優秀です．ちなみに私は普通の救急医ということにしてください．間違えた 2 人は立派な人間だということが証明されました．

　ともかくこのナースに私たちは，患者さんは救われたわけです．私たちを救った白衣の天使は若くて，内向型人間[1]で，物静かな線の細い女性です．ドラマで医師の前に出てくるふくよかなベテランナースとはまさに正反対．そんなこともあり，あの声は印象的で忘れられません．

　彼女は心電図で"何か"変だと思ったら医師が POCT でカリウムを調べていることを知っていたのです．ナースですが，その都度自分でもカリウムをチェックし，高ければマネージメントに直結する瞬間も経験してきました．彼女にとっても，心電図で"何か"変だなという時に POCT でカリウムをチェックするのは，確実にこなさないといけないルーチンワークだったのです．ただ今回に限って，医師がルーチンワークを忘れたその時に，彼女が代打でヒットを打ってくれたのでした．

　みなさんの施設でこのようなチームワークがあれば，もっと多くの患者さんが救えます．**なぜこの仕事をしているのか？　その仕事がどのように患者さんをよくしているのか？**　1 つ 1 つの行動の意味をチームみんなが理解していると，患者さんによいことができると思うのです．

文献
1) スーザン・ケイン（古草秀子訳）．内向型人間の時代―社会を変える静かな人の力．東京：講談社；2013.

Chapter 20
ブラックボックスの中の心電図
最終判断できない心電図を前に，非循環器医ができること

> ほとんどすべての人間は，もうこれ以上アイディアを考えるのは不可能だというところまで行きつき，そこでやる気をなくしてしまう．勝負はそこからだというのに．
>
> トーマス・エジソン

以下の症例の対応を考えてみましょう．

症例 ★★★★　90歳 男性 胸痛 既往で認知症といくつかの冠危険因子あり
心電図は Chapter 1〜19 の知識から STEMI や虚血所見でないと判断

さて，最後の症例は心電図の具体例は挙げておりませんが，このような場合はどう対応するのでしょうか．1分ほど考えてみてください．

●白黒つけたその先…

Chapter 1で心電図診断の『白黒』について解説しました．診断がつく白い個所とリアルに判断できない黒い個所があること，その間のグレーゾーンに循環器医と非循環器医で乖離がありストレスになっていること，本書の目的がこのグレーゾーンを少なくすることであることはすでに記載しました（図1）．

| 非循環器医
(読書前) | ST上昇
ではない | ST
上昇？ | 判断不能 | ST
上昇？ | ST上昇 |

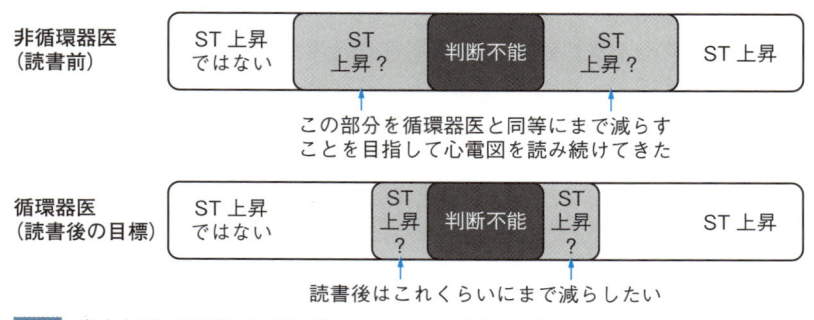

この部分を循環器医と同等にまで減らすことを目指して心電図を読み続けてきた

| 循環器医
(読書後の目標) | ST上昇
ではない | ST
上昇？ | 判断不能 | ST
上昇？ | ST上昇 |

読書後はこれくらいにまで減らしたい

図1 虚血心電図学習の目標はグレーゾーンを減らすこと

● 判断が求められているのは 2 つ

　ここまで本書を読み進め，臨床現場で研磨を積めば，白黒つけられる心電図が増え，グレーゾーンが減り，循環器医と等しい心電図判断になっていきます．ST 上昇と判断できた白い部分は自信をもって対応してください．
　さて，この白黒をつけた後，みなさんが求められる対応は次の 2 点になります（図2）．

> ① ST 上昇ではないと判断はしたが，虚血性心疾患を疑う場合にどうするか
> ② 心電図判断不能なブラックボックスとグレーゾーンの対応をどうするか

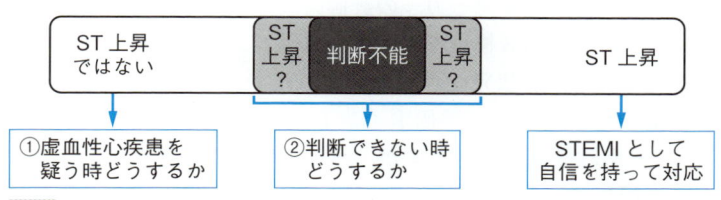

| ST 上昇ではない | ST上昇？ | 判断不能 | ST上昇？ | ST 上昇 |

①虚血性心疾患を疑う時どうするか　②判断できない時どうするか　STEMI として自信を持って対応

図2　白黒つけた先のアクション

　最終章では，この 2 つの部分に焦点を絞って話を進めます．
　まずは，① ST 上昇ではないと判断はしたが，虚血性心疾患を疑う場合にどうするかについて考えていきます．

● ① ST 上昇ではないと判断はしたが，虚血性心疾患を疑う場合

　今回の症例をもとに対応を考えてみましょう．
　もし虚血性心疾患を疑うのであれば，非 ST 上昇型急性冠症候群（NSTE-ACS）の対応となります．そこで具体的にどうするか，ここでも伝家の宝刀ガイドラインを紐解いていきたいと思います．

● 日本のガイドライン（NSTE-ACS）

　日本の非 ST 上昇型急性冠症候群の診療に関するガイドライン（2012 年改訂版）[1]では，病歴や身体所見，心電図検査などからどのような所見で NSTE-ACS を疑うかを記載していますが，**非循環器医がどんな所見からどのタイミングで循環器医を呼ぶか，具体的なアクションは示されておりません**．詳細はガイドライン本文にゆだねますが，この点をバシッと明確に記載するのは難しいのです．そこで，諸外国のガイドラインも見てみましょう．

● ACC/AHA ガイドライン (NSTE-ACS)

　ACC/AHA（米国心臓病学会/米国心臓協会）がNSTE-ACSのガイドラインを出しています[2]．このフローチャートを見てみましょう（図3）．まず，NSTE-ACS: Definate or Likely とあります．つまり，ACSを強くないしはある程度疑うという最初の導入があります．そして疑う場合に治療をどうするか，Ischemia-Guided Strategy か Early Invasive Strategy か，すなわち薬剤治療だけで経過観察するか，カテーテル検査の評価をするかを決めます．この選択では，病歴でACSっぽいか，リスクファクターはどうか，バイオマーカーの値がどうかの3つが評価ポイントとなります．詳細はガイドライン本文にゆだねますが，バイオマーカーの評価時間は本章の肝になりますのでここで解説します．まず，血液検査で高感度トロポニンを来院時に測定します．そして，来院時の採血が症状発症から6時間以内であれば，さらに3～6時間後に再検する必要があります．評価ポイントである病歴とリスク評価の2つは来院後30分もあれば実施できますが，バイオマーカーをフォローアップするとなると外来担当医は外来で3～6時間以上もその結果を待たされることになります．このガイドラインを踏襲して，日本の非循環器医は1人でNSTE-ACSの患者さんを前に3～6時間後の採血フォローを夜間当直で待つことができるでしょうか？

● NSTE-ACS で ACC/AHA ガイドラインは 日本の非循環器医には使いにくい？

　たとえば，Definate Likely と判断したNSTE-ACSの患者さんが19時ごろに来院し，みなさんが当直している病院で担当したとします．この時すでに循環器医は院内にいないとしましょう．病歴とリスク評価後に3～6時間後の高感度トロポニンの追加検査を時間外外来でするわけです．評価が終わるのは24時以降で，その時に循環器医に声をかけるか帰宅か決める…．

　このようなNSTE-ACSの患者疑いの患者さんを非循環器医だけで準夜から深夜まで経過観察している風景は日本ではあまり想像できません．この時間軸という点で，ACC/AHAガイドラインは日本の非循環器医には使いにくいのです．そして，この救急外来の時間軸の違いは，日本と米国の医療の違いの縮図だと私は考えています．

Chapter 20 ブラックボックスの中の心電図

NSTE-ACS: Definite or Likely

Ischemia-Guided Strategy

Initiate DAPT and Anticoagulant Therapy
1. ASA (Class I; LOE: A)
2. P2Y$_{12}$ inhibitor (in addition to ASA) (Class I; LOE: B):
   - Clopidogrel or
   - Ticagrelor
3. Anticoagulant:
   - UFH (Class I; LOE: B) or
   - Enoxaparin (Class I; LOE: A) or
   - Fondaparinux (Class I; LOE: B)

Early Invasive Strategy

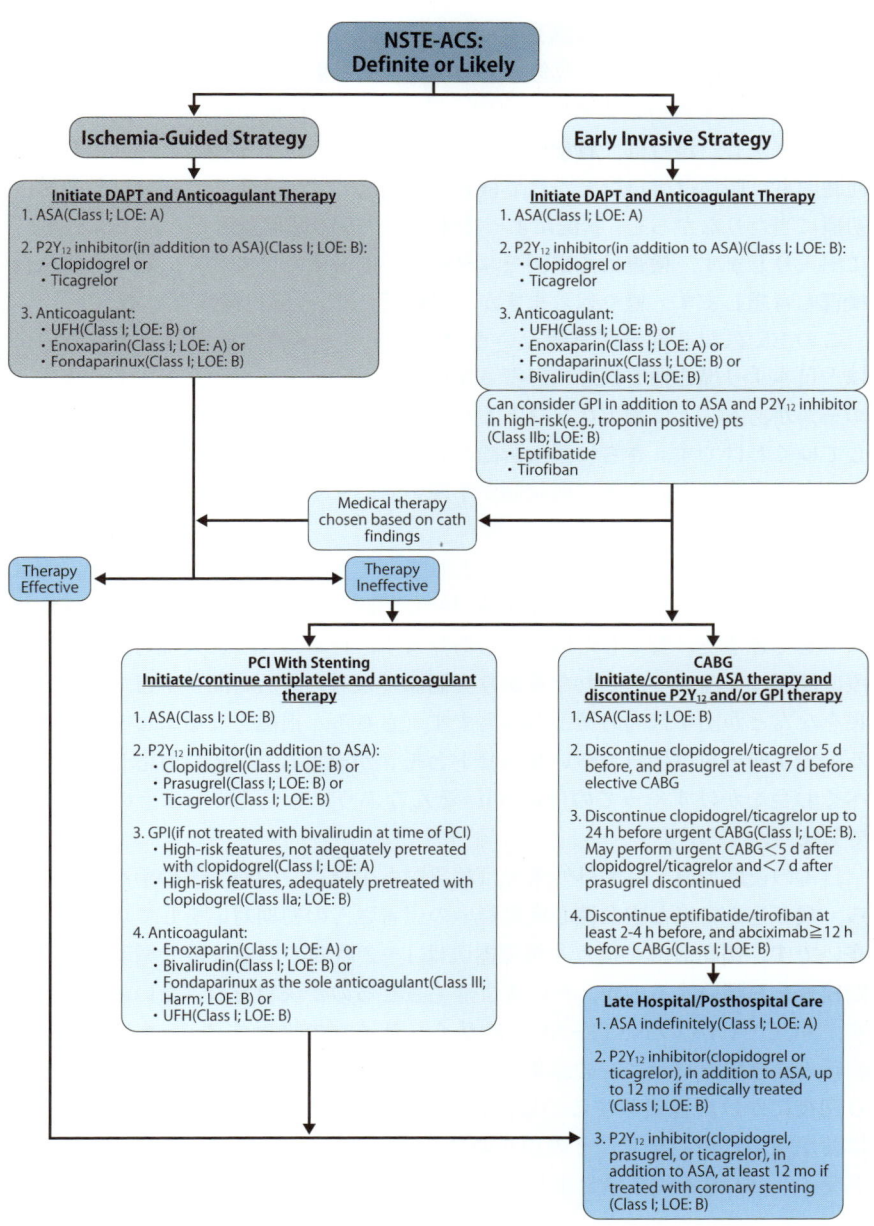

Initiate DAPT and Anticoagulant Therapy
1. ASA (Class I; LOE: A)
2. P2Y$_{12}$ inhibitor (in addition to ASA) (Class I; LOE: B):
   - Clopidogrel or
   - Ticagrelor
3. Anticoagulant:
   - UFH (Class I; LOE: B) or
   - Enoxaparin (Class I; LOE: A) or
   - Fondaparinux (Class I; LOE: B) or
   - Bivalirudin (Class I; LOE: B)

Can consider GPI in addition to ASA and P2Y$_{12}$ inhibitor in high-risk (e.g., troponin positive) pts (Class IIb; LOE: B)
- Eptifibatide
- Tirofiban

Medical therapy chosen based on cath findings

→ Therapy Effective
→ Therapy Ineffective

PCI With Stenting
Initiate/continue antiplatelet and anticoagulant therapy

1. ASA (Class I; LOE: B)
2. P2Y$_{12}$ inhibitor (in addition to ASA):
   - Clopidogrel (Class I; LOE: B) or
   - Prasugrel (Class I; LOE: B) or
   - Ticagrelor (Class I; LOE: B)
3. GPI (if not treated with bivalirudin at time of PCI)
   - High-risk features, not adequately pretreated with clopidogrel (Class I; LOE: A)
   - High-risk features, adequately pretreated with clopidogrel (Class IIa; LOE: B)
4. Anticoagulant:
   - Enoxaparin (Class I; LOE: A) or
   - Bivalirudin (Class I; LOE: B) or
   - Fondaparinux as the sole anticoagulant (Class III; Harm; LOE: B) or
   - UFH (Class I; LOE: B)

CABG
Initiate/continue ASA therapy and discontinue P2Y$_{12}$ and/or GPI therapy

1. ASA (Class I; LOE: B)
2. Discontinue clopidogrel/ticagrelor 5 d before, and prasugrel at least 7 d before elective CABG
3. Discontinue clopidogrel/ticagrelor up to 24 h before urgent CABG (Class I; LOE: B). May perform urgent CABG<5 d after clopidogrel/ticagrelor and <7 d after prasugrel discontinued
4. Discontinue eptifibatide/tirofiban at least 2-4 h before, and abciximab≧12 h before CABG (Class I; LOE: B)

Late Hospital/Posthospital Care
1. ASA indefinitely (Class I; LOE: A)
2. P2Y$_{12}$ inhibitor (clopidogrel or ticagrelor), in addition to ASA, up to 12 mo if medically treated (Class I; LOE: B)
3. P2Y$_{12}$ inhibitor (clopidogrel, prasugrel, or ticagrelor), in addition to ASA, at least 12 mo if treated with coronary stenting (Class I; LOE: B)

図3 NSTE-ACS 疑いの患者に対する診療フローチャート[2]

● ガイドラインの違いは医療の違いの縮図

　米国 ER は救急医の数と救急外来の個室診察室数が日本より圧倒的に多く，この2点が最も違うところです（図4, 5）．米国では虚血性心疾患疑いの患者さんが来院した場合は，救急外来の一室を日本の入院個室のごとく利用して，何時間も，時には半日ほどかけて検査し，対応していきます．初診は救急医が初療に当たりながらも，状況によってオンコールの循環器医もこの"外来個室"に出入りします．検査は心電図モニターや心筋酵素だけでなく，時に心臓負荷検査も考慮します．繰り返しますが，"外来"での心臓負荷検査です．

　この ER 医数と外来個室数というソフト・ハードの供給量の充実の理由には，日本より虚血性心疾患の患者さんが多いという需要量の背景もあります．ニーズがあることに潤沢なソフトとハードを投入し，何時間もかけて経過観察してゆくわけです．さらに医療訴訟が問題となることの多い米国では，その多くを占める虚血性心疾患に病院側が手厚い対応をすることも交絡因子としてあるでしょう．

　さて，この米国システムは日本人としてとても羨ましい気がしますが，実はこれには裏話があります．医療保険が社会問題となっている米国では，医療コストをできるだけ安くしたい下心もあります．日本のように入院対応すると医療は高額になるので，それならより安価な外来対応の数時間〜半日で同様の結果をなんとか出す苦肉の策ともみえます（もちろん根拠となるエビデンスはあるのですが…）．『半日ぐらいならヒトとモノが充実した ER で対応して，なるべくお金をかけずやってのけよう』．そんなふうにも見えてしまうのは私だけでしょうか？

　日本の夜間当直・時間外外来では救急医も少なく，内科当直の手を借りながら，飛び込みで来た虚血性心疾患疑いの患者さんの初期対応をしていることが多いです．初期対応を担う非循環器医は1〜2時間の短期決戦で循環器医に入院検査をお願いするのか，そのまま帰宅させるのか決着をつけたいのが本音です．ACC/AHA の NSTE-ACS のガイドラインで推奨する3〜6時間後の2回目の高感度トロポニンの結果を待ち，NSTE-ACS 疑いの患者さんを準夜から深夜にかけ経過観察するのは，日本の非循環器医が1人でする作業としては荷が重いと思います．その点を期待して，最後に ESC の NSTE-ACS ガイドライン2015を見てゆきましょう．

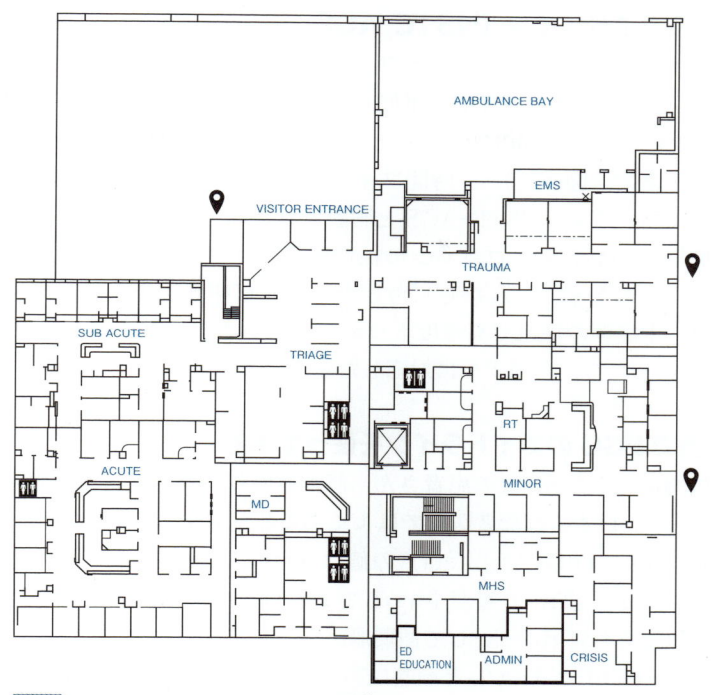

Chapter 20 ●ブラックボックスの中の心電図

図4 典型的な北米型 ER の見取り図[3)]
50 近くの個室ブースで診療が行われます．

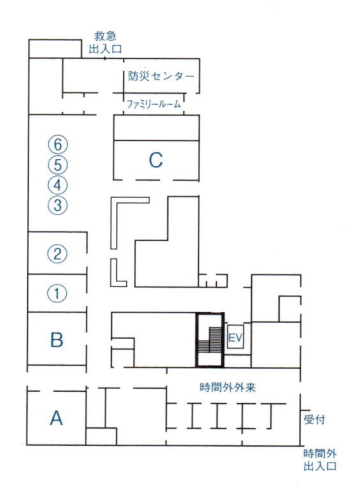

図5 当院の ER
救急対応ブースは全部で6ベッドで，そのうち個室は2つ（①，②：個室ブース，③〜⑥：フロアブース，A〜C：経過観察ベッド）．米国の数分の1の"箱"ですが，これでも日本ではかなり恵まれている方なのです．

● ESC のガイドライン（NSTE-ACS）

　ESC（欧州心臓病学会）が 2015 年に NSTE-ACS に関するガイドラインを発表しました[4]．ACC/AHA と類似した 3 時間の高感度トロポニンのフォローアップに加え 1 時間のフォローアップの選択肢もある点が大きく違う"ウリ"になります（図 6, 7）．1 時間フォローなら，せっかちな日本の ER での利用価値は高いです．NSTE-ACS と判断された場合は，来院時と，必要に応じて 1 時間後の高感度トロポニンの採血結果だけで対応するという，何ともシンプルなものです．これならピカピカの 1 年目研修医でも対応可能でしょう．では，本症例の採血で高感度トロポニンである hs-cTnI（Architect）が 4 ng/L だとしたら，どのように対応したらよいでしょう．

● 本症例で ESC のガイドラインを使ってみる

　症例は胸痛できた 90 歳の患者さん．認知もあり，胸痛症状は評価困難と判断されました．日本の高齢者医療ではよくある状況です．リスク評価は中程度．初回採血で hs-cTnI（Architect）の値は 4 ng/L と軽度上昇しています．仮にこの時点で hs-cTnI の値が 1 ng/L であれば，rule-out され帰宅も考慮，52 ng/L 以上あれば rule-in して循環器医コンサルトを考えます（図 7）．

　今回は hs-cTnI は 4 ng/L と極端に高くも低くもないので，1 時間後に再検することにしました．結果は，2 回目の hs-cTnI は 5 ng/L でした．Δ0〜1 が 1 ng/L であるため rule-out されます．もし 2 回目の hs-cTnI が 10 ng/L 以上（Δ0〜1 ≧ E: 6 ng/L）であれば rule-in して循環器医コンサルトを考えます．

　2016 年 7 月時点で最も新しいガイドラインであり，加えて欧州のものであることは利用上留意すべきですが，短期決戦である点は魅力です．利用にあたっては各施設の循環器医に非循環器医が利用すべきか相談して決めていくのがよいでしょう．

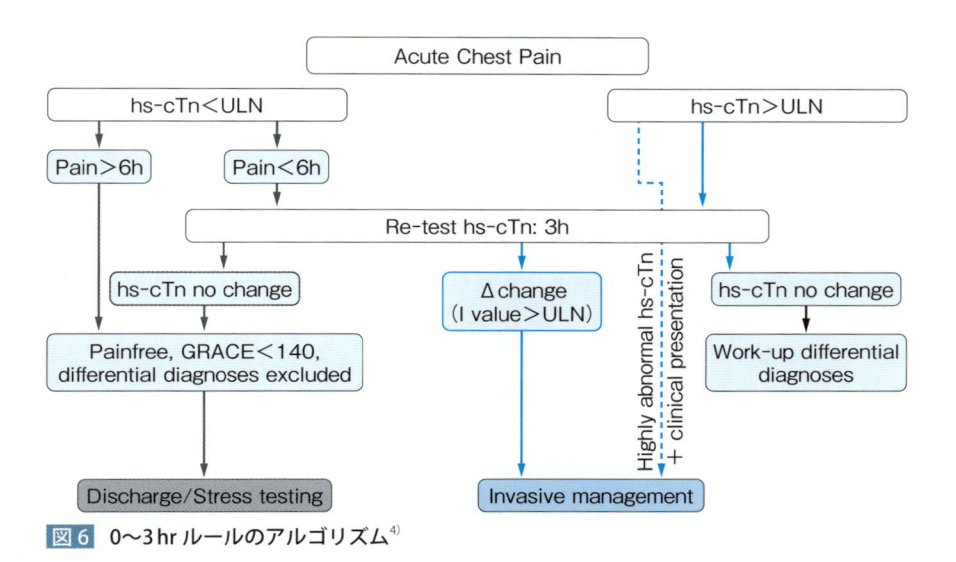

Chapter 20 ● ブラックボックスの中の心電図

```
                    Acute Chest Pain
                    /              \
          hs-cTn<ULN              hs-cTn>ULN
          /        \                    |
     Pain>6h    Pain<6h                 |
         \        /                     |
       Re-test hs-cTn: 3h               |
       /       |       \                |
 hs-cTn    Δ change    hs-cTn       Highly abnormal hs-cTn
 no change (I value>ULN) no change  + clinical presentation
    |         |            |            |
 Painfree,    |       Work-up          |
 GRACE<140,   |       differential      |
 differential |       diagnoses         |
 diagnoses    |                         |
 excluded     |                         |
    |         |                         |
 Discharge/   Invasive management ←─────┘
 Stress testing
```

図6 0〜3hrルールのアルゴリズム[4]

```
              Suspected NSTEMI
         /          |          \
   0h<A ng/L      Other      0h≧D ng/L
      or                         or
   0h<B ng/L                  Δ0〜1h≧E ng/L
      and
   Δ0〜1h<C ng/L
      |            |            |
   Rule-out     Observe      Rule-in
```

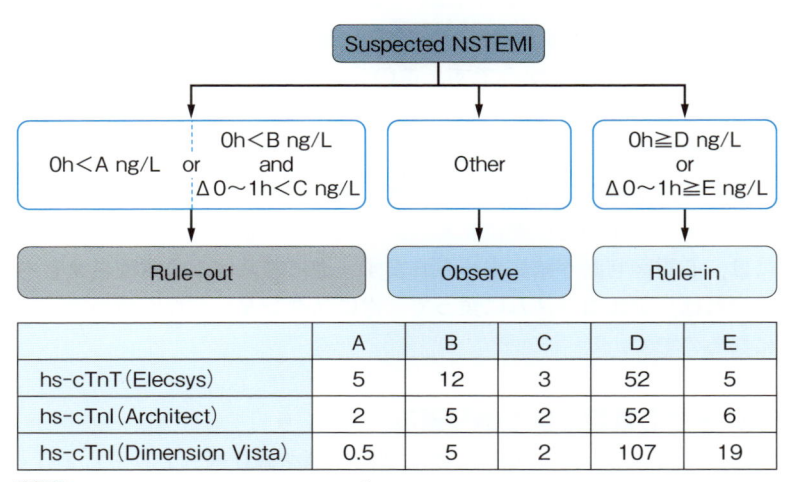

	A	B	C	D	E
hs-cTnT（Elecsys）	5	12	3	52	5
hs-cTnI（Architect）	2	5	2	52	6
hs-cTnI（Dimension Vista）	0.5	5	2	107	19

図7 0〜1hrルールのアルゴリズム[4]

● バイオマーカーがすべてを変えた !?

　バイオマーカーの登場とその有用性を示す臨床研究が，虚血性心疾患の診断と対応方法を大きく変えたのは事実です．心電図のようなアナログ検査はその判断能力にどうしても個人差が出てしまいますが，バイオマーカーのようなデジタル検査は数字次第で誰でも同じ判断ができる強みがあります．ESC の NSTE-ACS ガイドライン 2015 では，高感度トロポニンだけで来院後 1 時間弱で rule-out できてしまいます．そんな便利な時代になり，心電図の役割はどうなったのでしょう？

　それでもガイドラインの導入は"NSTE-ACS"なわけです．心電図で ST 上昇はないと判断された場合に初めて使えます．つまり，このガイドラインの利用前に心電図判断が求められているのです．「STEMI じゃないと思ったら，実は違った」という失敗は許されません．やはりバイオマーカーだけでは，心電図判断の失敗をリスクヘッジできないことになります．

● スタンダードな診療には心電図判断が結局求められる

　STEMI と NSTE-ACS とが各学会で異なるガイドラインなのは 2 つの病態に対する戦略が全く違うからです．この 2 つの病態の最初の鑑別が心電図なのは言うまでもありません．そして，心電図検査が来院直後すぐにとられ，誰もが判断を迫られる以上，みなさんはこの重要作業から逃げられないのです．

　医療検査技術が進んでも，安価で非侵襲的で簡便にとれるという点で心電図はどの検査よりも圧倒的に優位です．ガイドラインを踏襲したスタンダードな診療には，心電図判断が結局求められます．逆に言えば，**心電図さえきちんと読めていれば，アルゴリズムに乗って，常にスタンダードな医療が提供できる**ことになるのです．

● いまいちど心電図症例を振り返る

　ここで，本書の Part I で登場した心電図症例を振り返ってみましょう．

[Chapter 2]　hyper acute T（前壁梗塞）
[Chapter 3]　V2 V3 の ST 上昇（前壁梗塞）
[Chapter 4]　ⅠⅠ V5V6 の ST 上昇（側壁梗塞）
[Chapter 5]　aVL の ST 低下（下壁梗塞）
[Chapter 6]　aVR の ST 上昇（多枝・左冠動脈主幹部病変）

[Chapter 7] Wellens症候群，de Winter症候群（左冠動脈主幹部病変）
[Chapter 8] V1〜V3のST低下（後壁梗塞）
[Chapter 9] 遅れMI

　Chapter 2, 3の前壁梗塞，Chapter 4の側壁梗塞，Chapter 5の結局見つかる下壁梗塞についてはSTEMIに該当するので，各種ガイドラインにもあるように，すぐに循環器医をコールです．一方，Chapter 6, 7の多枝・左冠動脈主幹部病変やChapter 8の後壁梗塞はどうでしょう．各種ガイドラインは，これらの心電図は見逃しやすいのできちんと拾い上げられるようにと記載しています[1,2,4]．ガイドラインのお墨付きですので，虚血性心疾患疑いで循環器医へコンサルトすることで間違いありません．STEMIハンターとしてPart Iの心電図はすべて循環器医コンサルトすることが現場での正しいマネジメントです．

　また，『①ST上昇ではないと判断はしたが虚血性心疾患疑いの場合』は，NSTE-ACSとして病歴とリスク評価に高感度トロポニンの情報を加え，必要に応じて循環器医をコンサルトする形になります．各種ガイドラインで対応に違いがあることは述べました．具体的に非循環器医がどこまで対応し，どのタイミングで循環器医に相談するかは，施設により違いますので，みなさんの施設の循環器医と前もって決めておくとよいでしょう（図8）．

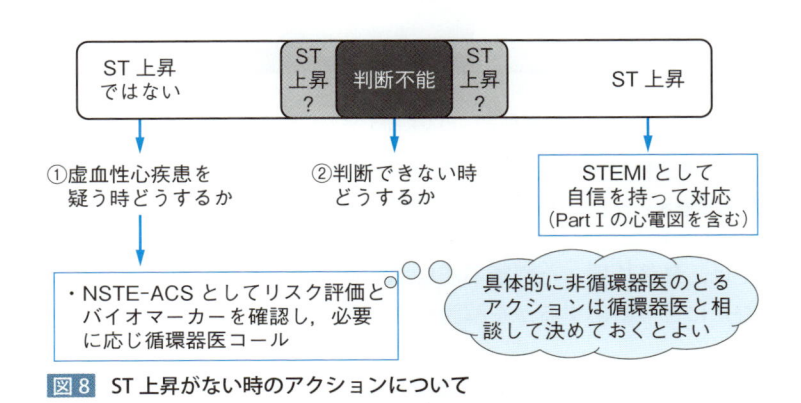

図8 ST上昇がない時のアクションについて

　では，『②心電図判断不能なブラックボックスとグレーゾーンの対応』はどうしたらよいのでしょうか？

②心電図判断不能なブラックボックスとグレーゾーンの対応

ブラックボックスにある『判断不能』という記載には何か悪いイメージがあります．これは初学者が『他の人は判断できるのに，自分は判断できなかった(A)』という苦い経験があるからでしょうか．しかし本書通読者なら『もはや心電図の限界であり，本当に判断できない(B)』という状況の存在が理解できると思います．AとBは全く違います．Aは，トレーニングにより改善の余地がありますが，Bは，できないものはできないと開き直り，その上で必要な戦略は何かを考える前向きな発想となります．

では，グレーゾーンはどうでしょう？ 実は心電図の判断能力が循環器医と近くなれば，この部分も前向きに判断できない箇所です．そのためグレーゾーンとブラックボックスは同じ戦略での対応になり，まとめて作戦をたてていくのです（図9）．臨床的に判断できないという状況ならば，分類にこだわらず，次に必要な戦略を決めることが必要となります．

| ST上昇ではない | ST上昇？ | 判断不能 | ST上昇？ | ST上昇 |

循環器医とグレーゾーンの領域が同じになるとグレーも黒も対応は同じならばいっしょにブラックボックスへ

| ST上昇ではない | 判断不能なブラックボックス | ST上昇 |

・NSTE-ACSとしてリスク評価とバイオマーカーを確認し，必要に応じ循環器医コール　｜　②判断できない時どうするか　｜　STEMIとして自信を持って対応（PartIの心電図を含む）

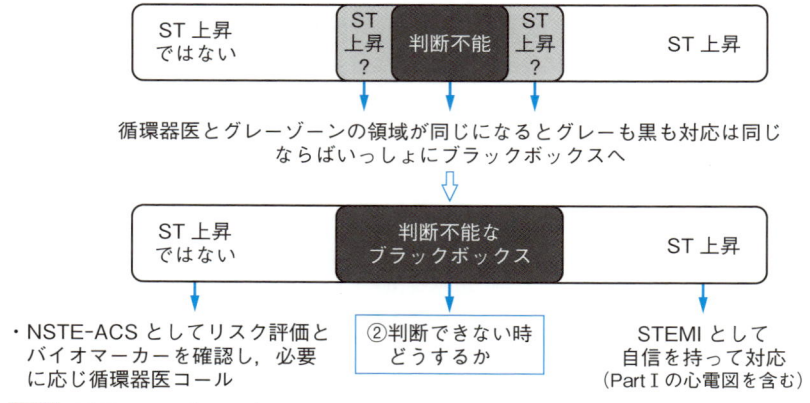

図9 循環器医とグレーゾーンの領域が同じになるとどうなるか

それでは，最後に残った判断不能なブラックボックス（かつてのグレーゾーンを含む）にどう対応するかを解説していきます．

ブラックボックスはどう開ける？

この対応については，Chapter 18と19にヒントが隠れています．テント状T波やhyper acute T waveを見たら，電解質や過去の心電図を確認すればよかったわけです．肺塞栓でSⅠQⅢTⅢを探すよりWellsなどのprediction rules や D-dimer，造影 CT が有用でした．「本当に判断できないことの何が悪いの？」と思えてきませんか．そして，その時は開き直って他の検査で診断をつければよいという点も理解できると思います．そう，心電図だけで考えず，他の道具を探せばよいのです．

　高 K 血症や肺塞栓心電図がすぐにアクションできるのは，『**その時**』が心電図の限界であるとわかっていて，次にアクションするための『**道具**』が何かを知っているからです．では，心電図がブラックボックスに入る『その時』はいつで，『道具』が何か，Part II で見た心電図を例に確認してみましょう．

　　[Chapter 10]　電極つけ間違い
　　[Chapter 11]　早期再分極
　　[Chapter 12]　**左脚ブロック**の虚血判断
　　[Chapter 13]　（左脚ブロック問題編）
　　[Chapter 14]　右脚ブロックの虚血判断
　　[Chapter 15]　**ストレイン・パターン**
　　[Chapter 16]　**急性心外膜炎**
　　[Chapter 17]　**たこつぼ型心筋症**

　Part II の左脚ブロックや，ストレイン・パターンの一部の心電図は，虚血判断できずブラックボックスの中です．また急性心外膜炎やたこつぼ型心筋症の時も，心電図だけでは虚血性心疾患と『**本当に判断不能**』なのでブラックボックス入りです．これらの心電図症例は虚血判断が心電図だけでは限界の『**その時**』にあたります．では，次のアクションに必要な『**道具**』は何でしょう．

　この時必要な『道具』は**リスク評価や高感度トロポニンの値と心エコー検査，さらに最終的には CAG** になります．そして非循環器医の仕事は，『その時』に心電図以外の医療情報である『道具』を集めて総合評価し，CAG の実施の是非を循環器医が決定することを応援することなのです（図 10）．

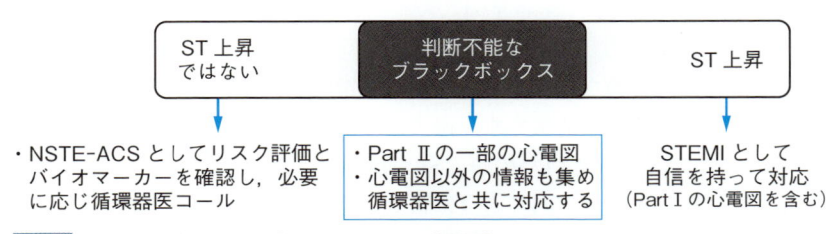

ST 上昇ではない	判断不能なブラックボックス	ST 上昇
・NSTE-ACS としてリスク評価とバイオマーカーを確認し，必要に応じ循環器医コール	・Part II の一部の心電図 ・心電図以外の情報も集め循環器医と共に対応する	STEMI として自信を持って対応（Part I の心電図を含む）

図10　心電図で白黒つけた後のアクション【重要】

● ブラックボックスのとらえ方

　ブラックボックスの心電図は 1 人で悩まないことです．コンサルトされた循環器医も実は心電図だけでは判断が難しいのです．したがって，彼らがアクションしやすいように，コンサルト前に心電図以外の情報をできるだけ集めておいてください．複数の情報を複数の医師で集めて対応していく総合力がこれらの症例では求められているのです．このように，**非循環器医は，どの心電図症例が 1 人で悩んではいけないブラックボックス症例かを知っていることが，虚血心電図学習の最終ゴールとなります**．このブラックボックス症例は読めないのではなく判断できない心電図，循環器医と相談して方針を決めるものと割り切ってしまえば気が楽になると思います．

● ブラックボックスの心構え

ほとんどすべての人間は，もうこれ以上アイディアを考えるのは不可能だというところまで行きつき，そこでやる気をなくしてしまう．勝負はそこからだというのに．

　心電図だけで虚血判断ができないブラックボックス症例．情報を集めて後は循環器医の手にゆだねるという作業だけではモチベーションが下がるという若手医師の声をときどき聞きます．たしかに初診医が『もうこれ以上アイデアを考えるのは不可能だというところまで行きつき，やる気をなくしてしまう』気持ちにも共感できます．何を隠そう，私が昔そうでしたから．

　しかし，今は全く違います．既存の知識やアイデアで解決できる症例はイージーケース．経験を積むにつれ，達成感が薄れてきます．むしろ混沌としたブラックボックス症例のようなチャレンジングなケースで俄然やる気が出てきます．実際は結構大変なのですが，逃げずに「どうしたらもっとよくできるか？」と考えながら行動する習慣があると，困難だからこそ解決することの面白さと達成感があるものです．

　そして最後に，このブラックボックスの心電図判断は今後の臨床研究で求められているホットな医学情報です．過去に左脚ブロックの心電図がどっぷりブラックボックスに入っていたのを，Sgarbossa が光を照らし，一部 ST 判断できるようになりました．同じように新しい発見がこれから論文化されるかもしれません．みなさんがこれから注目すべき文献や，さらに自ら臨床研究に取

り組むためのヒントがこのブラックボックスに眠っています．わからないことがわかった時点が挑戦の幕開け．本書を読み終わった後の新たなスタートラインがここにあるのです．

> **まとめ**
> - NSTE-ACS のアルゴリズムは，ST の心電図判断ができないと使えない．
> - 本書の読解で心電図判断ができれば自信をもってアルゴリズムに乗れる．
> - 心電図が読めればアルゴリズムであと必要なのはバイオマーカーとリスク評価であり，誰でも利用可能．
> - 最終的に判断できない心電図のブラックボックスが存在する．その際は総合評価で対応していく．
> - どんな時がブラックボックス心電図なのかを前もって知っておけば，現場対応は楽になる．
> - ブラックボックスを探求していくことが，本書通読者のこれからの宿題．

文献
1) 循環器病の診断と治療に関するガイドライン（2011 年度合同研究班報告）．非 ST 上昇型急性冠症候群の診療に関するガイドライン（2012 年改訂版）．
2) Amsterdam EA, et al. ACC/AHA Task Force Members. 2014 AHA/ACC guideline for the management of patients with non-ST-elevation acute coronary syndromes: a report of the American College of Cardiology/American Heart Association Task Force on Practice Guidelines. Circulation. 2014; 130: e344-426.
3) http://www.barriedoctors.ca/rvh-regional-health-care/rvh-emergency-department-map/
4) Roffi M, et al. 2015 ESC Guidelines for the management of acute coronary syndromes in patients presenting without persistent ST-segment elevation. Kardiol Pol. 2015; 73: 1207-94.

【巻末チャート】

左脚ブロックで虚血判断にチャレンジ！

STEP1

極性が同じ向きがないか探せ！

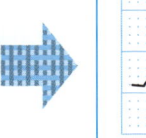

極性が同じ（concordant）ものが V1~V4, ⅡⅢ aVF, ⅠV5V6

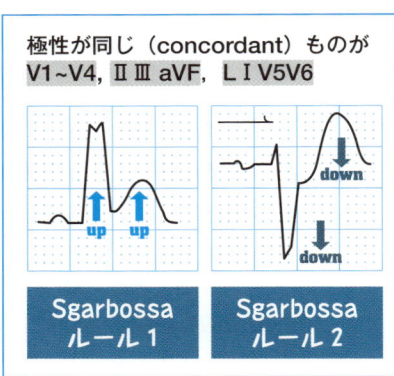

up up / down down

Sgarbossa ルール1　　Sgarbossa ルール2

極性が逆向き（Discordant）

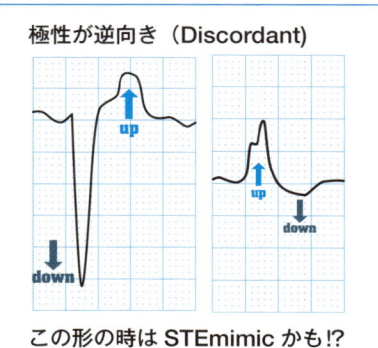

up / up down

この形の時は STEmimic かも!?

STEP2 ST の高さと比をチェック

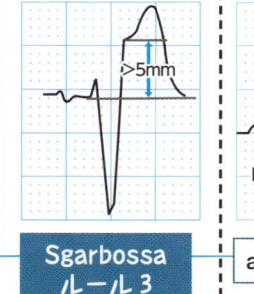

>5mm

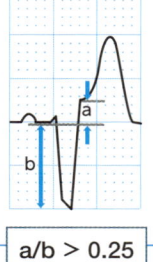

Sgarbossa ルール3　　a/b > 0.25

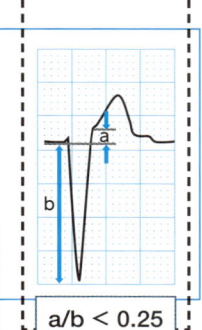

Modified Sgarbossa criteria　　a/b < 0.25

→ STEMI として
循環器医コール

→ 心筋梗塞疑いで
循環器医コンサルト

→ **STEP3** リスク評価＋α

〈心電図で虚血は否定的だが…〉
- 虚血のリスク評価
  （TIMI スコアなど）
- トロポニン T
- 心臓エコー検査　　など実施

→ 総合判断し
必要に応じて
循環器医コンサルト

診断名と格言の一覧

項目	頁	診断名
Chapter 1　白黒つかない心電図 ★ 心電図のグレーゾーンはどこにあるか	2	
Chapter 2　歴史から学ぶ心電図 ★★ 心電図で医師が泥臭くしないといけないこと	10	前壁梗塞 (hyper acute T)
Chapter 3　ガツンとこない心電図 ★★ どこから ST 上昇なのか	20	前壁梗塞 (軽度の ST 上昇)
Chapter 4　感じる心電図 ★★ 2 次元の心電図を紙コップで 3 次元化する	28	側壁梗塞
Chapter 5　未来の心電図 ★★ タイムマシンに乗って未来の心電図を集める	38	下壁梗塞 (最初は aVL の ST 低下のみ)
Chapter 6　フォースを使う心電図 ★ コップをのぞくと見えてくるもの	48	左冠動脈主幹部・ 三枝病変 (aVR の ST 上昇)
Chapter 7　○○症候群の心電図 ★ 心電図に流行やスタイルは役に立つのか	56	de Winter 症候群, Wellens 症候群
Chapter 8　やりがいのある心電図 ★ 診断率 38％の異常を見つける方法，教えます	64	後壁梗塞
Chapter 9　遅れてきた心電図 ★★ 心筋梗塞を見てもトップスピードで走らない	72	亜急性心筋梗塞 (前壁梗塞)
Chapter 10　思い出せない心電図 ★♪ エイプリル・フールに騙されない方法	80	L と R の つけ間違い心電図

格言

白黒つけるぜ!!
　　　　　　　　　　　　　　　　　　　　　哀川　翔（『ゼブラーマン』）

歴史は…人の財産．あなた達がこれから生きる未来をきっと照らしてくれる．
だけど過去から受け取った歴史は次の時代へ引き渡さなくちゃ消えていくの．
　　　　　　　　　　　　　　　　　　　　ニコ・オルビア（『ONE PIECE』）

わからなければ，人に聞くことである．
　　　　　　　　　　　　　　　　　　　　　　　　　　　　　松下幸之助

考えるな！　感じろ！
　　　　　　　　　　　　　　　　　　　　ブルース・リー（『燃えよドラゴン』）

君たちの未来はまだ白紙という意味さ．誰もがね．
自分の未来は自分で切り開くものなんだ．
　　　　　　　　　　　　　　　　　ドク（『バック・トゥ・ザ・フューチャー』）

ルークよ，我々が考える真実のほとんどは自分の見方で変化するものだ．
　　　　　　　　　　　　オビ＝ワン・ケノービ（『スター・ウォーズ エピソードⅥ』）

流行は色あせていく．スタイルだけが変わらないまま残り続けるの．
　　　　　　　　　　　　　　　　　　　　　　　　　　　　　ココ・シャネル

Nothing worth doing is easy. やりがいのある事に簡単な事はない．
　　　　　　　　　　　　　　　　　　　　岡本圭司（プロスノーボーダー）

速度を上げるばかりが人生ではない．
　　　　　　　　　　　　　　　　　　　　　　　　　　　マハトマ・ガンジー

一度あったことは忘れないものさ……想い出せないだけで．
　　　　　　　　　　　　　　　　　　　　　銭婆（『千と千尋の神隠し』）

項目	頁	診断名
Chapter 11　数多の心電図 ★★★ 今まで異常なしと判断してきた心電図の枚数を覚えているか	86	早期再分極
Chapter 12　はっきり言えない心電図 ★★★ ブロックの up & down，上がってんの？　下がってんの？	98	左脚ブロックの 虚血評価：解説編
Chapter 13　練習する価値のある心電図 Sgarbossa と Smith を普段から使えるようにする	110	左脚ブロックの 虚血評価：問題編
Chapter 14　判断できる心電図 知識とやる気だけでは不十分〜使って・実行してなんぼ	123	右脚ブロックの 虚血評価
Chapter 15　何もしない心電図 ★★★ コンサルト〜ある時は御法度，ある時は必須	140	ストレイン・ パターン
Chapter 16　とる前に読む心電図 ★ 効率よく読むためのスイッチの入れ方	152	急性心外膜炎
Chapter 17　決定権のない心電図 ★★ 心電図でコントロールできること，できないこと	164	たこつぼ型心筋症
Chapter 18　売れてる心電図 ★ 診断学から心電図の使い方を考えてみる	176	肺塞栓
Chapter 19　予想しない心電図 ★↗ 心電図異常になぜ気付けないか，どう対応すればよいのか	186	高カリウム血症
Chapter 20　ブラックボックスの中の心電図 ★★★★ 最終判断できない心電図を前に，非循環器医ができること	198	虚血なしと判断した 心電図症例

格言

ツェッペリ「きさまーいったい何人の生命をその傷のために吸い取った!?」
ディオ　　「おまえは今まで食ったパンの枚数をおぼえているのか？」
　　　　　　　　　　　　　　（『ジョジョの奇妙な冒険 ファントムブラッド』）

七転び　浮き沈み　up & down　何べんだってやってんだ（中略）
上がってんの？　下がってんの？　皆はっきり言っとけ！（上がってる！）
　　　　　　　　　　　　　KICK THE CAN CREW（『マルシェ』）

左手で握手してくれよな．その方がハートに近いだろ．
　　　　　　　　　　　　　　　　　　　　　　　　ジミ・ヘンドリックス

知ることだけでは十分ではない．それを使わなくてはいけない．
やる気だけでは十分ではない．実行しなくてはいけない．
　　　　　　　　　　　　　　　　　ヨハン・ヴォルフガング・フォン・ゲーテ

最も重要な決定とは，何をするかではなく，何をしないかを決めることだ．
　　　　　　　　　　　　　　　　　　　　　　　　スティーブ・ジョブズ

トライアスロンほど練習量が素直に結果に反映されるスポーツはない．
12時間以上動き続けるアイアンマンディスタンスでさえ，
完走できるかどうかはスタートラインに立った時すでに決まっているのだ．
　　　　　　　　　　　　　　　宮塚英也（トライアスロン指導者）

自分でコントロールできないことばかりを心配してほとんどの時間を過ごしたら，
ますますどうしようもない気分になります．（中略）自分でコントロールできることに
目を向けると，実際どうにかすることができるし，心も穏やかになります．
　　　　　　　　　　　　　　　スティーブン・コヴィー（『7つの習慣』）

売れているものが良いものなら
世界一うまいラーメンはカップラーメンになっちゃうよ．
　　　　　　　　　　　　　　　　　　　　　　　　　　　甲本ヒロト

自分が全く予想しない球が来た時に，どう対応するか．それが大事です．
試合で打ちたい球は来ない．
好きな球を待っていたのでは終わってしまいます．
　　　　　　　　　　　　　　　　　　　　　　　　　　　イチロー

ほとんどすべての人間は，もうこれ以上アイディアを考えるのは不可能だというところ
まで行きつき，そこでやる気をなくしてしまう．勝負はそこからだというのに．
　　　　　　　　　　　　　　　　　　　　　　　　トーマス・エジソン

あとがき

　林語録で"ふざけた，いい感じ"の本書を最後まで通読していただけたのは，いい感じだっただけでなく本書の内容が読者のニーズにマッチしていたのだと妄想しております．いや本当に，そうであればとてもHAPPY！　自分も読者も患者さんも．

　本書を片手に後輩指導→Goodです．迷った心電図の答えは『心電図ハンター』にありと，教えてあげてください．
　ナースがとった心電図を本書の知識でSTEMIハンティングできたら→心電図をとったナースをまずほめてください．それから心電図を判断できたのは『心電図ハンター』のおかげ，ここに書いてあって…と，教えてあげてください．
　みなさんがこれから経験する症例で，本書の内容とコンサルト循環器医とで意見が分かれていたら→循環器医の答えが結構正しいです．症例1つ1つのバリエーションは本書ではカバーしきれません．ベッドサイド派の経験ある循環器医の意見をまず聞いてみてください．本書に書いている癒しの呪文を，専門医を倒す魔法の呪文と勘違いしてはいけません．
　本書を後輩指導のためにと手に取ってくださった循環器医の先生がいましたら→一部の内容と普段の臨床とで乖離がありましたら，そこが非循環器医と循環器医の温度差が出るところなのだと温かい目で見守ってください．

　最後に…．
　研修医から「胸痛じゃなくて，失神や動悸の時も心電図とるじゃないスカ？その時はどう"ハンティング"すればいいンスカ？」と突っ込まれております．（私，研修医からため口をきかれるぐらい彼らと打ち解けています．）
　"ふざけた，いい感じ"の第2巻『心電図ハンター　失神・動悸/不整脈編』を妄想しております．読者のニーズにマッチした，自分も読者も患者さんもHAPPYにできる続編を準備してお届け致します．

　　　2016年8月

増井伸高

さくいん

▶ あ行

亜急性期	78
アスリート心電図	97
アンダートリアージ	6
異常 Q 波	75
陰性 T 波	75, 171
上に凸	89
右脚ブロック	100, 121, 123
ウサギの耳	100
オーバートリアージ	6
おくれえむあい	76

▶ か行

ガイジン症候群	62
ガイドライン	23
過去の心電図	12
紙コップ	31
カリウム	16
貫壁性梗塞	52
基線	24
急性心外膜炎	154
極性	103, 132
グレーゾーン	5
ゲシュタルト	161
高カリウム血症	16, 188
高感度トロポニン	204
後壁梗塞	66
後壁誘導	66, 68
貼り方	68

▶ さ行

サインカーブ	191
左脚ブロック	100, 110, 120
左室肥大	141
下に凸	89
新規の右脚ブロック	121
新規の左脚ブロック	120
心基部	165
心室肥大	143
心内膜虚血	52
心膜摩擦音	161
スイッチ・システム	54, 160, 182
ストレイン・パターン	141, 143
スマイルマーク	89
前壁梗塞のミラーイメージ	44
早期再分極	88
早期再分極症候群	92
側壁梗塞のミラーイメージ	44

▶ た行

たこつぼ型心筋症	165
釣り針所見	90
電極のつけ間違い	84
テント状 T	193, 194
洞窟誘導	53

▶ な行

ナプロキセン（ナイキサン®）	162
日本循環器学会のガイドライン	77
ノッチ	90

▶は行

肺塞栓	178
非 ST 上昇型急性冠症候群	199
肥大型心電図	144
左冠動脈主幹部病変	50, 59
ブラックボックス	208, 210

▶ま行

ミラーイメージ	42, 44

▶ら行

流行	61
良性早期再分極	91
連続する 2 誘導	30
連続性	32

▶数字

ⅡⅢaVF	32
ミラーイメージ	42
3 枝病変	50
4 killer chest pain	182

▶A

ACC/AHA ガイドライン	
ST 上昇型心筋梗塞	23
NSTE-ACS	200
aVL	42
aVR	50
ST 低下	166

▶B

benign early repolarisation	91
bizarre appearance	191

▶C

cavity lead	53
concordant	103

▶D

de Winter 症候群	57
discordant	103

▶E

early repolarisation syndrome （ERS）	92
ESC のガイドライン	204

▶F

fish-hook appearance	90

▶H

hyper acute T	14, 193

▶I

isolated posterior STEMI	68, 69

▶J

J 波	90
J 波症候群	92
J 点	24

▶L

LⅠ梗塞	84
LⅠV5V6	32
ミラーイメージ	46
LCA	44, 45
LCX	44, 45

▶M

modified Sgarbossa rule	106

▶N

NSTE-ACS	199

▶ P

POCT	16, 195
PR上昇	155
PR低下	155

▶ R

RCA	44, 45
recent MI	77

▶ S

S/R比	45
SⅠQⅢTⅢ	178
感度・特異度	181
遭遇率	180
Sgarbossa criteria	104
Smithのルール	106
STEMI	3
STEmimic	6, 84, 141
strain型	144

ST上昇型心筋梗塞 　3
ST評価 　24
ST平低化 　75

▶ T

the pseudo-normalization of the negative T-waves	132
tomb stone	74
T波陰転化	75
T波増高	16

▶ V

V1〜V3 ST低下	67
V2, V3陰性T波	58, 59
V2, V3誘導	22
V7〜V9誘導	67, 68

▶ W

Wellens症候群	58, 59

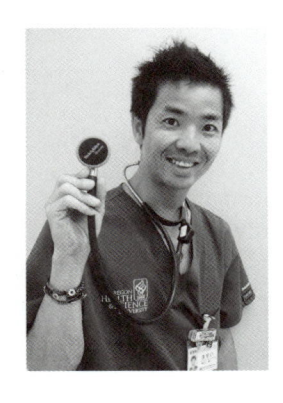

著者

増井伸高　ますいのぶたか

札幌東徳洲会病院
　救急科　部長
　国際医療支援室　室長
　徳洲会研修委員会　副委員長

救急搬送台数年間10000台を超えるCrazy ERでも，研修医と笑顔で働くスマイル救急医．笑いと感動あるERで，患者を幸せにできる若手医師を大量量産中．「みんながHappyな世界を作るには，北海道のERをよりよくすることから」が持論．夢は北の大地のERからHappyを届け，めざすは世界平和!!

略歴
2004年　札幌東徳洲会病院
2007年　福井大学医学部附属病院　救急部
2008年　福井県立病院　救命救急科
2009年　沖縄県立南部医療センター・こどもセンター
　　　　救命救急科
2010年　川崎医科大学附属病院　救急部
2011年　福井大学医学部附属病院　救急部
2011年　OHSU Emergency Medicine
　　　　Visiting Scientist
　　　　（2011年10月〜2012年1月）
2012年　福井大学医学部附属病院　救急部　助教
2012年　現職（9月〜）

出前心電図ハンター・ライブ講演のご案内

　心電図ハンターの始まりは，著者がプロデュースしていたセミナーにさかのぼります．研修医が現場で困る心電図講義を札幌で始めました．その講義が，口コミで回数・規模が広がり，現在は学会演講も経て書籍化となりました．

　過去の講義内容以上の内容で書籍化はしています．それでも個人的には，音楽を聴くのならCDよりライブが大好きです．聴衆とFace to Faceで，心電図を前にどのようにマネジメントするか，意見を聞きながらCall and Responseの学習スタイルが自分流です．

　興味を持たれた方で，出前心電図ハンターのライブ講演のリクエストがあればご相談にのります．演目の虚血編や失神・動悸編など含めて，お気軽にお問い合わせ下さい．

　　＜お問い合わせ先＞　メールアドレス：　rock3051vo@yahoo.co.jp
　　　　　　　　　　　　件名：　出前心電図ハンター

増井伸高

心電図ハンター　心電図×非循環器医　ⓒ
①胸痛/虚血編

発　行	2016年9月20日　1版1刷
	2017年2月1日　1版2刷
	2018年12月20日　1版3刷
	2021年1月20日　1版4刷

著　者　　増井伸高

発行者　　株式会社　　中外医学社
　　　　　代表取締役　青　木　　滋
　　　　　〒162-0805　東京都新宿区矢来町62
　　　　　電　話　　（03）3268-2701（代）
　　　　　振替口座　　00190-1-98814番

印刷・製本／横山印刷㈱　　〈MS・HU〉
ISBN978-4-498-03790-8　　Printed in Japan

JCOPY　＜(社)出版者著作権管理機構 委託出版物＞

本書の無断複写は著作権法上での例外を除き禁じられています．複写される場合は，そのつど事前に，(社)出版者著作権管理機構（電話03-5244-5088, FAX 03-5244-5089, e-mail: info@jcopy.or.jp）の許諾を得てください．